MOLDEN
TASCHENBUCH
VERLAG

Das Buch

Vieles von dem, was der in aller Welt gerühmte Naturarzt Maurice Mességué von seinen Vorfahren übernommen und hinzugelernt hat, hat er in seinen Büchern „Von Menschen und Pflanzen“ und „Die Natur hat immer recht“ aufgeschrieben. Doch er hat – liest man das Buch seines Sohnes und Mitarbeiters Didier – von seinem Wissen um die Heilkräfte der Natur gerade nur erst den Blick auf einen Teil freigegeben.
Didier Mességué berichtet von den oft unfaßlichen Schwierigkeiten, mit denen die engstirnigen Paragraphenreiter den Kampf des Vaters für die Gesundheit der Menschen zu torpedieren trachteten. Er erzählt amüsante Einzelheiten aus dem Praxisalltag des Vaters, beobachtet dessen Heilmethoden und versucht der Lebensphilosophie und dem Lebensziel Maurice Mességués zum Erfolg zu verhelfen.
Im zweiten Teil des Buches ist ein kleines „medizinisches Pflanzenlexikon“ zusammengestellt, das alles enthält, was man über die wichtigsten Heilpflanzen wissen sollte.

Der Autor

Didier Mességué, Sohn des berühmten Naturarztes und Spezialisten der Pflanzenheilkunde, Maurice Mességué, lebt in Frankreich und ist Mitarbeiter in der Praxis seines Vaters.

Didier Mességué

DIE KRÄUTER MEINES VATERS

Neue Rezepte des berühmten Naturarztes

MTV · MOLDEN-TASCHENBUCH-VERLAG
WIEN–MÜNCHEN

1. Auflage
MTV · Molden-Taschenbuch-Verlag
EROICA Verlagsgesellschaft mbH, Wien-München
Lizenzausgabe mit freundlicher Genehmigung des
Verlages Fritz Molden, Wien-München-Zürich
Titel der französischen Originalausgabe:
LES PLANTES DE MON PÈRE
Aus dem Französischen übertragen von
ANNETTE LALLEMAND

Ungekürzte Ausgabe

Umschlagentwurf: Hans Schaumberger
Gesamtherstellung: Ebner, Ulm
MTV-Band 35, Dezember 1976
ISBN 3-217-05035-5

. . . Dies harmlose Liedchen des Sohnes aus Liebe zum Vater wird heute vielleicht als Sensation empfunden werden.

MARCEL PAGNOL
(La gloire de mon père)

INHALT

ERSTER TEIL

ZWEITER TEIL

KLEINE PFLANZENARZNEIKUNDE
oder
VADEMECUM DER HEILPFLANZEN

Erster Teil

1

Im Namen des Vaters

Ich bin mir durchaus bewußt, daß es ein seltsames Unterfangen ist, in einer Zeit, da der Ritualmord am Vater Mode geworden ist, in der Nachfolge Marcel Pagnols ein Buch zum Ruhme des eigenen Vaters zu schreiben.

Aber ich tue es mit Stolz, weil die Hochachtung vor dem Vater, dieser anscheinend vergangenen Zeiten angehörende Kult, bei den Mességués seit eh und je gepflegt wird. Seit Generationen haben wir an dieser Tradition festgehalten, die so alt ist wie die Menschheit selbst, denn wir sind überzeugt, daß der Ältere, der über die Weisheit verfügt, den Auftrag hat zu lehren und sein Wissen weiterzugeben. Mit dieser Auffassung gehören wir wahrscheinlich einer anderen Welt und einer anderen Zeit an, aber mir macht es Freude, mich mit dieser langen Ahnenreihe zu beschäftigen, die mich zu dem werden ließ, was ich bin.

Mein Vater hat uns oft von unseren Vorfahren erzählt, denn in der Gascogne liebt man es, die Familiengeschichte Revue passieren zu lassen; man liebt es, die Chronik lebendig zu erhalten, über die Gräber der Verstorbenen hinweg. Längst verklungene Stimmen sprechen wieder zu uns; Vermoderte steigen aus ihren Gräbern und begeben sich auf die Jagd in den Weinbergen, junge Mädchen, die unsere Großmütter gewesen, geben sich dem Tanzvergnügen hin.

In seinem Buch *Von Menschen und Pflanzen* schrieb mein Vater:

„Als Söhne, Enkel, ja Urenkel von Bauern lebten die Mességués seit mehr als vierhundertfünfzig Jahren auf demselben Grund und Boden, und sie besaßen alle die gleiche Kenntnis der Pflanzen."

Durch ihn lernte ich meinen Urgroßvater kennen, diese majestätische Hünengestalt, den Erben der berühmten *Pflanzenbibel,* einer Sammlung fliegender Blätter, von der mein Vater sagt, daß sie „kein Buch war, nicht einmal ein Heft, aber von irgendeinem Vorfahren stammte, der kaum lesen und schreiben konnte, aber alle Pflanzen, die er benützte, mit all ihren therapeutischen Eigenschaften aufgezeichnet hatte".

Es freut mich auch zu erfahren, daß die Gattin des Urgroßvaters Mességué eine erstaunliche Frau gewesen war, deren Leidenschaft der Jagd galt und die nie ein Ziel verfehlte. Sie hatte stets ein geladenes Gewehr in Reichweite und setzte ihren Ehrgeiz darein, die das Haus überfliegenden Taubenschwärme zu dezimieren.

Abends vor dem Einschlafen pflegte mein Vater diese „Flinten-Ahnfrau" um eine ihrer Geschichten zu bitten; er wurde dieser wunderlichen Fabeln niemals überdrüssig und lauschte mit staunenden Augen den Erzählungen der alten Bäuerin; während sie die kleinen Händchen ihres Enkels in ihre schwieligen Hände nahm, begann sie ihre Erzählungen: „Du mußt dir vorstellen, daß ich an jenem Abend bis zum Rande des Waldes vorgedrungen war, dorthin, wo der Weinberg beginnt. Es war fast Nacht. Das Gewehr geschultert, machte ich mich gerade auf den Heimweg, als plötzlich, zu meiner Rechten, etwas vor meinen Füßen vorbeischoß. Sofort reiße ich die Flinte herunter und schieße: Peng! Aber das Etwas rennt noch weiter! Da denke ich mir im stillen: ‚Nun, diesen Schuß hast du verfehlt, ausgerechnet du, der so etwas nie passiert! Ich hätte eben nicht mehr schießen sollen. Es ist schon zu dunkel, und jetzt ist die Kugel vergeudet.' Im selben Augenblick aber höre ich zu meiner Linken jämmerliches Gewinsel. Ich laufe zu der Stelle, und was sehe ich? Etwas wälzt sich im Gras und streckt dann alle viere in die Luft. Du wirst nie erraten, was es war! Ein Hase, mein Kleiner! Ein dicker ‚Löffelmann', der vor meinen Augen verendete. Ich hebe ihn auf und entdecke Blut an seinem Balg. Während ich ihn hocherfreut in meine Jagdtasche stecke, frage ich mich im stillen: ‚Wie habe ich den nur erwischt?' Und erst als ich dort, wohin ich geschossen hatte, ein totes Kaninchen fand, begriff ich, was geschehen war. Die Hälfte der Schrotladung war von einem Begrenzungsstein abgeprallt und hatte auf der gegenüberliegenden Seite im Weinberg den Hasen getroffen. Das war vielleicht ein gelungener Schuß!"

Wie soll ein zehnjähriges Kind nicht an Wunder glauben, wenn es eine Großmutter hat, die auf ein einfaches Kaninchen zielt und mit diesem zugleich auch noch einen zehnpfündigen Hasen erlegt?

Wenn ich durch die Wälder und Felder von Gavarret streife, durch dieses Gascogner Land, wo meine Vorfahren seit vierhundertfünfzig Jahren als Bauern gelebt hatten und wohin auch ich zurückgekehrt war, dann denke ich oft an die bemerkenswerteste Gestalt dieser Ahnenreihe, an Großvater Camille, den „Meister der Pflanzen", „Lou Cassaïre", wie er in seiner Heimat genannt wurde. Camille, dieser erstaunliche Mann, der die Gascogner Bauern schockierte, weil er nicht arbeitete, sondern Stunden damit zubringen konnte, die Natur zu betrachten, die für ihn das „Buch des Wissens um Gut und Böse" war; weil er in diesem Weinland nur Wasser trank; weil er in einem politisch links orientierten Departement sich den Luxus leistete, Royalist zu sein; weil er Austern aß (zu jener Zeit und gerade hier eine seltene Köstlichkeit!); und weil er das Geheimnis der Heilpflanzen kannte; Camille, der Dichter, der sich wie Vergil auszudrücken vermochte und der beim Aufkommen des stürmischen Südwinds zu sagen pflegte: „Das ist der große Aufbruch der Disteln, die von irgendwoher kommen und Gott-weiß-wohin ziehen", und der die Heilpflanzen mit jahrhundertealten, klangvollen Namen bezeichnete: „Schwalbenkraut (Schöllkraut), Zimmermannskraut (Schafgarbe), Gewinnkraut, Katzenkraut (gegen Schnitte), Hexenkraut, Kraut der hundert Geschmäcker, Grindkraut (Klette), Fuchsschwanz (Schachtelhalm), Jungfrauenkraut, Glückskraut etc." Camille, der Naturheiler und Beobachter, der auf empirischem Wege den Gebrauch des Penicillins lange vor Sir Alexander Fleming entdeckte, da er Wunden mit Roquefortschimmelpilz zu behandeln pflegte, den er in homöopathischer Dosis verschrieb. Camille, der Weise, der doch nie zu Reichtum gelangt war und der einmal gesagt hatte: „Hochmut ist der Adel der Armen." Camille, der Bauer mit den aristokratischen Händen, der Rosen über alles liebte.

Obwohl viele Jahre seit Camilles Tod vergangen sind, spricht mein Vater stets mit der gleichen Liebe und der gleichen Inbrunst von jenem Mann, dem er, wie er sagt, „alles verdankt: meine Liebe zum Leben, meine Kenntnisse und meinen Erfolg. Man kann mein Leben nicht verstehen, wenn man nicht um meine Liebe zu ihm weiß. Wie oft ist es mir in den letzten fünfunddreißig Jahren passiert, daß ich mich vor dem Schlafengehen, am Ende eines an Wechselfällen verschiedenster Art überreichen Tages an meinen Vater wandte und vor ihm meine Gewissenserforschung ablegte: Vater, so und so habe ich gehandelt unter diesen und jenen Umständen."

Dieser wunderbare Großvater war auch ein unverbesserlicher Wilderer gewesen; von ihm lernte mein Vater nicht nur die Bestimmung der Heilpflanzen, sondern auch die aufregende und feine Kunst des Jagens in Schonzeiten und auf verbotenem Gelände. Da er außerdem ein überaus heiteres Naturell besaß, lehrte er seinen Sohn das unbeschwert fröhliche Wildern und die spöttische Mißachtung der Gendarmen.

Der jahrelange Krieg zwischen „Lou Cassaïre" und den Gendarmen von Fleurance hat etwas Homerisches an sich. Aus diesem langjährigen Kräftemessen ging „Camille, der Leichtfüßige", der subtile Camille, der hinterlistige Camille, unter den bewundernden Blicken seines Sohnes meist als Sieger hervor. Um sein Ziel zu erreichen, scheute er im übrigen nicht vor listigen Tricks zurück, mit denen er die hartnäckige Wachsamkeit der „Bullen" ablenkte, die durch ihre andauernden Mißerfolge langsam aus der Fassung gerieten. So geschah es zum Beispiel eines Tages, daß Lou Cassaïre und sein Sohn, von zwei berittenen Hütern des Gesetzes (damals gab es noch berittene Gendarmerie) verfolgt und in die Enge getrieben, wie Rothäute auf dem Kriegspfad bis zum Hals in einem Fluß untertauchen und unbeweglich im Schatten einer dichtbelaubten Hecke – Camille mit dem Hund auf den Schultern – auf das Verschwinden der wieder einmal überlisteten Gendarmen warten mußten.

Von der spottlustigen Ader seines Gascogner Temperaments getrieben, ging der tollkühne Camille zeitweise sogar bis zur bewußten Herausforderung. Als er einmal eines schönen Nachmittags die Gendarmenpatrouille in einem Hohlweg entdeckte, schlich er lautlos den Hang hinauf; als er genau über den Gendarmen stand, ließ er mit bewundernswerter Treffsicherheit das soeben erlegte Kaninchen geradewegs auf die Hüter des Gesetzes hinunterfallen. Die bedauernswerten Gendarmen waren sich keine Sekunde im Unklaren über die Herkunft dieses noch warmen Kaninchens, das einer Schrotladung erlegen war. Einstimmig riefen sie:

„Mességué! Das warst du!“

Aber der flinke Camille und sein Sohn hatten längst das Weite gesucht und liefen, was das Zeug hielt, wobei sie sich vor Lachen die Seiten hielten.

Aber die wackeren Gendarmen von Fleurance waren nicht die einzigen, die unter der überschäumenden Phantasie von Camille zu leiden hatten. Noch lange erzählte man sich in der Gegend die berühmte Geschichte von der „Wache an der Ollouste-Brücke“.

Weil er manchmal bedeutende Persönlichkeiten mit seinen Heilpflanzen behandelte, schrieb man Camille wichtige Beziehungen und einen gewissen Einfluß zu. Daher fand sich eines Tages der Feldhüter bei ihm ein und vertraute ihm seinen geheimsten Wunsch an, der seit langem an seiner Beamtenseele nagte.

„Camille, ich möchte so gern einen Orden bekommen!“

Camille sah sofort die Möglichkeit zu einem Scherz vor sich, der versprach, denkwürdig zu werden. Daher antwortete er mit todernstem Gesicht:

„Warum eigentlich nicht? Du bist ein vorbildlicher Beamter. Nur ...“

„Nur?“ unterbrach ihn ängstlich der Angestellte der Stadtbehörde.

„Nur, um einer Auszeichnung würdig zu sein, muß man eine verdienstvolle Tat vollbracht haben.“

Der Feldhüter drehte verlegen seine Kappe in der Hand und kratzte sich verstört den Kopf.

„Verdienstvoll? Was denn zum Beispiel?“

„Das weiß ich auch nicht“, entgegnete Camille gelassen. „Trag doch etwas mehr Eifer zur Schau.“

„Mir soll es recht sein, aber wenn ich allzu eifrig bin, wird sich bald alle Welt im Gefängnis befinden, du als erster, und dann wird es nicht lange dauern, bis ich selbst ein paar Flintenschüsse aufgebrummt kriege!“

Camille erkannte durchaus die Richtigkeit dieser Bemerkung. Er stellte sich nachdenklich, tippte dann aber, wie um einen genialen Einfall anzudeuten, mit dem Zeigefinger gegen seine Stirn.

„Ich hab's!" rief er aus. „Du wirst deinen Diensteifer an der Ollouste-Brücke beweisen."

„An der Ollouste-Brücke?" fragte der Feldhüter erstaunt, denn der Ollouste ist ein schmaler, wenig Wasser führender Bach, so daß der kleinen Holzbrücke keine wesentliche strategische Bedeutung zukam.

„Genau dort! An der Ollouste-Brücke!"

„Aber was soll ich denn da bewachen, Camille?" fragte schüchtern der kleine Beamte.

„Ja, und wenn sie nun plötzlich einstürzte? Oder wenn unversehens ein Gewitter losbräche und die Wassermassen des Ollouste anschwellten, hm? Dann könntest du Alarm geben, und das Motiv, dich dem Minister vorzuschlagen, wäre gegeben."

„Gut", entgegnete der Feldhüter, der sich damit abzufinden schien, den plötzlich unberechenbaren Ollouste bewachen zu müssen. „Und wie soll ich dabei vorgehen?"

„Du postierst dich am Aufgang zur Brücke, natürlich in Habt-acht-Stellung, und wartest dort von zehn Uhr abends bis zum frühen Morgen."

„In Habt-acht-Stellung?"

„Das ist unbedingt erforderlich", fiel ihm Camille ins Wort, „sonst kannst du es gleich bleiben lassen."

„Aber da bekomme ich doch Wadenkrämpfe", warf zaghaft der nach einer Auszeichnung Dürstende ein.

Camille dachte nach. Sein Herz war ja durchaus zu Mitleid fähig. „Du kannst ja nach Ablauf einer Stunde jeweils eine kleine Ruhepause einlegen. Und sobald die Sonne aufgegangen ist, gehst du schlafen."

Und so geschah es auch. Ich weiß nicht, wie lange – es muß mehr als ein Monat gewesen sein, erinnert sich mein Vater – stand der vorbildliche städtische Angestellte in strammer Haltung am Aufgang zur Ollouste-Brücke Wache, und die Bevölkerung der umliegenden Dörfer defilierte an ihm vorbei, um mit Entzücken diesen strammstehenden Feldhüter zu sehen, der dort von der Abenddämmerung bis zum Morgengrauen seine Pflicht tat ...

Ich bin überzeugt, daß mein Vater vieles mit diesem Großvater, den ich nicht mehr gekannt habe, gemeinsam hat. Er besitzt das gleiche Gespür für die Pflanzen, diese Kenntnis, die sein und unser Glück gemacht hat, dazu aber kommt eine pantheistische Liebe zur Natur, durch die er zu einem ihrer glühendsten Verfechter wurde. Wie niemand sonst, versteht es mein Vater, von einem Steinpilz oder einer Knoblauchzehe zu sprechen. Wie Camille Mességué ist es auch ihm ein Bedürfnis, „in Freiheit zu leben", im engen Kontakt mit der Natur. In seiner Jugend war er auch ein leidenschaftlicher Jäger. Jahrelang hatte mein Vater weite Jagdgebiete in Marckolsheim im Elsaß gepachtet und verkehrte mit den bekanntesten französischen und europäischen Jägern, unter denen er sich glänzend behauptete.

Von Camille Mességué hat er auch die Liebe zu den Rosen, ja ihre kulthafte Verehrung geerbt. Die rote Rose ist für ihn zu einer Art Schutz- und Wohltätersymbol geworden: sie ist das Zeichen der Liebe, der Freundschaft, der Schönheit und der Treue. In Erinnerung an seinen Vater verlangt er überall, wo er sich gerade aufhält, nach einer roten Rose in seinem Zimmer. Und so wie das englische Königshaus führt auch das Haus Mességué eine Rose im Wappen. Aber es ist eine friedliche Rose, in deren Zeichen er sich niemals schlagen wird. Ein väterliches Erbe ist auch seine Herzensgüte, die Mutter aller Tugenden. Mein Vater ist absolut unfähig zur Bosheit und zu Haßgefühlen; ich werde noch später auf diesen Charakterzug meines Vaters zurückkommen.

Camille Mességué zeigte die gleiche Hilflosigkeit der Bosheit gegenüber, weil er sie einfach nicht verstand. Er hat sein Leben damit zugebracht, die Seinen zu lieben, zu wildern, den Duft der Rosen einzuatmen und seinen Mitmenschen zu helfen. Auch dies hat mein Vater von ihm geerbt. Dem Dienst an anderen widmet er einen beträchtlichen Teil seiner Zeit. Es ist ihm einfach unmöglich, Hilfe, Unterstützung oder persönlichen Einsatz zu verweigern. In diesem Punkt ist er außerordentlich empfindlich.

Camille Mességué verabscheute alles Häßliche und Vulgäre.

Dieser Mann aus dem Volk war allergisch gegen den gemeinen Pöbel. Die Exzesse der Französischen Revolution von 1789, die Septembermassaker, die Greuel der Schreckensherrschaft und die Gesetze der Verräter hatten ihm den Blick für die Größe der einzigen und unteilbaren Republik verschleiert, so daß er Royalist geworden war. Er bewunderte de Cassagnac. Mein Vater ist gewiß kein Monarchist, sondern ein guter Republikaner, aber auch er empfindet Abscheu vor der „chienlit"*. Das hat er noch vor kurzem sehr deutlich gezeigt, als er einer Gruppe von pseudo-revolutionären Schreihälsen öffentlich und unmißverständlich die Meinung sagte.

Schließlich hat mein Vater auch die Fröhlichkeit und die Freude an Streichen vom bewundernswerten Camille geerbt. Er besitzt die liebenswerte Schalkhaftigkeit, die in der Gascogne beheimatet ist, eine Mischung aus Ironie und Lust am Lachen ohne jede Hintergründigkeit. Mein Vater lacht viel und gern, und, wie Bergson meint, lacht man meistens über jemanden anderen.

Sein Freund und Mitarbeiter Pierre Poiret hat mir einige seiner Streiche erzählt, denn er hat die heroische Epoche im Leben meines Vaters miterlebt, jene Zeit des sogenannten „zweiten Kreuzzuges", als er von Hauptstadt zu Hauptstadt, von Ort zu Ort zog, um die Sache der freien Medizin zu predigen und den Scharlatanen das Handwerk zu legen.

Eine Geschichte hat sich in Brüssel abgespielt. Im Flur des Hotels, in dem sie abgestiegen waren, sahen sie einen Hünenmenschen auf sich zukommen, der über zwei Meter groß und entsprechend stattlich gebaut war, einen Fleischkoloß, der die Breite des Ganges voll ausfüllte. Mit der ruhigen, gelassenen Sicherheit der Dickhäuter schob sich der Koloß vorbei, ohne auch nur einen Blick zu verschwenden auf jene Insekten, die ihm da entgegenkamen. Um nicht plattgewalzt, zerquetscht und zermahlen zu werden, mußten sich mein Vater und dessen Freund an die Wand drücken, während der Hünenmensch

* Mit „chienlit" hatte de Gaulle die Maiunruhen 1968 charakterisiert und damit heftige Pressekommentare heraufbeschworen. Man war sich nicht klar, ob er damit „Pöbel" sagen wollte, da das Volk „chienlit" verwendet, wenn es abfällig ein Ereignis als „Maskerade" abtun will.

seinen Weg über die unter der Last krachenden Holzdielen unbeirrt fortsetzte.

Mein Vater empfand die unglaubliche Ungezogenheit des Riesen als zutiefst unmoralisch. Zu anderen Zeiten, als die Gascogner Kadetten* auf einen scheelen Blick hin noch nach dem Degen griffen, hätte mein Vater ohne Zweifel den Flegel zur Rechenschaft gezogen. Aber obwohl er sich auch bereits einmal in seinem Leben duelliert hat, sind diese forschen Haudegenmethoden heute gottlob aus der Mode gekommen.

Ein günstiger Zufall verhalf meinem Vater schließlich zu einer zünftigen Racheaktion. Als sie spät abends nach einem Vortrag ihre Zimmer aufsuchten, bemerkten mein Vater und sein Freund vor einer Zimmertür ein riesiges Paar Schuhe stehen. Mindestens Schuhgröße fünfzig. Diese riesigen Elbkähne konnten nur dem Hünenmenschen gehören.

Maurice warf Poiret einen Verschwörerblick zu und bemächtigte sich kurz entschlossen der überdimensionalen Schuhe. Kurz danach war einer der „Elbkähne" in einem Mülleimer verschwunden, während der andere als gigantische Trophäe zuunterst im Koffer meines Vaters ruhte, der in jener Nacht den Schlaf des Gerechten schlief. Am nächsten Morgen – es war ein Sonntag – herrschte geschäftiges Treiben auf allen Stockwerken. Das gesamte Hotelpersonal war auf der Suche nach den verschwundenen Schuhen, während der Koloß, barfüßig, tobte und brüllte, daß die Wände zu wackeln schienen.

An einem Sonntagmorgen in Brüssel ein Paar Schuhe Größe fünfzig aufzutreiben, war eigentlich menschenunmöglich. Als mein Vater und sein Komplize mit ihrer wohlgehüteten Kriegsbeute das Hotel verließen, lief der unglückliche Hüne noch immer barfuß herum.

Ein berühmter Heilpraktiker zu sein, bringt manchmal auch Unannehmlichkeiten mit sich, denn ein solcher Ruhm ruft automatisch eine hartnäckige Neugier hervor. Man wird zu

* Gemeint sind – wie auch schon bei Vater Mességué – wieder die „Cadets de Gascogne" von E. Rostand.

einer Mischung aus Hexenmeister und Magier. Der Geruch von Übernatürlichem und okkulten Kräften haftet einem an.

Gegen diese unrichtige Einstufung hat sich mein Vater immer heftig gewehrt. Er ist ein schlichter, geradlinig denkender Mensch und will auch als solcher gesehen werden und keinesfalls als Besitzer magischer Kräfte. All die dummen unüberlegten Fragen, die man ihm meist stellte, die Art und Weise der Leute, ihn auszufragen, als ob er ein aus Indien herbeigeflogener und soeben hier mit dem Fallschirm abgesprungener Fakir wäre, haben ihn immer zutiefst verärgert. Vor allem manche Damen der höheren Gesellschaftskreise haben einen Hang für das Übersinnliche und damit Kartenlegerinnen und Wahrsagerinnen zu Vermögen verholfen. Die im Lichte der Divination, der Mediumphänomene, der Parapsychologie, des Satanismus und der Schwarzen Messen verschwommen und unscharf erscheinende Welt übt die gleiche Faszination aus wie das Auge einer Schlange auf ein Huhn. Und immer wieder erklärte und betonte mein Vater auf Einladungen, daß er weder weiße noch schwarze Magie betreibe, daß er nicht in der Lage sei, Tote zum Sprechen zu bringen und daß er zur Heilung Fußbäder verordne, was mit Paranormalem und Transzendentalem wirklich nichts zu tun hat.

So war er an jenem Abend in Brüssel bei einer hochgestellten belgischen Persönlichkeit zum Essen eingeladen, wobei er mit Sicherheit damit rechnen konnte, wieder einmal das Wundertier des Abends zu sein.

Daher beschloß er, als erster zum Angriff überzugehen. Er schickte seinen Mitarbeiter Poiret als Vorhut los und ließ diesen perfekten Komödianten mit geheimnisvoller Stimme erklären:

„Ich möchte Sie nur auf etwas aufmerksam machen, damit nachher kein Fauxpas passiert. Bisher haben Sie Maurice Mességué nur am Fernsehschirm erlebt, das heißt, Sie haben nur seinen Oberkörper gesehen. Daher können Sie auch nicht wissen, mit welchem Schicksal er zu kämpfen hat. Maurice Mességué hat einen Klumpfuß, einen mißgebildeten Fuß, der ihm ungeheure Schmerzen verursacht. Er ist übermäßig reizbar, denn er erträgt es nicht, wenn man seinen Unglücksfuß anstarrt." Selbstverständlich schwor die Dame des Hauses heilige Eide, daß niemand auch nur einen einzigen Blick auf den

Klumpfuß Maurice Mességués werfen würde und der berühmte Heilpraktiker unbesorgt kommen könne. Einmütig versprachen alle geladenen Gäste, den kranken Fuß diskret zu übersehen. Alle beteuerten feierlich ihr Mitleid mit dem armen Mességué, der von der Natur derart benachteiligt worden war.

Als aber eine Stunde später mein Vater erschien, richteten sich alle Blicke in schöner Eintracht instinktiv auf den berühmten Klumpfuß. Und mein Vater brach in diebisches Gelächter aus!

Nie hat mein Vater seine sonnige Kindheit vergessen, wo er an der Seite eines bewunderten und bewundernswerten Vaters Wälder und Heideland durchstreifte und dabei in das tausendjährige Geheimnis der Pflanzen eingeweiht wurde und gleichzeitig die fast ebenso alte Kunst erlernte, Gendarmen ein Schnippchen zu schlagen, während als Wiegenlied die epischen Erzählungen einer Meisterschützen-Großmutter auf ihn warteten. Auf dem Gipfel des Erfolges, der Berühmtheit und des Reichtums angelangt und von den Großen der Welt gefeiert, hegt er doch immer noch Sehnsucht nach dieser Zeit der Sorglosigkeit, nach der nach Thymian und Minze duftenden Heimaterde und dem freien Leben des kleinen Wilddiebes, der – wenn er gerade nicht wilderte – Steinpilze und Kastanien sammelte.

Die verbotenen Wälder seiner Kindheit, die dem Grafen de Lary, einem alten, in der Gascogne beheimateten Adelsgeschlecht gehörten, hat er inzwischen aufgekauft. Und heute streife ich, der Enkel von Camille „Lou Cassaïre", durch dieses Unterholz, das nicht mehr von Gewehrschüssen widerhallt, denn mein Vater, der lange Zeit ein großer Jäger vor dem Herrn gewesen war, hat seine Flinte an den Nagel gehängt. „Plötzlich wurde mir der tiefe Widerspruch zwischen der Jagd, die ich zwar in nobelster Weise betrieb, um meiner großen Liebe, ja Leidenschaft zu all dem, was Natur ist, bewußt", erklärte er mir eines Tages auf meine Frage, warum er die Jagd aufgegeben habe.

Und dabei war die Jagd bei den Mességués, wie übrigens bei den meisten Gascogner Bauern, ein wesentlicher Bestandteil ihres täglichen Lebens, das für viele untrennbar verbunden ist mit unserer menschlichen Zivilisation und den herrlichen Abenteuern, die man nur gemeinsam erleben kann und die gerade in unseren Dörfern ein unverwechselbares Fluidum bekommen hatten. Natürlich zieht es mich nach wie vor – ja, mehr noch als früher – zu diesen unvergeßlichen, an Lokalkolorit reichen Jagdtreffen, wo noch echte Kameradschaft herrscht. So behauptete Giraudoux, die Menschen hätten den Krieg nur erfunden, um irgendwo zusammenzutreffen. Wir aber brauchen den mörderischen Krieg dazu nicht, und wenn ich ein Bild von Rabelais gebrauchen darf, so würde ich sagen: der Gabelhieb hat in vorteilhafter Weise den Flintenschuß abgelöst.

Auf dem fünfzig Hektar großen Waldgelände, in den Wiesen und im Unterholz rings um unser Haus in Bazillac, leben seitdem Fasane, Kaninchen, Hasen und Rebhühner ungestört in Freiheit. Dort wird nur noch Jagd auf Pflanzen gemacht, die wir für die Herstellung unserer Schönheitspräparate brauchen. Das alte Bauernhaus von Gavarret ist zu einem „Pflanzenhaus" geworden, wie es Jean Cocteau nannte, vor dem jährlich Scharen holländischer, belgischer und deutscher Touristen vorbeidefilieren, um die Lagen duftender, durchwegs handgepflückter Pflanzen zu bestaunen, die auf großen Weidensieben zum Trocknen ausgelegt sind.

Ich bin überzeugt, daß mein Vater diesen Besitz und die umliegenden Ländereien aufgekauft hat, um den verlorengegangenen Duft alter Zeiten wiederzufinden, als er als kleiner, mit Brombeersaft beschmierter Wilddieb an der Seite seines Vaters das Land durchstreifte, vor allem aber – und das ist wohl der Hauptgrund! –, um diese verbotenen Ländereien dem Gedächtnis Camilles zu weihen, der niemals etwas anderes sein eigen nennen konnte als den Wind, der von den Hügeln herunterwehte, und den Schatten der dahinziehenden Wolken . . .

2

Ein Gascogner Don Quichotte

Man wird meinen Vater und seine Einstellung zu den Menschen, dem Leben, dem Geld, der Macht und der „Conditio humana“ nur dann verstehen können, wenn man weiß, wie seine Kindheit und seine Jugend verlaufen sind.

Der Schicksalsweg meines Vaters wurde von diesen beiden Lebensabschnitten vorgeprägt, von seiner glücklichen Kindheit im Schatten eines bewunderten Vaters, der starb, als der Sohn zwölf Jahre alt war, und von der traurigen Jugend des armen Waisenknaben, dessen Mutter sich als Putzfrau verdingen mußte; der später ein Schulstipendium bekam, dann ein unbeachteter Internatsaufseher wurde, bis er als angehender Heilpraktiker nach Nizza ging, um dort sein Glück zu suchen, wo er aber zunächst einmal auf den finstersten Grund des Elends hinabtauchen mußte. Diese düstere Periode in seinem Leben hat er nie vergessen können.

Niemals hat mein Vater die Grausamkeiten seiner Mitschüler im Collège von Lectoure vergessen, die ihre Eßvorräte vor den Augen des kleinen Armenzöglings verspeisten und zu ihm sagten: „Da, riech mal, wie das duftet!“

Niemals vergaß er die Demütigungen und traurigen Stunden des „Kleinen Dingsda“ von Bergerac oder des Kofferträgers von Nizza, dem der goldbetreßte Pförtner des *Négresco* androhte, ihn „mit einem Tritt in den Hintern hinauszubefördern“.

Niemals hat er die Armenküche vergessen, wo er mit den Clochards, also mit Seinesgleichen, seinen Brüdern, das schwarze Brot der Schmach zu essen bekam.

Wenn er diese Erinnerung unbedingt wachhalten will, dann nicht etwa, weil er Bitterkeit oder Groll gegen die Menschen oder die Gesellschaft hegt – mein Vater ist absolut unfähig zu hassen –, sondern ganz im Gegenteil: er will bei all seinem persönlichen Erfolg seinen Abscheu vor der Dummheit, der Ungerechtigkeit und der Grausamkeit offen zeigen; er will diese bösen menschlichen Laster überall dort bekämpfen, wo er ihnen begegnet. Nein, seine entbehrungsreiche Jugend hat er niemals vergessen, und so kam es, daß wir, seine Söhne, eines Tages die Ehre hatten, mit Titine zu Abend zu speisen.

Titine war eine aufsehenerregende Clocharde, die damals, als der junge Mességué in armseligsten Verhältnissen lebte und in der Volksküche seinen hungrigen Magen füllte, ihn am Weihnachtsabend eingeladen hatte, um mit ihm ihr Päckchen zu teilen.

Das war der Grund, warum Titine zwanzig Jahre später auf Einladung meines Vaters, der sie in irgendeiner Spelunke oder einem Armenasyl aufgegabelt hatte, bei uns am Tisch Platz nahm. Sie war – das muß man zugeben – häßlich und überaus ungepflegt. Fünfzig dem Trunk verschriebene Jahre, mit dem abscheulichsten Gesöff dahingebracht, hatten ihr Gesicht aufgeschwemmt und mit einer violetten Farbe überzogen, so daß es stellenweise nach aufgequollenem Leder aussah. Ein äußerst unangenehmer Geruch ging von ihr aus, aber mein Vater unterhielt sich mit ihr und bediente sie, als sei sie eine jener wunderschönen und aufsehenerregenden Damen, bei denen er häufig zu Gast war. Und während ich der alten Säuferin zuhörte, wie sie von ihren Saufgelagen und Krankenhausaufenthalten, ihren durchbummelten Nächten und ihrem Elend erzählte, begriff ich plötzlich, daß mein Vater echte Zuneigung zu ihr empfand, daß er sehr wohl wußte, wovon sie mit ihrer vom Alkohol zersetzten Stimme sprach, daß ihm klar war, was Hunger, Kälte, Grausamkeit und Arroganz der Subalternen vor den Hotelpalästen bedeuteten. Und daß er uns auf seine Art eine Lektion erteilen wollte, indem er indirekt sagte: „Ja, sie ist schmutzig und häßlich und stinkt. Sie ist eine von allen verlassene arme Haut, die eines Tages verrecken wird, ohne daß jemand Notiz davon nimmt, denn die Gläubiger, die Glücklichen, sind egoistisch. Also schaut sie euch gut an, ihr verwöhnten jungen Burschen, und vergeßt nie, daß es auch diese Welt, diese eisige Welt der Armut und Verzweiflung, direkt neben eurer geordneten und behüteten Welt gibt, ja sogar in unmittelbarer Nähe . . ."

Zum Nachtisch legte Titine, die unheimlich viel getrunken hatte, einen wilden French Cancan aufs Parkett, wonach sie beseligt einschlief.

Einige Monate später starb sie . . .

Über den Reichtum meines Vaters wird viel geredet. Gewiß, er hat in seinem Leben viel Geld verdient, indem er von sieben Uhr morgens bis zehn Uhr abends arbeitete, meistens auf das Mittagessen vergaß und erst nach einem Vortrag mit Diskussion oder nach aufmerksamer Lektüre wissenschaftlicher Bücher gegen ein Uhr morgens zu Bett ging.

Die Journalisten aller Herren Länder, die hierher kommen, um ihn zu interviewen, stellen meist alle zu Beginn dieselbe Frage: „Kennen Sie einen Arzt, der ebenso reich ist wie Sie?" In Wirklichkeit gibt es jedoch kaum jemanden, der sich so wenig aus Geld macht und es so großzügig verteilt wie mein Vater. Mindestens ein Drittel seiner Patienten behandelt er meist gratis (aus dem Gers hat noch keiner bei Mességué bezahlt!), und immer wieder kommt es vor, daß Patienten mit einer diskret in den Rezeptschein eingeschlagenen Banknote von hier weggingen (wobei der Fiskus, der sich um derlei Dinge ja nicht kümmert, diese Patienten zum vollen Tarif registrierte!). Eine am Eingang in den Behandlungsraum aufgestellte Tafel macht darauf aufmerksam, daß jeder Patient, der weniger als 800 Franc verdient, gratis behandelt wird (was man ja auch selten in der Praxis eines praktischen Arztes zu sehen bekommt).

Seine engsten Mitarbeiter und Angestellten gehören wie zur Familie. Wenn einer von ihnen schwer erkrankt und von einem berühmten ausländischen Chirurgen operiert werden muß, übernimmt mein Vater ganz selbstverständlich alle anfallenden Kosten. Ich bin sicher, daß mein Vater nicht in der Lage wäre zu sagen, wie oft er Geld verliehen hat, auf dessen Rückzahlung dann einfach „vergessen" wurde. „Mich bedrückt ja nur", meinte er einmal, „daß diese Leute mich nachher nicht mehr grüßen wollen. Mein Gott, wie dumm das doch ist . . ."

Als er zum Bürgermeister von Fleurance gewählt wurde, hatte mein Vater versprochen, so schnell wie möglich Arbeitsplätze zu schaffen. Und er hat sein Wort gehalten. Innerhalb von wenigen Monaten ließ er ein Verpackungswerk für unsere Schönheitspräparate errichten, die wir in Paris herstellen. Anschließend werden diese Präparate nach ganz Frankreich verschickt, hauptsächlich jedoch wieder in den Großraum Paris sowie in den Osten und den Norden des Landes; dieses Unternehmen muß vom Rentabilitätsstandpunkt aus als eine wirtschaftliche Absurdität erscheinen, da die monatlichen Unkosten dadurch um drei bis vier Millionen ansteigen; diese enorme Summe gelangt jedoch jeden Monat in den Geldbeutel der Bevölkerung von Fleurance. Aber dank dieser lediglich für den Herrn Bürgermeister kostspieligen Einrichtung sowie einiger anderer spektakulärer Aktionen – wie etwa die Errichtung einer Fabrik durch die berühmte Firma Grundig –, die nur aufgrund des großen Freundeskreises, der Gewandtheit und Hartnäckigkeit eines Maurice Mességué erreicht werden konnten, zählt die kleine Stadt Fleurance zu den Städten mit dem höchsten Prozentsatz an neugeschaffenen Arbeitsplätzen. Und das ist sicher noch nicht alles.

Trotz einer außergewöhnlichen Menschenkenntnis und der entbehrungsreichen Erfahrungen in seinen jungen Lebensjahren ist mein Vater ohne Zweifel der gutgläubigste Mensch, den ich kenne. Weil er selbst warmherzig und großzügig ist, glaubt er, daß auch alle anderen Menschen so sein müssen; daher wundert oder ärgert er sich stets von neuem, wenn er auf Heimtücke, Lüge und Unehrenhaftigkeit stößt.

Das ist also mein Vater, der homo multiplex, diese seltsame Mischung aus Realismus und Poesie, aus gesundem Menschenverstand und Träumerei, aus Gascogner Feinsinnigkeit und Naivität, aus Leidenschaftlichkeit und Empfindsamkeit. Sein Freund Maître Floriot, der berühmte Anwalt, der ihn in allen Gerichtssälen Frankreichs und Navarras verteidigt hat und der ihn wirklich gut kennt, hat ihm den Spitznamen „der unverbesserliche Don Quichotte" gegeben. Und im Grunde trifft das zu: ein Gascogner Don Quichotte, der in jugendlichem Ungestüm auf alle Windmühlen, die er entdecken kann, losstürzt.

In erster Linie aber gilt die Leidenschaft meines Vaters dem Leben.

„Ich liebe!" sagt er immer wieder. „Wenn ich eine Devise für mein Leben zu wählen hätte, dann würde ich mich wohl für diese entscheiden. Ich liebe das Leben, die Menschen, die Sonne, die Blumen, die Frauen, und ich liebe meinen Beruf."

Sein Leben lang hat er gekämpft, um die Dinge, die ihm lieb waren, zu verteidigen. Er stürmte gegen die Mühlen der Dummheit, der Ungerechtigkeit und des bösen Willens an. Wo immer er auf Scharlatane stieß, hat er sich mit ihnen im Zweikampf gemessen, sogar auf den Antillen, mit den unheimlichen „*quimboiseurs*".

Im Augenblick kämpft er gegen die Umweltverschmutzung, jene „Hexe", wie er sie nennt, und wie immer kämpft er sowohl als Poet als auch als Organisator, mit jener für ihn charakteristischen Mischung aus ungezähmter Leidenschaft und Methode. Die Resultate, die er mit seinem Kreuzzug für naturreine Nahrungsmittel in Fleurance und dem Departement Gers erzielt hat, sind ebenso bemerkenswert wie die „praktischen Auswirkungen und das breite Echo des II. Kongresses zur Verteidigung der Natur" von Fleurance im September 1972.

In den folgenden Kapiteln werde ich ausführlich von einem „Krieg" gegen ein Mühlenunternehmen zu sprechen haben, jene Mühle nämlich, die das mit Pestiziden, Giften und giftigen Ausdünstungen infizierte Getreide mahlt und infolgedessen ein Mehl unter die Leute bringt, das mit lebensgefährlichen Giftstoffen verunreinigt ist.

Man pflegt zu sagen, es sei nicht leicht, Sohn eines berühmten Vaters zu sein, da dessen Ruhm angeblich einen destruktiven Einfluß auf die Persönlichkeit seiner Kinder ausübe. Für mich aber war es nie schwierig, Sohn meines Vaters zu sein. Vielleicht liegt es daran, daß meine Brüder und ich keine „Vatersöhnchen" sind.

Ich kann mir kaum einen liebevolleren Vater als den unseren vorstellen. Seit dem tragischen Tod unserer Mutter hat er uns stets mit der wachsamsten und fürsorglichsten Liebe umgeben.

Aber er hat auch nie die väterliche Gegenwart und Aufgabe als einen Autoritätsverlust angesehen. Nie hat er uns verwöhnt. Ich möchte sogar sagen, daß er, gerade weil er uns liebte, uns nicht verwöhnte, denn durch Nachlässigkeit wird ein Kind verdorben wie eine Frucht.

„Es ist leicht", sagte er, „als Vater die Rolle des Kumpels zu spielen. Dazu braucht man nur ‚alles laufen' lassen. Die meisten Väter glauben ihrer Pflicht Genüge getan zu haben, wenn sie das Schulgeld bezahlt und das Taschengeld verteilt haben. Alles weitere geht sie nichts mehr an. Aber gerade dieses ‚alles weitere' bedeutet Erziehung, nämlich Familienunterweisung geben, Vorbild sein und Antworten geben können."

Und dieser zärtliche Vater war uns auch ein strenger Vater. Er verlangte, daß die Vater-Sohn-Beziehung so gelebt werde, daß es uns nie in den Sinn kommen konnte, die väterliche Autorität in Frage zu stellen. Wahrscheinlich weil Respekt und Liebe mit dem Image des Vaters übereinstimmen, sobald dieser zugleich stark und sanft, Beschützer und aufmerksamer Zuhörer ist. Er hat uns zum Beispiel niemals ein Auto bezahlt, obwohl alle unsere Kameraden eines besaßen und ich mich sogar dazu verleiten ließ, ihnen von meinem nicht vorhandenen 2 CV zu erzählen, nur um vor den Freunden das Gesicht zu wahren. Das war dumm und töricht von mir, ich weiß es.

Mein Vater lebt seine Vaterrolle ohne Komplexe und Ängste, was heutzutage äußerst selten ist. Wie viele Väter trifft man doch, die sich erniedrigt und unsicher fühlen und ständig von Schuldgefühlen geplagt sind. Die Eltern von heute fühlen sich für die Dramen dieser Zeit verantwortlich. Das Kind erhält grundsätzlich alle Rechte und bekommt ständig recht, nur weil es das Kind ist. Daher lösen körperliche Strafen heutzutage beim Kind ein Trauma aus.

So konnte es auch geschehen, daß ein unglücklicher Lehrer, der lange genug die Quälereien einer widerlichen kleinen Rotznase ertragen und den Bengel dann schließlich geohrfeigt hatte, vor ein Strafgericht zitiert und verurteilt wurde. Sobald so ein junger Tunichtgut ausreißt, Marihuana raucht, zu Drogen greift oder homosexuell wird, schlägt sich der Vater schuldbewußt an die Brust, „*Mea culpa, mea culpa*", und verfällt schließlich in tiefe Depressionen.

Diese sogenannte permissive Gesellschaft ist einzig und allein auf dem Versagen und dem schlechten Gewissen der Väter aufgebaut. Es genügt meist schon, daß ein nicht von Schuldgefühlen geplagter Vater das Wort ergreift und mit dem richtigen Tonfall vergessene oder verdrängte Wahrheiten wie „Nur wer gehorchen kann, kann auch befehlen", „Noch ist kein Meister vom Himmel gefallen" oder „Alles muß erst verdient werden, auch die Bildung" von sich gibt, und schon kommen die Dinge wieder ins Gleichgewicht.

Vielleicht liegt der tiefere Grund für die Sicherheit, die mein Vater in seiner Vaterrolle empfindet, gerade darin, daß er kein Bourgeois im herkömmlichen Sinne ist. Der entthronte, der schuldbewußte Vater ist ein Bourgeois, denn im Innersten ist er von seinen eigenen Widersprüchen unterminiert. Mein Vater aber war und wird nie ein Bourgeois sein: er ist ein Bauer, der zu Erfolg gelangt ist.

Von seiner bäuerlichen Herkunft hat er sich den Sinn für die ewigen Werte, die tiefen Gewißheiten, für das Gleichgewicht bewahrt. Er verkörpert noch diese uralte Moral der Landfamilien, wo der Vater aufgrund seiner Erfahrungen die Inkarnation des Wissens darstellt. Gottlob gibt es in Frankreich noch ländliche Gegenden, wo diese Moral heute noch Gültigkeit hat. Sie erscheint mir wesentlich erhabener und glückbringender als dieses Dschungelgesetz, die Amoral, die die Beziehungen neuer Bevölkerungsschichten in urbanen Ballungszentren beherrscht, wo eine Industriegesellschaft im Namen der Freiheit in Drogen und Sex trübsinnig nach neuen Göttern sucht.

Ich gehöre also zu dieser merkwürdigen Spezies Sohn, die den Vater verehrt. Natürlich wird man mich jetzt gleich auf „kindliches Fixiertsein", „Noch-Nicht-Erwachsen-sein" festlegen, aber das stört mich nicht. Man sollte lieber jene bedauern, die ihre Lieben nicht bewundern können.

In dem unglaublichen Lebensroman meines Vaters gibt es einen Augenblick, der mich persönlich fasziniert, weil dort das Schicksal für ihn ausschlug und das Rad sich zu drehen begann. Damals, als er seine Heimat im Gers verließ, das Collège, in dem er als Aufseher tätig war, und wo er trotz allem eine sichere

Zukunftsposition aufgab und mit seinen Pflanzen, mit denen er Menschen heilen wollte, nach Nizza ging.

Da vollzieht sich nun etwas Außergewöhnliches: dieser blutjunge Mann ohne Geld, ohne Beziehungen und Diplom, dessen einziger Reichtum in seiner intuitiven Kenntnis der Pflanzen besteht und der auf eine Zigeunerin vertraut, die ihm eines Tages Ruhm und Reichtum vorausgesagt hatte, sofern er bereit sei, für seine Mitmenschen dazusein, dieser junge Mann bekommt plötzlich ein unerschütterliches Selbstbewußtsein. Mit seinem Pflanzenbündel über der Schulter landet er in Nizza, „die Brust von Hoffnungen und Plänen geschwellt, in der Gewißheit, daß die Welt ihm gehört". In seinen Memoiren schreibt er jenen bewundernswerten und zugleich wahnwitzigen Satz, der in seiner ganzen Naivität das unerschütterliche Vertrauen meines Vaters in seinen guten Stern ausdrückt: „Ich war mir absolut nicht bewußt, daß ich auf dem besten Wege war, mich illegal als Arzt zu betätigen." Und mit heiterem Herzen und ohne Scheu setzte der junge Pflanzensammler zum Sturm auf die Zitadelle an . . . und nahm sie ein!

Das Leben wird ihn später mit den Großen und Mächtigen dieser Welt konfrontieren, mit Staatsoberhäuptern, berühmten Künstlern und lorbeerbekränzten Häuptern, doch nichts wird diesen kleinen Gascogner Bauern aus der Ruhe bringen, der nicht einmal gewillt ist, seinen Heimatakzent aufzugeben. Er wird Churchill, Faruk, Cocteau, Utrillo und so vielen anderen begegnen, denen er Heilung bringen kann, und trotzdem wird er stets seinem Schicksal treu bleiben so wie damals, als er noch mit Titine in der Volksküche aß.

Selbstverständlich blickt ein Teil seines Ich ab und zu mit Erstaunen und Verwunderung auf dieses Abenteuer, das sein Leben ist. So denkt er an jenem Tag im Jahre 1943, als er auszieht, die Mistinguett zu heilen und auf dem Wege zu seinem ersten Rendezvous mit dem Schicksal ist: „Ich, der kleine Junge in Holzpantinen aus Gavarret, der ‚Nichtsnutz' von Lectoure, der ‚Scharlatan' von Bergerac, der Kumpan der Clochards – ich werde die Mistinguett behandeln!"

Aber der andere Teil seines Ich, jener Mességué der tiefen Gewißheit, daß „es so sein sollte", fand dieses „es" völlig natürlich.

3

Drei Kreuzzüge zum Wohle der Menschen

Im Vergleich zur historischen Geschichte, die zwischen 1096 und 1270 acht Kreuzzüge der Christenheit zur Befreiung des Heiligen Grabes aus den Händen der Ungläubigen aufzählt, erwähne ich nur drei im Leben meines Vaters.

Den ersten Kreuzzug führte er zugunsten der freien Medizin.

Den zweiten, der eng mit dem ersten verknüpft ist, gegen die Scharlatane.

Den dritten, den nobelsten und verdienstvollsten, führt er augenblicklich gegen die von ihm als „Hexe" gebrandmarkte Umweltverschmutzung.

Jedesmal setzte mein Vater die ganze Begeisterung und Energie des Gläubigen ein, der für eine heilige Sache kämpft. Nicht selten ging er bis zum Äußersten seiner Kräfte und setzte seinen Ruf, sein Vermögen und seine Zukunft aufs Spiel. Meistens kämpfte er allein gegen blinden Haß und einflußreiche Feinde. Beinahe wäre er sogar vergiftet worden.

Die drei Kreuzzüge meines Vaters – dieser Leitfaden, der fast ein Vierteljahrhundert lang durch sein aktives und außergewöhnliches Leben zog – haben viel Staub aufgewirbelt und tiefe Spuren hinterlassen. Ein Großteil der äußeren Aspekte ist mehr oder weniger bekannt geworden. Da ich aber vieles gleichsam aus unmittelbarer Nähe miterlebt habe, in der Atmosphäre von liebender Wärme und Freiheit, die Maurice Mességué zur Freude aller, die er liebt, um sich zu verbreiten vermag, war es mir vergönnt, besser als jeder andere Einblick zu gewinnen in Menschen und Ereignisse, in Taten und ihre Beweggründe, in Geheimnisse und Mysterien, kurz: in alles, was letzten Endes das außerhalb der Norm verlaufende Leben einer faszinierenden Persönlichkeit ausmacht.

DER KREUZZUG GEGEN DIE „TRÄUMER“

Zu jedem Kreuzzug gehört ein Papst. Jener Mächtige, der zum ersten Kreuzzug meines Vaters aufrief, stammte wie er aus der Gascogne. Er war einer der Großen aus dem Gers, ein bekannter Chirurg, der in Paris zu Ruhm und Vermögen gelangt war, indem er durch Schönheitschirurgie den Gesichtsverletzten ein menschenwürdiges Antlitz zurückgab.

Als mein Vater noch ein armer junger Mann war, der das harte Brot des Collège zu essen bekam, hatte er oft von jenem berühmten Dr. Claoué gehört, der aus seiner Heimat stammte und jetzt in Paris Unsummen verdiente, indem er die Nasen der Damen von Welt neu modellierte und den Kriegsverletzten Lippen und Ohren wieder zusammenflickte. Man sprach von ihm mit jener Hochachtung und Wertschätzung, die man den Erfolgreichen zollt.

Nun fügte es sich, daß jener berühmte Dr. Claoué nicht nur ein großartiger Chirurg war, sondern auch einen aufgeschlossenen Geist und ein großmütiges Herz besaß und sich für die Probleme des Heilpraktikers leidenschaftlich interessierte. Er war sich darüber im klaren, daß die Chirurgie eigentlich ein Kompromiß der Medizin ist und daß die heutige Medizin auf ein riesiges und noch unerforschtes Teilgebiet der Therapie verzichtet, ja sich bewußt davon distanziert.

Dr. Claoué hatte also diesen jungen Heilpraktiker aus dem Gers, dessen Pariser Karriere und Erfolge er beobachtet hatte, mit Sympathie aufgenommen. Er hatte ihm sogar Patienten geschickt und somit die durch Pflanzenbehandlung erzielten erstaunlichen Heilerfolge beurteilen können. Vor allem aber hatte er die unbestechliche moralische Aufrichtigkeit des jungen Phytotherapeuten erkennen können, der es strikt ablehnte, Krankheiten, bei denen seine Heilmethoden scheitern mußten, zu behandeln. Er hatte gesehen, daß Mességué Krebs, multiple Sklerose und Tuberkulose zu behandeln ablehnte. Daher schlug er ihm die Teilnahme an einer Kampagne vor – um endlich die offizielle Anerkennung durch die freie Medizin zu erreichen.

Die freie Medizin . . . schon allein Formulierung und Idee waren meinem Vater wie eine Offenbarung erschienen. Plötzlich sah er eine wunderbare und fruchtbare Allianz sich abzeichnen: auf der einen Seite die sakrosankte Wissenschaft der Medizin, auf dem imposanten und erhabenen Thron der Lehrkanzel und der Ärzteschaft sitzend, und auf der anderen Seite jene Welt der bis heute noch ausgestoßenen Illegalen, denen trotz allem Heilerfolge nicht abgesprochen werden können. Zum alleinigen Nutzen der Kranken erblickte er hier eine Vereinigung von Arzt und Heilpraktiker, des Diplomierten mit dem Empiriker, der entweder über eine besondere Gabe oder eine uralte Kenntnis verfügt, die man an den Universitäten nicht erlernen kann.

Unterstützt von der moralischen Autorität eines Dr. Claoué und beraten von seinem Freund Anwalt Pasquini, ging mein Vater diese erhebende Aufgabe an, beflügelt vom heiligen Eifer des Bekehrten. Er konnte nicht wissen, welchen Weg er damit einschlug!

Zunächst gründeten sie die „Nationale Vereinigung der Ausübenden der freien Medizin“ und verfaßten jene sechzehn Paragraphen, die zur Charta der Heilpraktiker werden sollten.*

Aber auf die Euphorie des Anfangs folgen meist sehr schnell Schwierigkeiten und Probleme. Das erste und beängstigendste war die Entdeckung, daß eine Unmenge von Schurken, Hellsehern, Halbirren, ja sogar Verbrechern unter dem Deckmantel der „Nationalen Vereinigung“ ihr Unwesen zu treiben versuchten, wogegen sich dieser zukünftige Heilpraktikerbund durch seine Statuten gerade schützen wollte.

Mit einer Mischung aus Erstaunen, Trauer und Empörung mußte mein Vater erleben, wie „der Scharlatan“ auftauchte und große Reden schwang. Er hatte tausend Gesichter, war weiblichen oder männlichen Geschlechts, stammte aus den verschiedensten Gegenden, verkündete aber stets mit der gleichen Stimme in schamloser Weise die immer gleichlautende Verheißung: „Ich heile alle Leiden! Ich lege Hände auf oder hauche Sie an, bete oder behandle Sie mit meinem Wundermittel, ich heile Krebs, Tuberkulose und multiple Sklerose, schlicht und einfach: alles!“

* Der Wortlaut dieser Charta wie auch der Gesetzesvorschlag von Dr. Claoué findet sich im ersten Band der Erinnerungen „Von Menschen und Pflanzen“.

Diesen „Hexenmeister-Scharlatan“, den „Hellseher-Scharlatan“ sowie den „wissenschaftlichen Scharlatan“ findet man in rund vierzigtausend Exemplaren über ganz Frankreich verstreut, wo er sein „Fluidum“ verkauft, seine „Macht“ zu Geld macht, kabbalistische Formeln spricht, seine Wunderfläschchen, „dynamisierten Medaillen“ und „magnetischen Papiere“ verteilt oder seine Wunderhände jenen Unglücklichen auflegt, die herbeieilen, um von seiner vergifteten Quelle zu kosten.

Diese verabscheuungswürdige Skala der „Heilenden“ beginnt auf der untersten Stufe mit dem „Hexenmeister-Heilkünstler“ (oder der „Hexen-Heilkünstlerin“) auf dem Dorf, die La Touraine so meisterhaft beschrieb: „Man bringt Kinder zu ihr, die an Fallsucht leiden, triefäugige, schielende Unschuldige, man konsultiert sie bei Blutgerinnseln, Magensenkung, Krampfadern; sie spezialisiert sich auf das Heilen von verstauchten Gliedmaßen und von Brüchen; schon ihr Speichel besitzt magische Kräfte; kaum berührt der wunderwirkende Speichel ein Geschwür, schließt es sich schon. Sie erahnt mit magischem Instinkt, daß die Nerven des Magens verknotet und das Blut verfault, daß der Kopf von Nervensträngen überwuchert ist . . .“

Die Kategorie „mystischer Scharlatan“, „spiritueller Wunderdoktor“ ist subtiler und weitaus erschreckender. Die Hexe als „Berührerin“ oder „Spenderin“ mit ihren Wundertränken und ihren magischen Praktiken und Formeln ist uralt und in gewisser Weise noch „natürlich“, wohingegen der „spirituelle Scharlatan“ Ausdruck einer geistigen Perversion ist und den verrücktesten und erschreckendsten Hochmut zur Schau trägt.

Die wohl verrückteste Vertreterin eines „spirituellen Scharlatans“ war die berüchtigte „Germaine de Rouen“; von der Stimme ihres „Großen Lehrmeisters“ geleitet, den sie auch den „Großen Manitou“ nennt (jenen, der angeblich alles manipuliert), entdeckt sie bei sich die Gabe der Heilkunst, läßt sich in Caen nieder und beginnt mit ihren „Wunderheilungen“. Diese „Gabe“ erklärt sie mit der Tatsache, daß ihr Körper „eine unversiegbare Quelle von heilenden Strahlen ist, daß sie Elektrizität auf andere übertragen kann, wodurch Infektionen, die Ursachen von Krankheiten, zerstört werden“. Sie betont ferner, daß sie ihre Kräfte aus einem mysteriösen Teegebräu schöpfe, das nur sie allein kenne und das sie das „Glor“ nennt. Und da sie eindeutig Spaß an Wortspielen hat, erklärt sie: „Denn der Tag wird kommen, an dem die gesamte Menschheit aus übervollem Herzen in das *Gloria* einstimmen wird!“

Sehr bald erhielt sie von ihrem „Großen Lehrmeister“ auch die große Offenbarung: Das unfehlbare Rezept zur Heilung von Krebs:

„Im Jahre 1913 nannte mir mein Großer Lehrmeister unter anderem ein Serum, das es den Chirurgen ermöglichte, den bösartigen Tumor, das Krebsgeschwür, in einer harmlosen Operation und ohne Furcht vor Rückfällen zu entfernen. Eine mitten in den Tumor eingeführte Spritze würde diesen ‚Polypen des Fleisches‘ zwingen, seine Fangarme, so lang sie auch sind, wieder einzuziehen. Die Injektionsnadel darf erst dann herausgezogen werden, wenn die Schwellung des Tumors zurückgegangen ist.“

„Das ist doch klar und einleuchtend, nicht wahr? Warum sollte man das Experiment nicht einmal wagen?“

Bald jedoch genügt das „Glor“ nicht mehr, Germaines Kräfte hinreichend zu nähren. „So nimmt sie täglich einen chemischen Stoff zu sich, der ihre natürliche Elektrizität verhundertfacht.“

Aber bald genügt auch diese „Gabe“ der Heilkunst nicht mehr. Nun wird sie inspirierte Prophetin und Missionarin, die es sich zur Aufgabe gestellt hat, Völker und Nationen zu führen. Sie läßt General de Gaulle und Marschall Pétain Botschaften zukommen und erklärt in aller Bescheidenheit, „sie solle in Frankreich die Rolle einer nationalen Wunderheilerin spielen und zur Wohltäterin der Menschheit werden“. Indem sie das pseudo-wissenschaftliche Wunder, Prophetentum und megalomanes Delirium, diese Komponente einer Neurose auf mythischer Basis mit einer ständig wachen Gier vermischt (sie häufte ein beachtliches Vermögen an), stellt Germaine de Rouen den Prototyp des „spirituellen Scharlatan“ dar, der nur noch von der Person des Georges Roux, dem berüchtigten „Christus von Montfavet“ übertroffen wird, der schlicht und einfach erklärt, Gott persönlich zu sein!

Es ist beinahe peinlich, von diesem Mann zu sprechen, der mit seinen theatralischen Auftritten hinter einem kleinen Bühnenvorhang, mit seinen Segnungen und Predigten nur burlesk und lächerlich wäre, wenn seine Geschichte nicht mit dem Tod dreier Kinder in Zusammenhang stünde.

Noch heute nennt sich dieser ehemalige Hilfsinspektor bei der Bahnpost in Avignon „Wiedergekehrter Christus" und „Gründer der universalen christlichen Kirche". Noch immer versammelt er Jünger um sich, die seinen unbesiegbaren Glauben teilen. Und immer wieder verteilt er seine drei göttlichen Bücher: *Das Tagebuch eines Wunderheilers, Worte des Wunderheilers* und *Göttliche Sendung*.

Er schreibt dem Papst, den Bischöfen, den Geistlichen und den Katholiken Briefe, in denen er sie auffordert und beschwört, ihn als einzigen Herrn und Meister anzuerkennen.

Er und seine „Jünger" fahren fort, durch Handauflegen zu „heilen", sie wehren sich gegen jede ärztliche Einmischung, und es steht außer Zweifel, daß früher oder später wieder Kinder sterben werden so wie der kleine Yves Payan, die kleine Chantal Darrémont und die kleine Joëlle Debrey, unschuldige Opfer verblendeter Wahnwitziger, die an die mystischen Gaukeleien dieses „heilenden Christus" glauben.

In diese „Schreckensgalerie" muß man auch die „Soeur Gaillard" von Lyon und ihre dreitausend Jünger aufnehmen, die „durch Handauflegen behandeln und heilen"; ferner den „Frère Alexandre", einen ehemaligen Lagerverwalter aus Dunkerque, der eines schönen Tages beim Lesen der Bibel die „Gaben des Heiligen Geistes" empfing und, plötzlich zum Wunderheiler geworden, eine Gemeinschaft von dreihundert Mitgliedern gründete, die sich in zwei Tempeln, in Coudekerque-Branche und in Malo-les-Bains, versammeln; schließlich sind noch „Monsieur Jean" aus Dieppe, ehemaliger Friseur und Kirchengründer, sowie einige andere von geringerer Bedeutung zu nennen.

Den Prototyp des „wissenschaftlichen Scharlatan" oder „intelligenten Gauners", wie Dr. Igert diese Sorte Menschen zu nennen pflegt, stellt Jean Béziat, der „Wunderheiler von Avignonet" dar. Er war Landwirt, bis er eines Tages seine „Macht" entdeckte, als er einer Irren seine Hände auflegte, die plötzlich geheilt schien. Wenn er auch zunächst erstaunt war, so glaubte Béziat schließlich doch an seine „Gabe". Der Erfolg war durchschlagend. Béziat wurde ein berühmter Mann. Da er ein schlauer Geschäftsmann war, begann er mit Tickets zu arbeiten, die seine zahllosen Kunden kaufen mußten, wodurch er sehr schnell zu Reichtum gelangte. Auch verfaßte er ein Arzneibuch, in dessen haarsträubenden pseudo-medizinischen Erläuterungen sich die unfaßbare Überheblichkeit des Scharlatans mit der Naivität des pseudo-wissenschaftlichen Dilettanten paart. Er verkaufte „Antigastral" gegen alle Leiden des Verdauungstraktes, „Regulen" gegen die Erscheinungen der Wechseljahre, „Vitalogen", den einzigartigen Lebensregenerator, „Ulcerikur" zur Vernarbung von Wunden und eitrigen Geschwüren, und so weiter.

Dann ging Béziat daran, seine „wisssenschaftliche Lehre" zu formulieren: ein schauerlicher Mischmasch von theosophischen Rezepten, nicht durchdachten alchimistischen Betrachtungen und Brocken spiritistischer Evangelienlehre. Das ganze Jahr über füllte Béziat die Hotels der Umgebung mit unglücklichen Kranken, die geduldig darauf warteten, „bis die Reihe an ihnen war", weshalb er von den Hotelbesitzern als der „Thaumaturge von Avignonet" gefeiert wurde.

Béziat selbst ging elend an Krebs zugrunde; der „wissenschaftliche Scharlaten" hatte in den letzten Monaten seines Lebens an sich selbst die obskursten Zauberpraktiken angewendet, um eine Heilung herbeizuführen, die sich nicht einstellen wollte.

Diesen drei Arten von Scharlatanen begegnete mein Vater in Tausenden von Exemplaren, die, aus allen Ecken und Enden Frankreichs kommend, an die Tür der „Nationalen Vereinigung" klopften. Und alle versicherten sie mit der gleichen teuflischen Überzeugungskraft, Krebs und alle anderen üblen Leiden heilen zu können, ungeachtet der Schwere und des Verlaufs der Krankheit.

Daraufhin beschloß mein Vater, seinen Kreuzzug für die Statuten einer freien Medizin in einen Kreuzzug gegen diese Kriminellen, die eine echte Gefahr für die Menschen darstellten, aufzunehmen.

Diesen Kreuzzug hat mein Vater in seinem Buch „Von Menschen und Pflanzen" beschrieben. Es ist daher nicht nötig, hier noch einmal alle Einzelheiten und Stadien dieser Kampagne aufzuführen, die Maurice Mességué quer durch Frankreich führte, wobei er die Scharlatane in ihrer eigenen Stadt zu entlarven suchte; er forderte die Wunderheiler auf, sich in einer öffentlichen Diskussion zu stellen.

Mein Vater wurde so sehr bald zum Sündenbock jener vierzigtausend Schurken verteufelt, die es sich in Frankreich auf Kosten der Angst und der Leiden von Unheilbaren wohlergehen lassen. Der Haß, der ihm entgegenschlug, erreichte unvorstellbare Ausmaße, und nicht selten mußte mein Vater unter Flüchen und Polizeischutz den Ort fluchtartig verlassen.

So geschah es etwa damals in Ajaccio auf Korsika, wo er in einem Vortrag den gefährlichsten „wissenschaftlichen Scharlatan" dieses Jahrhunderts entlarvte, jenen berüchtigten Naëssens, den Erfinder der Wunderdroge „Anablast", mit der man angeblich Leukämie heilen konnte.

Naëssens, dem mein Vater schon viele Jahre vorher begegnet war, hatte sich in Prunété bei Bastia niedergelassen und behandelte dort aus aller Welt per Frachtflugzeug hergebrachte Kinder, die an Leukämie erkrankt waren. Diese armselige Fracht von zum Tode verurteilten Kindern in Begleitung ihrer Eltern, die sich oft genug ruiniert hatten, um diese Reise zu ermöglichen, bevölkerten die Hotels rings um die Klinik, wo der „Retter" Sprechstunde abhielt.

Ein Jahr später wurde dieser „Wohltäter der Menschheit" von einem französischen Gericht verurteilt; inzwischen aber waren alle Patienten – aber auch wirklich alle! – gestorben.

DER KREUZZUG GEGEN DEN TEUFEL . . .

Dieser überaus anstrengende Kreuzzug sollte jenseits der Meere, auf den Antillen beginnen, auf jenen Inseln, wo seit Menschengedenken die ältesten Scharlatane der Welt ihr Unwesen treiben, jene schauerlichen „*quimboiseurs*", neben denen eine Germaine de Rouen oder auch ein Béziat oder Naëssens harmlose Unschuldslämmer sind.

Meinem Vater war bekannt, daß die empirische Medizin auf den Antillen verschiedene Heilpflanzen verwendete. Er hatte Gelegenheit gehabt, das ausgezeichnete Buch „*Flore médicinale illustrée*" von Henri und Madeleine Stehle zu lesen, wie er auch die Berichte und Bestandsaufnahmen der Pflanzen der Karibischen See kannte, die von mehreren Botanikern wie etwa R. P. Louis Quentin und Dr. Henri Cabre erarbeitet worden waren.

Er wußte, daß den Eingeborenen mehrere Heilkräuter bekannt waren und daß es zum Beispiel in Fort-de-France und anderen Städten einen Markt gibt, wo kreolische Apotheker solche Pflanzen verkauften.

Er wußte aber auch sehr wohl, daß die Meister der Pflanzen auf den Antillen als Hexenmeister gelten.

Daher beschloß er, dorthin zu reisen und nach Heilkräutern zu suchen, wodurch er in Kontakt mit den „*quimboiseurs*" kam.

Diese „*quimboiseurs*", ob männlichen oder weiblichen Geschlechts, gehören zum Alltag auf den Antillen, ebenso wie etwa der Richter, die Gendarmen oder der Apotheker. Der „*quimboiseur*" hat bei allen Angelegenheiten des täglichen Lebens seine Finger im Spiel. Er behandelt, berät und löst alle Probleme.

Der Name „*quimboiseur*" soll auf einen Missionspater namens Labat zurückgehen, einen Forscher und Naturkundigen, der im 18. Jahrhundert die erste Chronik der Antillen verfaßte. Wenn er die an Malaria erkrankten Sklaven mit einem Absud aus Chinarinde behandelte, pflegte er zu sagen, wobei er ihnen das Getränk hinhielt: „Tiens, bois" (Hier, trink). Die Schwarzen zogen diesen Satz des Missionars zu „*quimbois*" zusammen und bezeichneten damit schließlich jede auf oralem Wege einzunehmende Arznei.

Dieses „*quimbois*" wird schließlich wesentlicher Bestandteil der Schwarzen Magie, wobei verschiedenste und meist makabre Ingredienzen verwendet werden: Sargnägel, Friedhofserde und Knochenreste. Und der „*quimboiseur*", der das „*quimbois*" ausführt, wird zu einem in Zaubertricks und Beschwörungsformeln versierten Bösewicht.

Auf dieser alten, nach allen Wohlgerüchen der Erde duftenden Insel angekommen, wo die französische Kultur sich so tief mit der bodenständigen Kultur der Karibischen Inseln vermischt hat, trat mein Vater also mit diesen „*quimboiseurs*" in Kontakt, jenen Erben uralter Geheimnisse der empirischen Medizin, wobei zur Pflanzenkunde noch die Kenntnis der Sterne, der okkulten Einflüsse und jahrtausendealte Negerkulte hinzukommen.

Schon nach kurzer Zeit erkannte mein Vater, daß die Mehrzahl der „Pflanzenmeister" auf den Antillen in erster Linie Scharlatane waren. Mit ihren Zauberformeln und Schwarzen Messen trieben sie mit der Gutgläubigkeit der Massen ein böses Spiel, und all diese abscheulichen und verbrecherischen Riten, die er dort zu sehen bekam, erregten ihn im höchsten Maße. Hier begegnete ihm wieder dieses ewige zynische Antlitz, gegen das er in seinem eigenen Land angekämpft hatte. War es auch schwarz, so spiegelte das Antlitz des Scharlatans dennoch die gleiche teuflische Sicherheit und die gleiche abscheuliche Verachtung des Menschen wider. Der „*quimboiseur*", der Giftmischer und Zauberer, spielte mit dem gleichen Elend, den gleichen Nöten und uralten Ängsten wie der „mystische Scharlatan" Europas.

Faustin Homat, genannt „Gran Zongle" (lange Fingernägel), war der größte Hexenmeister der Insel, ein eleganter, wenn auch etwas korpulenter Mann mit langen gepflegten Fingernägeln, der es auf vierhundertzwei Opfer brachte, die an seinen Wunderarzneien zugrunde gegangen waren, und der als Doppelgänger und schwarzer Abklatsch jenes „Christus von Montfavet" oder jenes Béziat, des „Wunderdoktors von Avignonet", angesehen werden konnte.

In Begleitung des Journalisten André Gayot bereiste mein Vater mehrere Monate lang Dörfer und Marktflecken, düstere und aufstrebende Städte. Er wohnte geheimnisvollen Zeremonien, seltsamen Kulthandlungen und oft schändlichen Umtrieben bei, mit denen sich die „*quimboiseurs*" uneingeschränkte Macht über verschreckte Volksmassen verschaffen; die armseligen Menschen glauben an die Kräfte des Hexenmeisters, der sich angeblich in ein Tier verwandeln, sich zwiespalten und durch Raum und Zeit reisen kann, die „*zombis*" zu bändigen, Mädchen zu behexen, auf Entfernung zu heilen oder zu töten, ja sogar sich selbst unsichtbar zu machen vermag.

Überall sah sich mein Vater mit dieser unglaublichen Macht konfrontiert, die die Magie des „*quimboiseurs*" im alltäglichen, ja sogar im öffentlichen Leben der Insel ausübt. Es ist unverständlich, daß diese ungehobelten, meist ungebildeten Männer ihren Einfluß in öffentlichen Angelegenheiten geltend machen können, und dennoch ist es auf den Antillen allgemein bekannt, daß viele Politiker gerade bei ihnen Rat und Hilfe einholen. Man ist fast versucht zu glauben, daß bei einem Autoritätsverlust der französischen Gesetze der Einfluß der „*quimboiseurs*" auf den Antillen ebenso stark werden könnte wie der der „*hougans*", der Priester des *Vaudou** auf Haiti, dem Paradies der Scharlatane und Heiligtum des Zaubererkults der Antillen.

In Begleitung von Gayot stattete mein Vater den meisten großen „*quimboiseurs*" einen Besuch ab. Überall traf er auf die gleiche Mischung aus Pseudo-Wissenschaft, törichtem Aberglauben, Verschlagenheit, primitiver Psychologie und alter Rezepte und Allheilmittel.

Er besuchte unter anderem auch die „*quimboiseurs*" Martinvalet, Adeline und Sylvère Cage. Er unterhielt sich lange mit ihnen und brachte sie auch manchmal dazu, einige ihrer „Geheimnisse" zu verraten und ihre primitiven Tricks aufzudecken.

Martinvalet, ein dicker, fast blinder Mann, hält Sprechstunden und „Sitzungen" in seinem düsteren, unheimlich wirkenden Haus ab. Seine Medizin ist mehr als merkwürdig. Er verordnet Dagénan, aber in Wirklichkeit sind es die Jungfrau Maria, der Heilige Michael oder Benedikt, die für ihn „arbeiten" und ihm die Ursache der Krankheit offenbaren. Er stellt „Pülverchen" her, mit denen Mädchen zu verführen sind, verjagt die Geister mit „Duftgemischen", verfügt über „entfesselte Bäder" oder „Reizlampen", um Geld zu machen.

Mein Vater und André Gayot haben die „Praxis" von Martinvalet sehr sorgfältig in Augenschein genommen. Das

* Vaudou, Wodu, Wudu, Voodoo: magisch-religiöser Geheimkult der Neger von Haiti und des Südens von Nordamerika (s. Brockhaus).

Inventar ergab ein merkwürdiges Gemisch aus Phenolsäuren, rotem Lavendel, Bilsenkraut, süßem Mandelöl, Weihrauch, Algipan-Balsam, Opodeldoc-Balsam (in einer großen Apotheke in Fort-de-France hergestellt), Schwefel, Gewürznelken, einem Glas mit Phenothiazin und schließlich – zum großen Erstaunen meines Vaters – einer Dose Antizellulitis-Crème aus dem Hause Maurice Mességué.

Adeline, eine zum Skelett abgemagerte Gestalt in einem uralten Militärmantel, ist einer der berühmtesten *quimboiseurs* von ganz Martinique. Schlangen von Privatautos und Taxis warten vor seiner elenden, vermoderten Holzhütte, weit draußen in der Einsamkeit der Batatenfelder. Adeline verdient Unsummen, aber er lebt wie ein armer Schlucker. Er ist siebenundsiebzig Jahre alt und hat achtzehn Kinder. Seine kaum dreißigjährige Frau erwartet bereits das nächste und beklagt sich über seine unersättliche Liebesgier.

Adeline behandelt auch Tiere. Um die Kühe zu mästen, hat er das „Wasser von Babel" erfunden. Er kennt aber auch Rezepte gegen Schlangenbiß (auf Martinique wimmelt es von äußerst giftigen und gefährlichen „Lanzenklingen"). Er behandelt seine Patienten mit Aufgüssen aus Zitronen und Immortellenblättern, die er in Rum mazerieren läßt. Er beteuert, sich selbst von einer Vergiftung geheilt zu haben, indem er in seinen linken Schuh uriniert und diese „Arznei" anschließend getrunken habe. Natürlich vermag er auch die Geister zu beschwören, aber dies tut er nur, „um den Leuten eine Freude zu machen". Und draußen vor der Hütte, auf dem staubigen Pfad, wird die Autoschlange immer länger . . .

Auf einer schwarzen Kunststofftafel neben dem Eingangstor zu seiner eleganten Villa preist Sylvère Cage seine Spezialität an: MAGNETISMUS, RADIÄSTHESIE, MYSTIZISMUS.

Dieser kleine hagere Mann heilt einfach alles: „Wurmanfälle" bei Kindern, Ohnmachten, Kopfschmerz, Grippe, Vergiftungen etc. Er verjagt Geister oder ruft sie herbei.

Hiezu bedient er sich des Gebets und alter Rezepte, von denen er aber nicht zu sprechen gewillt ist. Mein Vater wollte aber mehr erfahren und zog daher seine große Nummer des „weißen Hexenmeisters" ab, wie ich gerne respektlos zu sagen pflege: damit setzte er den *quimboiseur* unter Druck und konnte ihm schließlich einige dieser Geheimnisse entlocken, deren Mehrzahl einem von einem Urahn vererbten Heft entnommen sind. Unter anderem liest man darin, wie man ein Kind „seiner Mutter entreißt“ oder wie man „die Syphilis verleiht“.

Es folgen nun einige dieser zugleich naiven wie schrecklichen Rezepte, die mein Vater wortwörtlich aus dem berühmten Heftchen abgeschrieben hat, das ungleich grauenvoller ist als die „Pflanzenbibel“ der alten Mességués.

Wie man ein Kind seiner Mutter entreißt:

Man muß beobachten, wo die Person uriniert; dann gräbt man dreizehn Nadeln und eine Handvoll dieser getränkten Erde *auf den Namen dieser Person* ein. Rösten Sie nun diese Erde und die Nadeln und säen Sie diese Mischung vor die Tür der betreffenden Person; dazu sagen Sie: „Oh Pharao, gib mir das Kind!“ Und dann wird das Kind Ihnen gehören.

Wie man sein Gesicht verändert:

Verrichten Sie am Karfreitag Ihr Gebet; dann nehmen Sie zwei Eidechsen, ritzen sie ein, wenden ihre Haut und nähen eine hinten, die andere vorne an Ihren Hut mit dem Knochenmark eines rauhhaarigen Hundes und dem einer Katze sowie der Haut einer Ringelnatter und sagen dazu: „Bara, Vara, Mara, Glorio, Insoleidéros.“

Wie man eine Frau zum Reden bringt:

Kaufen Sie sich einen Strumpf, den Sie fünf Tage lang tragen, bei Montag angefangen, dann D, M, D, F. Abends legen Sie ihn unters Kopfkissen der Frau, die im Schlaf zu reden beginnen wird.

Wie man einen Mann an eine Frau bindet:

Nehmen Sie eine Vanilleschote und befestigen Sie diese drei Tage lang in Ihrer Monatsbinde; lassen Sie diese Vanilleschote dann sieben Tage in Rotwein schwimmen, worauf Sie dieses Getränk dem Mann anbieten.

Wie man Syphilis verleiht:

Nehmen Sie drei Kalebassenkörner, dreizehn Rinderzecken, ein wenig Dreck vom Geschlechtsteil des Rindes, Pomade, Jasmin, Öl, Farbstoff, Kröte; mischen Sie alles, fügen Sie noch ein wenig Leim vom jungen Bambus hinzu und reiben Sie sich dann die Finger damit ein, bevor Sie mit der Frau zu Bett gehen.

Wie man ein Paar trennt:

Nehmen Sie den Bart eines männlichen Zickleins, Fell eines männlichen Hundes, Katzenhaar, ein Rattennest, dreizehn Pimentkörner, eine weiße Perle, rotes Präzipitat, Schrotpulver und säen Sie das Ganze vor der Haustür aus.

Wie man hart wird:

Schreiben Sie mit Ihrem Blut zwei Billets: *Ranuc + malin + Flora consummatum est in A confeds + satana +*. Verschlukken Sie das eine und tragen Sie das andere um den Hals.

Wie man vor Gericht verfährt:

Geben Sie in ein Reagenzglas Vier-Räuber-Essig, aromatisiertes Reispulver, 21 Guineapfefferkörner und mischen Sie alles. Nehmen Sie das Pulver heraus und geben Sie es in ein kleines Beutelchen, das Sie zusammen mit schwarzem, rotem und grünem Seidenfaden aufbewahren. Sobald Sie vor Gericht erscheinen müssen, reiben Sie sich das Gesicht damit ein und stecken den Rest ins Taschentuch. Sobald der Präsident zu Ihnen spricht, sagen Sie: „O großer Beelzebub, O großer Luzifer, O großer Rafocal, ich befehle euch, meine Feinde zu vernichten, und der Richter möge mir wohlgesonnen sein."

In diesem Heft finden sich Rezepte für alle Probleme und Schwierigkeiten: wie man einen Arbeitsplatz behält; wie man eine Frau „festnagelt" (um sie zu behalten); Kraftbäder; wie man einen Geist bannt; für die Jagd; wie man den bösen Geist vom Hause abwendet; wie man jemanden zum Scheitern bringt; gegen große Füße (Elephantiasis); um dieses Übel zu heilen; um unsichtbar zu machen; um einen anderen auf seinem Arbeitsplatz „festzunageln" (damit er ihn nicht verliert) und so weiter.

Gegen Ende seines Besuches bei Sylvère Cage entdeckte mein Vater einen Kasten voll Schmuckstücke.

„Die gehören den Kranken", erklärte Sylvère. „Bei meiner Behandlung bin ich unbedingt darauf angewiesen. Sobald die Behandlung abgeschlossen ist, gebe ich sie den Besitzern zurück . . ."

In Europa wird viel von den „Zombis" gesprochen, viel Unsinn über diese berühmten „Lebendig-Toten". Aber es gibt sie wirklich. Ein Zombi (wörtlich: „der falsche Tote") ist ein Produkt der abscheulichen Kunst der *quimboiseurs*. Ihre Kenntnis der auf den Antillen wachsenden Pflanzen ermöglicht es ihnen, eine Droge herzustellen, die das Opfer in einen Zustand von Lethargie versetzt, der todesähnlich ist und vierundzwanzig Stunden anhält. Erweckt man diesen „Fast-Toten" innerhalb von vierundzwanzig Stunden wieder, so ist er nicht mehr er selbst. Das Gift hat jede Spur von Gedächtnis und Willen ausgelöscht. Von nun an wird er zum Objekt des *quimboiseurs*, zu seinem willigen Sklaven, der schlechthin *alle* Befehle seines Herrn und Meisters ausführt, selbst wenn es sich um ein Verbrechen handelt. Viele *quimboiseurs* schaffen sich auf diese Weise kostenlose und vorbildliche Hausgehilfen.

Die – wenn auch nicht absolut sichere – Überlieferung fügt noch hinzu, daß ausschließlich das Salz die Macht haben soll, den Zombi aus seinem Zustand tierischer Abgestumpftheit zu erlösen und ihm seine menschliche Seele zurückzugeben.

Leichtfertig abtun sollte man die Kunst der *quimboiseurs* trotzdem nicht. Menschen von Verstand wie Priester, hohe Beamte und Mediziner sind Zeugen außerordentlicher Vorfälle geworden, die sich jeglicher rationalen Erklärung entziehen. So sah man schon *quimboiseurs* kurz- oder langfristige Ereignisse „voraussagen", Vorfälle „sehen", die sich zum gleichen Zeitpunkt in mehr als tausend Kilometer Entfernung abspielten, und es ist unbestritten, daß sie Phänomene auslösen können, die man allgemein als „paranormal" bezeichnet, wie Traumzustände, Levitation, Telekinese und ähnliches.

Diese ungewöhnlichen und für normale Sterbliche völlig unverständlichen Fakten mußten meinen Vater natürlich in höchstem Maße fesseln, denn dieses Gebiet war ihm nicht neu.

Als wir noch Kinder waren, erzählte er uns gern die – übrigens von ihm selbst erlebte – Geschichte von dem „Mann, der übers Feuer lief". Meine Brüder und ich hatten sie schon hunderte Male gehört, aber stets entzückte sie uns von neuem.

In Wirklichkeit handelte es sich dabei um eine besonders pittoreske Reiseerinnerung meines Vaters. Er war an der Küste von Malabar in Indien gewesen und hatte sich von dort auf die Halbinsel Deccan begeben, um noch mehr über die Gewürzpflanzen und ihre seit Jahrtausenden bekannten Heilkräfte zu erfahren. Von dieser Halbinsel liefen vor zweitausend Jahren die mit kostbaren Aromaten beladenen Schiffe aus und brachten die begehrten und noch seltenen Erträge einer damals blühenden lokalen Landwirtschaft in die weite Welt. Gegenüber von Arabien gelegen und natürliches Ziel auf der indischen Meerstraße übers Kap der Guten Hoffnung, konnte die Malabar-Küste meinem Vater noch einige jener Geheimnisse bieten, die von Generation zu Generation weitergereicht, aber innerhalb der Familien oder religiösen Sekten streng gehütet werden, denn ihre Kenntnis ermöglicht es, die außergewöhnlichen Heilkräfte der Gewürze wiederzuentdecken.

Um diese Gewürze wurde damals viel Aufhebens gemacht, denn von ihnen erhofften sich die mächtigen orientalischen und arabischen Herrscher eine Steigerung ihrer Männlichkeit und den vollen Genuß der Reize des Harems.

Wir kommen in einem späteren Kapitel noch ausführlich auf die Spezereien, Gewürze und Aromate und ihre Heilkraft zurück. Sie verdienen durchaus, von jenen Menschen verwendet zu werden, die nach dem Vorbild von Maurice Mességué lieber die Natur als Garant ihres Wohlbefindens anrufen, als auf die Chemie auszuweichen.

Um aber wieder auf den Bereich des Übernatürlichen zurückzukommen, muß ich erwähnen, daß mein Vater während seines Aufenthaltes in Indien höchst beeindruckt war, wenn er diese ausgemergelten, aber erstaunlich lebhaften Gestalten sah, die mit nackten Füßen auf weißglühende Kohlen traten, ohne auch nur den geringsten erkennbaren Schmerz zu empfinden. Mit Hilfe indischer Freunde bemühte er sich – allerdings vergeblich –, das Geheimnis dieser Menschen zu ergründen. Glücklicherweise hatte er mehr Erfolg bei den endlosen Gesprächen, die sich um die Pflanzen und ihre Anwendungsmöglichkeiten drehten. Das war für ihn ja das wesentliche Ziel seiner Reise gewesen.

Um auf den Antillen die *quimboiseurs* besser kennenzulernen, bemühte sich mein Vater, zunächst gemeinsam mit André Gayot unwiderlegbare Beweise zusammenzutragen.

Simon Durkhem, ein Journalist aus Fort-de-France, hatte lange Zeit recht engen Kontakt zu Serge Lotin, einem der außergewöhnlichsten *quimboiseurs* von Guadeloupe, gepflegt. Und von Durkhem selbst erhielt mein Vater authentische Berichte über Lotins Macht.

Bei ihm hatte er die Heilung eines hartnäckigen Fiebers, das bereits ein kritisches Stadium erreicht hatte, mit simplem Handauflegen begonnen. (Man hatte schon angefangen, die Beerdigungsformalitäten in die Wege zu leiten, da das Klima auf den Antillen eine Aufbewahrung der Toten über mehrere Stunden unmöglich macht.)

Lotin hatte auch eine gelähmte alte Frau in kurzer Zeit von schwerem Rheumatismus geheilt, der bereits zu Deformationen geführt hatte. Während er eines Tages mit Durkhem im Auto fuhr, sagte er plötzlich einen Unfall voraus, der wenige Augenblicke später auch tatsächlich eintrat. Er „reiste“ in einer

Art lethargischem Schlafzustand und beschrieb dabei, was sich in Fort-de-France, das bereits mehrere Kilometer hinter ihnen lag, abspielte. Spätere Nachforschungen bestätigten diese „Wahrsagungen". Ein anderes Mal überlebte er zwei aus unmittelbarer Nähe von einem Eifersüchtigen auf ihn abgefeuerte Revolverschüsse, indem er – ohne mit der Wimper zu zucken – die Kugeln abprallen ließ, die vor ihm auf dem Boden zerschellten.

Durkhem hatte auch einen alten *quimboiseur*, Octave, dabei beobachten können, wie dieser in einem dreiteiligen Spiegel das Gesicht einer toten oder noch lebenden Person, deren Namen man ihm nur zu nennen brauchte, erscheinen ließ.

Eines Tages nahm ein Polizist aus Fort-de-France, mit dem mein Vater sich herzlich angefreundet hatte, ihn zu einem recht bekannten Zauberkünstler mit, damit er diesen in Aktion sehen konnte. Als er zurückkam, berichtete uns mein Vater von seinem Erstaunen und seiner Verwirrung. Der Zauberer, ein hochgewachsener und hagerer Mann mit kräftigen Muskeln, empfing seine Patienten nur paarweise: immer nur Mann und Frau gemeinsam. Unabhängig vom Grund ihres Kommens, der darin bestehen konnte, für ein kränkliches Kind Gesundheit zu erbitten, dem Mann zu einem besseren Fischfang zu verhelfen, einen bösartigen Nachbarn zu strafen oder das Brüten der Hühner zu beschleunigen – in jedem Falle begann der *quimboiseur*, ein sexuell abartiges Wesen, die Frau mit berechnender Langsamkeit zu entkleiden, während er um sie herum eine Art Tanz aufführte, in dem Beschwörungsgesten mit obszönen Bewegungen wechselten, wobei er unzusammenhängende, aber ausschließlich schweinische Worte murmelte. Auf dem Höhepunkt dieses ungewöhnlichen und peinlichen Strip-tease, das in unserem alten Europa den Nachtlokalen todsicher volle Säle garantiert hätte, schien das mit der Vorgangsweise durchaus einverstandene Opfer von einer wilden Leidenschaft gepackt zu werden, die nicht nur in einem halluzinatorischen Gelächter, sondern auch in einem fast unaufhörlichen Zittern ihren Ausdruck fand.

„Und nun" – so erzählte mein Vater – „stürzte sich der ebenfalls nackte und sichtlich auf dem Höhepunkt seiner sexuellen Erregung angekommene Zauberer mit wildem

Gebrüll auf sein Opfer, hob es in die Höhe und drang stehend in den Leib der Frau ein, von einer unglaublich bestialischen Sinnlichkeit entfesselt. Dies alles spielte sich vor den Augen des Mannes, der nächsten Kunden, der Freunde oder zufällig vorbeigekommenen Besucher ab.

Es war ein wahnwitziges Schauspiel, und wie man sich auch zu solchen Szenen stellen mag, konnte man ein leises Unbehagen nicht unterdrücken. Zum Abschied gab der *quimboiseur* noch einen weiteren Beweis seines Könnens. Während sich mein Freund von ihm verabschieden wollte, stand der Zauberer unbeweglich und wie festgenagelt da und fixierte ihn. Und es dauerte nur wenige Sekunden, und schon lag mein Freund, der eigentlich kein Schwächling war, wie leblos auf dem Boden. Ich wußte nicht, wie ich mich diesem verrückten, bewegungslos verharrenden Wesen gegenüber verhalten sollte. Sollte ich den Unheimlichen scharf anfahren oder sollte ich um Hilfe rufen?

Während er den Arm hob, setzte der Zauberer meiner Ungewißheit ein Ende. ‚Steh auf, mein Freund', sagte er laut.

Und völlig verdutzt, sich auf dem Boden wiederzufinden, aber offenbar mit heilen Knochen und im Vollbesitz seiner Kräfte erhob sich mein Freund."

Mein Vater, den dieses Erlebnis tief beeindruckt hatte, versicherte, daß der Zauberkünstler ein solches Experiment beliebig oft wiederholen könne.

Gewiß kann man diese seltsamen Begebenheiten in Bausch und Bogen ableugnen; aber die Fragen, die sich einem dabei aufdrängen, sind nicht so leicht zu beantworten. Mein Vater und André Gayot haben ihre Dokumentation aus Gerichtsakten, Versicherungsprotokollen, Gendarmerieberichten und Polizeikarteien zusammengetragen. Sie haben Dutzende von direkten Zeugen oder Betroffenen befragt und kamen nach dieser langen Reise ans Ende der teuflischen Nacht zu dem Schluß, daß das Fantastische wirklich existiert, daß das Übernatürliche irdischen Ausdruck findet und daß die *quimboiseurs* über Kenntnisse und geheime Kräfte verfügen, die sie nur leider meist in den Dienst des Bösen stellen. Ihre Skrupellosigkeit, Grausamkeit, Bestechlichkeit sowie die Befriedigung der niedersten Instinkte hatten André Gayot und Maurice Mességué zutiefst schockiert.

Bei meinem Vater folgte die Tat unmittelbar auf den Einfall: da das Übel nun einmal existierte, mußte man es bekämpfen. Soeben hatte er noch in Frankreich gegen die Scharlatane gekämpft, und nun würde er gegen die *quimboiseurs* auf den Antillen zu Felde ziehen.

Er erklärte ihnen in aller Form den Krieg und begann in einer Reihe von Vorträgen und Artikeln diese kriminellen Praktiken anzuprangern. Allerdings war das Ziel nicht so leicht zu erreichen. Da die *quimboiseurs* von dem Vorhaben meines Vaters sehr schnell Wind bekommen hatten, versuchten sie zunächst, die Zuhörerschaft von ihm fernzuhalten. Dadurch gelang es ihnen, die Schlagkraft der Kampagne zu verringern und ihren eigenen Einfluß auf die Massen unter Beweis zu stellen.

So hatten die *quimboiseurs* zum Beispiel das Betreten des *Cercle martiniquais* in Fort-de-France verboten, wo mein Vater öffentlich sprechen sollte. Als Maurice Mességué und André Gayot, aufgrund von Drohungen schon etwas beunruhigt, abends zum Vortragsort gingen, begegneten sie einer großen Zahl von Eingeborenen, die ihre düsteren Vorahnungen beschwichtigten.

„Es wird ein Triumph werden", meinte Gayot.

Mein vorsichtiger Vater antwortete nichts, aber wie er mir später erzählte, neigte auch er zu dieser Prognose. Aber leider! Die Menge drängte sich zwar um das Gebäude, aber in Beachtung des von den Zauberkünstlern ausgesprochenen Verbots und aus Furcht vor der Rache der *quimboiseurs* machte sie in einiger Entfernung halt und wagte sich nicht über die Schwelle. Minuten vergingen. Mein Vater, André Gayot und einige Freunde versuchten zwar, die oft von weither gekommenen Männer und Frauen zum Betreten des Vortragssaales zu überreden, um den Franzosen zu hören, der nur zu ihrem Wohle den Kreuzzug des wahren Glaubens angetreten hatte. Aber nichts fruchtete. Stumm, höflich und neugierig stand die unbewegliche Menge da und schien auf irgendein Ereignis zu warten. Plötzlich kam Bewegung in ihre Reihen. „Und da sehen wir", erzählte mein Vater – „mit langsamen und majestätischen Schritten einen Priester auf uns zukommen. Er drückt uns die Hand und betritt den Saal. Allein! Doch kaum hatte er sich gesetzt, nehmen zwei seiner Gläubigen an seiner Seite Platz. Wieder zwei, dann zehn, und schließlich waren es über hundert Personen. Die Schlacht war gewonnen. Diesem mutigen und besonnenen Priester hatten wir es zu verdanken, daß wir den Bann der Zauberer brechen und den Vortrag halten konnten, von dessen Erfolg unsere weiteren Aktionen abhingen."

Mein Vater griff nun Vorfälle auf, die auf Martinique bisher niemand auszusprechen gewagt hatte: Verbrechen, Vergiftungen, Praktiken der Schwarzen Magie, Verkauf von Wunderdrogen, das Ausnützen von Aberglauben, und so fort, alles Dinge, über die nicht einmal die gebildetere Schicht zu sprechen wagte.

Die für diese Länder typische Antwort ließ nicht lange auf sich warten.

Eines Tages, als er sich in Sainte-Anne auf Martinique aufhielt, wo er am nächsten Tag einen Vortrag halten sollte, versuchte die Gefährtin des *quimboiseurs*, die ein Restaurant betrieb, meinen Vater zu vergiften oder ihn zumindest einzuschüchtern, indem sie in ein Glas Aperitif eine Droge mischte.

Da mein Vater nur wenig Alkohol trinkt, nippte er auch jetzt nur an seinem Glas. Ein Glück für ihn! Denn schon eine Sekunde später brach er unter Krämpfen zusammen.

Trotz des Betäubungszustandes und der Schwindelanfälle, die erst Tage später nachließen, hielt er seinen Vortrag zum vorgesehenen Zeitpunkt.

Auch ich, der ich meinen Vater auf dieser Reise begleitet hatte, wurde Opfer eines solchen Einschüchterungsversuchs (denn von echtem Vergiften kann man wohl nicht sprechen). Eine ebenso anonyme wie bösartige Hand hatte den Rand meiner Taucherbrille mit einer giftigen Substanz bestrichen, wodurch mein Gesicht bis zur Unkenntlichkeit anschwoll. Aber da mein Vater mich behandelte, wurde diese Schwellung in Kürze wieder resorbiert.

Kurz nach diesem Kreuzzug ins Land des Teufels kam meine Mutter auf recht unerklärliche Weise bei einem Unfall ums Leben. Ich weiß, daß einige der berühmtesten *quimboiseurs* sich die Verantwortung hierfür zuschreiben. Angeblich war dies die Strafe für den weißen Hexenmeister, der ihre Macht herausgefordert hatte. Aber alle Zauberer erzählen gern solche Geschichten . . .

Was jedoch hundertprozentig sicher und leider nicht geleugnet werden kann, ist das Abenteuer, das eine hochgestellte Persönlichkeit der Antillen erlebte; dieser Mann hatte sich gleich zu Beginn der Reise mit meinem Vater angefreundet und den Kampf gegen die *quimboiseurs* mit aller Kraft unterstützt, wobei er sowohl seine Zeit als auch seinen Einfluß einsetzte, was um so mutiger war, als er durch seine exponierte Stellung leicht angreifbar war und sich den schlimmsten Repressalien ausgesetzt wissen mußte. Aber nichts vermochte Michel Renard, Bürgermeister von Marigot und Mitglied des Landtags von Martinique, abzuschrecken. Außerdem fühlte er sich meinem Vater gegenüber zu höchster Dankbarkeit verpflichtet, weil dieser mit phytotherapeutischer Behandlung nicht nur ihn selbst, sondern auch seine Frau und seinen jüngeren Bruder geheilt hatte.

Diese Tatsachen kann ich am besten dadurch erläutern, daß ich den Brief des dankbaren und treuen Renard hier abdrucke, den dieser anläßlich eines der einundzwanzig Prozesse der Ärzteschaft gegen Maurice Mességué an die französischen Richter schrieb. Mein Vater liebt es nicht, dieses rührende Zeugnis an die große Glocke gehängt zu wissen, aber mir wird man es verzeihen, wenn ich nicht dieselben Skrupel habe, da es in erster Linie doch darum geht, das wahre Gesicht Maurice Mességués und das Ausmaß seines außergewöhnlichen Erfolges aufzuzeigen. Und wer könnte dies besser tun als ich?

Der Richter erhielt also folgenden Brief, von dem eine Abschrift an Maître Floriot ging.

Michel Renard
Bürgermeister von Marigot
Mitglied des Landtags von Martinique

Sehr geehrter Herr Richter,

Sie haben Monsieur Maurice Mességué der illegalen Ausübung der Medizin beschuldigt.

Hierzu möchte ich folgendes bemerken:

Anfang März des vorigen Jahres bin ich M. Mességué zum

ersten Mal in Fort-de-France, anläßlich eines kurzen Aufenthaltes auf Martinique, begegnet.
M. Mességué erklärte sich bereit, mit uns eine Ausnahme zu machen und meine Frau und mich zu behandeln.
Seit ihrer Jugend litt meine Frau an sehr starker Angina, die zweimal pro Monat auftrat.
Keine der in Paris und auf Martinique versuchten Behandlungsmethoden hatten ihr Heilung oder nur Besserung verschaffen können.
M. Mességué verordnete morgens und abends Gurgeln mit Pflanzenextrakten. Einen Monat später war meine Frau geheilt, und seitdem hat sie nie mehr auch nur die geringsten Halsschmerzen verspürt.
Ferner klagte meine Frau seit acht Jahren über gynäkologische Beschwerden. Aber keiner der in Frankreich und auf Martinique konsultierten Ärzte vermochte ihr Besserung zu verschaffen. Nachdem sie zwei Monate lang Sitzbäder (mit Pflanzenextrakten) genommen hatte, war sie geheilt.
Starke Schmerzen in der Rückengegend, denen gegenüber die Ärzte ratlos waren, verschwanden nach einem Monat auf Grund von Fußbädern.
Was mich betrifft, so war ich in Paris schwer erkrankt und lag von Oktober 1951 bis Februar 1952 im Hôpital Cochin, wo ich auf Lungenentzündung, doppelseitige Rippenfellentzündung, Herzbeutelentzündung mit Exsudat sowie Venenentzündung im rechten Bein behandelt wurde. Aufgrund dieser schweren Krankheiten habe ich nie ein normales Leben führen können, da mir jede Anstrengung verboten war.

Eine Bestätigung meiner Aussage finden Sie in dem Artikel „Herzbeutelentzündungen als lohnende Quelle für unbegrenzte Äthiologie“, erschienen als Nr. 5 in der medizinischen Zeitschrift *La Semaine des hopitaux de Paris* vom 20. Mai, S. 1386.

Nach einer zweimonatigen Behandlung mit Hand- und Fußbädern hatte Maurice Mességué einen neuen Menschen aus mir gemacht. Ich konnte alle meine Aktivitäten wiederaufnehmen und sogar mit vierzig Jahren noch Judo betreiben.

Ich gebe mein Ehrenwort, daß Monsieur Mességué mich und meine Frau geheilt hat.

Ich betone ferner, daß M. Mességué es strikte abgelehnt hat, ein Honorar anzunehmen und daß er uns alle zur Behandlung erforderlichen Pflanzen gratis zur Verfügung gestellt hat. Ferner weise ich darauf hin, daß er – ebenfalls gratis – meinen jüngeren Bruder, der damals Student in Paris war und an Nervenkrisen und Klaustrophobie litt, behandelt und geheilt hat.

Monsieur Mességué ist das Muster eines Ehrenmannes, ein Mann der guten Tat und von höchstem Verdienst. Ihm gebühren unser aller Respekt, unsere Anerkennung und Liebe.

Anfang dieses Jahres erhielten wir plötzlich ein in rätselhaften Worten abgefaßtes Telegramm, in welchem Michel Renard seine Ankunft in Frankreich und seinen baldigen Besuch bei uns im Gers ankündigte. Und er kam.

Kaum war mein Vater am Fuß der breiten Steintreppe seines alten und ehrwürdigen Hauses in Bazillac, in der Nähe von Auch, angelangt, als Renard schon aus dem Taxi sprang, das ihn hergebracht hatte, sich meinem Vater in die Arme warf und ihn minutenlang fest an sich gepreßt hielt.

Gewiß, die Freundschaft dieser beiden Männer, die unter schwierigen Bedingungen einen gemeinsamen Kampf geführt hatten, war stark und herzlich, aber diese echte Erregung, die sich auf den straffen Zügen des Besuchers zeigte, versetzte uns doch in Erstaunen, obwohl wir an die karibische Überschwenglichkeit gewöhnt waren.

„Maurice, du hast mir das Leben gerettet, und ich bin gekommen, um dir zu danken“, brachte Renard schließlich hervor, als er die Umarmung lockerte.

„Das Leben gerettet?“, wiederholte mein Vater lächelnd, wobei er an die damals erfolgreich abgeschlossene Behandlung dachte, „das ist wohl etwas übertrieben. Außerdem ist das eine alte Geschichte, die du mir mit deiner liebevollen Dankbarkeit längst vergolten hast. Reden wir nicht mehr darüber. Es lebe die Freundschaft!“

Aber Michel Renard protestierte, während er an Vaters Seite ins Haus eilte.

„Darum geht es ja gar nicht. Du hast mir wirklich das Leben gerettet, und zwar erst kürzlich. So blieb mir keine andere Wahl, als herzukommen und dich in die Arme zu schließen, um dich meiner ewigen Dankbarkeit zu versichern und dir zu erzählen, was für seltsame und erschreckende Dinge ich in letzter Zeit erlebt habe."

Die folgende Geschichte klingt beinahe unglaublich:

„Du erinnerst dich noch, daß die Zauberer mich vor ihrer Vergeltung gewarnt hatten. Ich sollte meinen sogenannten ‚Verrat' teuer büßen müssen. Selbst diejenigen, mit denen ich immer in bestem Einvernehmen gestanden hatte, konnten nicht begreifen, daß ich mich gegen sie auf die Seite des weißen Zauberers gestellt hatte. Ich war ein Renegat, der nur noch Verachtung und Bestrafung verdiente.

Aber an welche Art der Bestrafung dachten sie? Gewiß, nach eurer Abreise geschah einiges, das nicht mit rechten Dingen zuging, aber aufgrund meines angeborenen Optimismus und mit Hilfe von Vorsichtsmaßnahmen gelang es mir doch, mich aus einigen unangenehmen Affären zu ziehen, solange es nur um einen eingebeulten Wagen oder einen mit Drogen versetzten Aperitif ging. Aber anstatt die Geister zu beruhigen, stachelte dies vielmehr den Zorn der rachsüchtigsten *quimboiseurs* noch weiter an. Selbst meine Freunde ließen mir eindringliche Mahnungen zukommen und verlangten von mir, noch größere Vorsicht walten zu lassen. Außerdem legten sie mir nahe, eine weite Reise zu unternehmen, was ich natürlich strikte ablehnte.

Und nun ging vor einigen Monaten der erbittertste meiner Gegner zum direkten Angriff über. Er lauerte mir an einem entlegenen Ort auf, stürzte sich voller Wut mit einem Rasiermesser auf mich und brachte mir trotz meiner heftigsten Abwehr zahlreiche Schnitte bei. Ich war bald arg zugerichtet, hatte sehr viel Blut verloren und war restlos erschöpft. Als der Zauberer mit der Klinge in der Hand direkt auf meine Brust zielte, zerbrach plötzlich zu seinem großen Erstaunen die Rasierklinge. Daraufhin warf er seine nun nutzlos gewordene Waffe fort und nahm mit Riesenschritten Reißaus, während ich mich mühsam bis zu einem Haus schleppte, wo Freunde wohnten und wo ich kurz danach zusammenbrach.

Nachdem ich mich etwas erholt hatte und den Vorfall nochmals in Gedanken erlebte, begann ich langsam zu begreifen, daß die Goldmedaille, die du mir zum Abschied geschenkt hattest und die ich seitdem ständig um den Hals trug, mir das Leben gerettet hatte. Der Stahl war auf diesem kostbaren Metall abgeprallt und zerbrochen."

Er zeigte uns den tatsächlich deutlich erkennbaren Kratzer auf dem Schmuckstück und fügte gerührt hinzu:

„Ich wußte immer, daß du mich beschützt."

Stellen Sie sich die Verwirrung meines Vaters vor, der nun unbedingt beweisen wollte, daß er an diesem zufälligen Zusammentreffen glücklicher Umstände absolut nicht beteiligt war. Aber seine Einwände nützten ihm nichts! Renard war nicht zu überzeugen. Obwohl er an sich ein gebildeter Mensch war, betrachtete er meinen Vater von diesem Tag an als ein mit übernatürlichen Kräften ausgestattetes Wesen. Ja, er wurde für ihn fast zu einem ebenso großen Zauberer wie jene, gegen die er zu Feld zog.

Während seiner Reise auf die Antillen und seinem Kampf gegen die *quimboiseurs* machte mein Vater auch einen Abstecher nach Haiti, auf die ärmste aller Karibischen Inseln, in das Paradies der Zauberer und Scharlatane; die Eingeborenen waren der Schwarzen Magie des Vaudou und seiner großen Hexenmeister, der „hougans" völlig ausgeliefert. Damals war der berühmte Dr. Duvalier, „Papa Doc", noch an der Regierung, jener fürchterliche Despot (und selbst Oberpriester des Vaudou), der seine Macht nur durch üble Zaubertricks und durch eine Schreckensherrschaft ausüben konnte. Alle, die eine mögliche Opposition darstellten, hatte er durch die „Tontons Macoutes" ermorden lassen, seine schwarzbebrillten Schergen, vor denen sich sogar die Soldaten fürchteten. Auch seine älteste Tochter und deren Mann hatte er zum Tode verurteilt, später allerdings begnadigt.

Der inzwischen verstorbene Papa Doc war damals schwer erkrankt; außerdem litt er an akuter Megalomanie. Er hatte meinen Vater sehen wollen, von dem er sich Rettung versprach und ihn in seinem Palast empfangen, vor dem bis an die Zähne bewaffnete Tontons Macoutes Wache hielten. Duvalier hatte auf seinem Schreibtisch ständig einen 45er Colt sowie die Bibel liegen, denn er war von einer tödlichen Angst vor Attentaten geplagt.

Obwohl mein Vater für diesen grausamen Potentaten nicht viel übrig hatte, trieb ihn doch sowohl die Neugierde als auch sein Pflichtgefühl als Heilpraktiker, dessen Bitte nicht abzuschlagen. Wir warteten ungeduldig auf seinen Bericht, wenn uns auch seine übergroße Diskretion bekannt war.

Papa Doc träumte davon, sich zum Kaiser von Haiti krönen zu lassen. Die uneingeschränkte Macht, die er fest in Händen hielt, genügte ihm nicht mehr; er wollte wie ein Cäsar mit großem Aufwand herrschen. Wie mein Vater erfuhr, wollte er sein Haupt sogar mit einer Lorbeerkrone schmücken, die angeblich aus Frankreich stammte.

„Mit dem Lorbeer krönte man die römischen Kaiser; warum sollte nicht auch ich, der Vater der Nation Haiti, die gleiche Krone tragen wie sie?"

Lächerlichkeit hat noch keinen Präsidenten vom Thron gestürzt, meinen Vater allerdings veranlaßte diese Neigung zu römischen Sitten dazu, an die reizende Legende zu erinnern, die das Entstehen des Gewürzlorbeers umgibt; er hieß *laurus nobilis,* und so hätte ihn wahrscheinlich auch Präsident Duvalier genannt, um den kaiserlichen Nimbus zu wahren. Dieser Gewürzlorbeer war aber auch – und das ist wichtig – der Lorbeer Apolls.

Eines Tages also flehte die vom Apoll bedrängte jungfräuliche Daphne die Götter um Rettung an. Diese verwandelten sie daraufhin in einen Lorbeerstrauch, und so wurde die dem Sonnengott geweihte Pflanze zum Symbol des Ruhmes.

Kaiser und siegreiche Generale hatten Anrecht auf die Lorbeerkrone. Im Mittelalter zierte man damit die Häupter von Künstlern, Gelehrten und Poeten. Frischgebackene Doktoren erhielten eine mit Lorbeeren (*bacca laurea*) geschmückte Krone – dies ist der Ursprung des guten alten *baccalauréat*, des Abiturs, Qual unserer Schuljugend.

Heute ist der Gewürzlorbeer – wie mein Vater scherzend zu

sagen pflegt – etwas entpoetisiert worden und landet glücklicherweise häufiger in den Suppen als auf den Häuptern der Mächtigen.

Eigentlich war die fixe Idee des Papa Doc, vom Standpunkt der simplen Therapie und weniger von seiner unvorstellbaren Eitelkeit aus betrachtet, gar nicht so unsinnig, wie es zunächst scheint, denn der Lorbeer verfügt über mehrere gute Eigenschaften: er ist gleichzeitig antiseptisch und verdauungsfördernd.

Vielleicht hätte der Lobeer dem alternden Präsidenten Erleichterung verschaffen können, wenn er den Gebrauch der Pflanze auf andere Zwecke als auf den der Zierde seines Hauptes ausgedehnt hätte!*

DER KREUZZUG GEGEN DIE „HEXE“

Mein Vater war einer der ersten, der den Kampf gegen die Umweltverschmutzung aufnahm. In diesem Kampf um eine gute Sache – um das Leben nämlich – steht er schon länger als die amerikanische Biologin Rachel Carson, deren Buch „Der stumme Frühling“, in dem sie die Gefahren des DDT aufzeigt, 1962 veröffentlicht wurde. Sofort nach Erscheinen empfahl mein Vater dieses Buch all seinen Freunden, Gelehrten wie Politikern, als Pflichtlektüre. Aber man verstand die Autorin nicht; sie wurde von vielen Seiten der Verleumdung geziehen; dabei war das weit gefehlt!

Heute nimmt die Zahl der Kämpfer um die Erhaltung der Natur von Tag zu Tag zu. Wissenschaftler und Politiker können die tödliche Gefahr, die die Menschheit bedroht, nicht mehr verleugnen, seit der berühmte Bericht des M. I. T. im Auftrag der F. A. O. erschienen ist, in dem in der nüchternen und exakten Sprache der Computer die dramatischen Vorfälle des gigantischsten Zerstörungsunternehmens aufgezeigt sind,

* Zum Lorbeer s. Kap. 10: „Spezereien, Gewürze, Aromate.“

das irgendeine Spezies je gegen den Raum, der sein Leben ist – ja gegen das Leben selbst – geführt hat.

Inzwischen wissen wir es alle. Wissenschaftler jeder Fachrichtung, Biologen, Physiker, Zoologen, Genetiker, Geologen, Wirtschaftswissenschaftler und Ozeanographen verkünden lautstark: „Die Erde ist in Gefahr. Die Erde ist auf dem besten Wege, zu einem toten Planeten zu werden. Der Mensch kann die Erde vernichten."

Die alarmierenden Berichte und Nachforschungen nehmen zu; Jacques Cousteau hat festgestellt, daß in weniger als zwanzig Jahren einhundertfünfzig Lebewesen aus dem Ozean verschwunden sind. Er schätzt, daß beim heutigen Tempo der Umweltverseuchung in zwanzig Jahren jegliches Leben im „alten Ozean", den die Dichter besangen, ausgelöscht sein wird.

Das DDT, das dem ausgewachsenen Fisch kaum schädlich werden kann, tötet nicht nur die Embryos ab, sondern es ist überdies bewiesen worden, daß es eine „Verringerung der Photosynthese im Pflanzenplankton und somit eine Verringerung der Produktion" herbeiführt, was in Wirklichkeit nichts anderes als eine mögliche Verringerung der Sauerstoffproduktion bedeutet; dadurch könnte der für das Leben auf unserer alten Mutter Erde wichtige Kreislauf unterbrochen oder zumindest wesentlich beeinflußt werden.

Christian Zuber hat nachgewiesen, daß es in Indien nur noch einige hundert Tiger gibt. Vor zwanzig Jahren waren es noch fünfundzwanzigtausend. Panther, Leoparden und Ozelots müssen geschützt werden und drohen auszusterben. Auch die Gorillas sind wahrscheinlich zum Tode verurteilt, ebenso wie die großen Lämmergeier und die meisten Raubvögel Europas. In Frankreich bemüht man sich, die letzten Biber zu retten.

In einer ausgezeichneten Studie, die vom französischen Dokumentationszentrum durchgeführt wurde, fand man schon 1970 eine Liste der in Europa bedrohten Säugetiere. Vier Gründe wurden dafür angegeben:

– Verlust des für die einzelnen Arten nötigen Lebensraumes,
– Veränderung der Umwelt,
– Störung des biologischen Gleichgewichts,
– Unkontrollierter Abschuß.

Diese Liste umfaßte folgende Spezies: Fledermäuse, nordische Feldmäuse, Hamster, Stachelschweine, Biber, Mufflons, Steinböcke, Wildziegen, gefleckte Robben, Mützenrobben, Fischotter, Nerz, Vielfraße, Wölfe, Eisbären, Braunbären, Luchse, Wildkatzen und Dachse.

Wenn man keine Vorsorge trifft, werden auch diese Tierspezies eines Tages in Vergessenheit geraten wie jene dreihundert Arten von Säugetieren und Vögeln, die von unserem Planeten völlig verschwunden sind, wie etwa der Aepyornis, der einmal der größte Vogel der Welt war und in Madagaskar Eier von acht Liter Inhalt ausbrütete, oder auch das Moa, eine Straußenart.

Auch die Wale des Mittelmeeres haben vielleicht ihre letzten Lebenstage erreicht. Sie könnten langsam aber sicher vom „roten Schlamm" der Fabrik von Scarlino an der toskanischen Küste vergiftet werden, die – mit dem Segen der italienischen Behörden – täglich zweitausendzweihundert Tonnen Schlamm zwischen der Spitze des Cap Corse in Korsika und der Insel Capraia ins Meer ergießt und damit unweigerlich die unter dem Meeresspiegel liegende Flora und Fauna vernichtet. Zur näheren Information sei gesagt, daß dieser rote Schlamm Schwefelsäure, Chromoxyd, Vanadiumoxyd und Titandioxyd enthält (siehe den Bericht von Mme Denise Viale, Professor für Naturwissenschaften und biologische Beraterin des Gebiets um Korsika). Was aber die Herren Experten vom hydrobiologischen Laboratorium Rom nicht daran hindert, einen Gegenbericht herauszugeben, in dem sie beteuern – mit gutem Gewissen! –, daß diese Stoffe auch auf lange Sicht unschädlich sind. Seit dem 5. Juli vergangenen Jahres sind jedoch vier Wale plötzlich verendet – „mit verbrannter Haut" –, nachdem sie diese Gefahrenzone durchschwommen hatten.

Bei einem Vortrag im Ausland hat mein Vater ein mit den Gefahren der Umweltvergiftung vertrautes Publikum beeindruckt, als er auf die schrecklichen Auswirkungen hinwies, die diese in Kürze in Afrika haben wird, in einem Land also, das man von der Natur selbst gegen diese Geißel geschützt glaubte. „Die Industrialisierung", präzisierte mein Vater, „die in Afrika unkontrollierter und leichtfertiger als in Europa um sich greift, wird dort wahrscheinlich irreparable Katastrophen herbeiführen aufgrund der Dichte der Fauna, der ungeheuren Empfindlichkeit der Oekosysteme und der Bedeutung der Flüsse und Seen des Schwarzen Kontinents im großen Zyklus der Wanderbewegungen."

Um seiner Behauptung mehr Gewicht zu geben, zitierte mein Vater ein in der Tat eingängiges Beispiel: „Eine der schönsten Tierarten, die rosafarbenen Flamingos, sind unmittelbar von Ausrottung bedroht. Es gibt etwa drei Millionen rosafarbener Flamingos in ganz Afrika, von denen zwei Millionen am Nakuru-See in Kenya leben. Der Nakuru-See ist aber inzwischen ein vergifteter See geworden, ein todbringendes Gewässer, seitdem eine Sodafabrik ihre Abwässer in ihn leitet. Die rosafarbenen Flamingos sterben zu Hunderten und werden von den Wasserschlangen gefressen. Das ist aus Afrika geworden!"

Jacques Cousteau und Dr. Bombard halten den „Tod" des Mittelmeers für sicher. Professor Pérès, Leiter der Meeresstation von Cap d'Andoume, hält ihn für „wahrscheinlich". Alle Fachleute sind sich darüber einig, daß der erste Schiffbruch oder die erste Explosion eines Supertankers von fünfhunderttausend Tonnen dem alten, zu vierzig Prozent bereits durch Abwässer und Industrieabfälle vergifteten *mare nostrum* den Todesstoß versetzen wird. Aber alle offiziellen Stellen und Techniker rufen einmütig: „Ein Schiffbruch? Unmöglich!"

In ihrem ausgezeichneten Buch „*Vous n'allez pas avaler ça!*" hat Fanny Deschamps jedoch gewissenhaft die letzten „Unfälle" aufgezählt:

- *Bretagne:* die *Gironde* rammt ein israelisches Frachtschiff: fünf Quadratkilometer Ölpest.
- *Sardinien: Univers patriote* geht auf Grund: zweihundertzwanzig Quadratkilometer Ölpest.
- *Norwegen:* Explosion des Tankers *King Haakon.*
- *Pas-de-Calais:* Schiffbruch der *Hamilton Trade.*
- *Pas-de-Calais: Pacific Glory* gerammt: zweihundert Quadratkilometer Ölpest.
- *Florida:* zwei aufgerissene Tanker: vierhundert Quadratkilometer Ölpest.
- *Golf von Mocambique:* Explosion des Supertankers *Matra:* riesige schwarze Ölschicht.

Und heute spricht man bereits von Supertankern mit einer Million Bruttoregistertonnen! . . .

Morgen werden es die Ölbohrungen am Meeresgrund sein, die *off shore*-Versuche, *mathematisch* unvermeidbare „Unfälle" und ständig wiederkehrende Ölschichten, die den Meeresgrund verpesten und die letzten überlebenden Arten von Wasservögeln auslöschen und die dünne Planktonschicht, die das Meeresleben ermöglicht, vernichten werden.

Schon jetzt kann man sicher sein, daß der großartige Komplex von Fos, „Symbol der französischen Industrialisierung" (Industriezone, deren Fläche anderthalbmal so groß ist wie die zwanzig Pariser Arrondissements zusammen), eine große Gefahr für die Camargue darstellen wird, dieses letzte Reservat und absolut letzte Biotop bedrohter Tiergattungen (hier soll noch einmal an die rosafarbenen Flamingos erinnert werden!), und eines Tages im Großen vollenden wird, was die Fabrik von Scarlino im Kleinen bereits tut: das Mittelmeer töten, nachdem die Küste und ein Teil des Hinterlandes bereits tatsächlich zerstört sind.

„Lange Zeit" – erinnert sich mein Vater mit Wehmut – „bestand zwischen Natur und Mensch ein wunderbarer und tiefer Pakt, ähnlich dem zwischen Mutter und Kind. Wenn auch als ‚entartetes Tier', wie Vercors so schön definiert, so hat der Mensch demnach Jahrtausende in Einklang mit der alten Mutter Erde gelebt. Er verstand es, ihren Rat zu vernehmen, ihre Geheimnisse zu erforschen, sich ihrem Rhythmus anzupassen und von ihrer Weisheit zu profitieren. Jahrtausendelang, vom Anbeginn aller Zeiten, hat er in ihr und von ihr gelebt, er respektierte sie, hatte Ehrfurcht vor ihr und weihte ihr einen besonderen Kult. Sie war Ernährerin und Beschützerin zugleich, die Göttliche und zugleich Ewige. Der erste Bauer des Neolithikums brachte seine Ernte ein und führte seine Herden auf die Weide, nachdem er Gaïa, der alten Mutter Erde mit dem fruchtbaren Leib, seine Huldigung dargebracht hatte. Auch ein Landbewohner des Mittelalters sah in Land, Wald und Fluß sowie dem ewigen Wechsel der Jahreszeiten noch das Werk des Schöpfers und huldigte seiner Macht und seinem Ruhm mit Brot und Wein. Dann aber wurde der abendländische Mensch wahnwitzig – er wurde zu einem räsonnierenden Narren. Eines schönen Tages erklärte er sich zum Herrn über eine Welt von Untermenschen, die es zu erobern und zu zerstören galt. Er schuf sich eine Ideologie, eine insulare Einheit in einer seiner eigenen Natur fremden Natur. Und dieser wahnwitzige Mensch erklärte sich zum König der Schöpfung und beschloß in einem Anfall von heiligem Wahn, die Natur zu besiegen."

Diese kriegerische und törichte Ideologie war in Wirklichkeit Selbstmord. Indem er die Natur unterjocht, löscht sich der Mensch selbst aus. Der Versuch, die Natur zu beherrschen – die Natur, das Fundament abendländischen Gedankengutes und Antriebskraft zur Industrialisierung –, trägt den Keim der Selbstzerstörung in sich.

Der Mensch, der sich zum Sieger über die Natur aufschwingt, ist dem Tod geweiht. Dieser Sieger über sterbende Wälder, über verseuchte Flüsse, über ölverpestete und entvölkerte Meere, über abgeholzte Berge und vergiftete Grundwasser, über ausgelöschte Tierarten, dieser törichte Siegermensch wird eines Tages über das Schweigen der großen Wüsten herrschen, wenn unsere Gesellschaft nichts unternimmt, ihn daran zu hindern. So lautet die Vorhersage von Maurice Mességué.

Denn es ist eine Tatsache, daß die Wüsten wandern. Und je weiter der Mensch vordringt, desto größer werdende Wüsten hinterläßt er. Der Raubbau in der Landwirtschaft ist so weit fortgeschritten, daß er schon jetzt nicht mehr gutzumachen ist.

Vergangenen Herbst erhielt mein Vater einen Brief von einem seiner brasilianischen Freunde, in dem er die enormen Anstrengungen der Regierung von Brasilia zur Erschließung des Amazonasgebietes erwähnte. Er warnte vor dieser tödlichen Gefahr und erhoffte sich ein Einschreiten der europäischen Gelehrten und die Hilfe des „Meisters der Pflanzen":

„Sie, Maurice Mességué, der Sie als einer der ersten vor Umweltverschmutzung warnten und maßgebliche Schritte zur Rettung der Natur unternommen haben, können uns Ihre Unterstützung in einer Kampagne eigentlich nicht verweigern, die sich zum Ziel gesetzt hat, in den kommenden Jahren das durch Abholzen der Amazonas-Wälder und der Umwandlung von Waldland in Weideland bedrohte ökologische Gleichgewicht der Welt zu schützen."

Unser Korrespondent stützte sich auf einen äußerst pessimistischen Bericht von Joaquim de Carvalho, Generalsekretär des brasilianischen Instituts für Wald- und Forstwirtschaft, der „die Behauptung, eine Weide produziere ebensoviel Sauerstoff wie ein Wald, für kühn" hält; er erinnerte an eine Studie von Jean Dubois, eines Fachmannes für Waldwirtschaft, der im Auftrag der F. A. O. beobachten konnte, „daß gewisse, in der Nähe von Wasserläufen gelegene Zonen nach Abholzen des Baumbestandes völlig verwüsteten". Das stimmt auch mit der beängstigenden Feststellung der Wissenschaftler überein, daß der Dschungel auf gerodetem Boden nicht nachwächst.

Weit haben wir es gebracht!

Dabei sollte man nicht vergessen, daß das Stromsystem des Amazonasgebietes mehr als ein Viertel des auf der Erdoberfläche verfügbaren Süßwassers liefert.

Zwischen 1882 und 1952 wurden 15 Prozent des Ackerlandes für eine regelmäßige Nutzung ungeeignet. 38,5 Prozent (gegenüber 9 Prozent im Jahre 1882) büßten die Hälfte ihres Humus ein. Innerhalb der letzten 70 Jahre ist die Fläche an Wüstengebieten und Ödland auf 1,5 Milliarden Hektar gestiegen, mehr als ein Drittel (36,8 Prozent) der Wälder sind seit 1882 zerstört worden. Ein sehr gutes Beispiel für die Vernichtung der Natur durch den Menschen ist die Geschichte vom Holzbestand der Bretagne.

Die Waldgebiete der Bretagne sind seit Urväterzeiten mit dichtem Unterholz und Buschwerk durchwachsen. „Dieses Buschwerk! Welch ein Verlust an Ackerland!" schrien die mächtigen Technokraten, allesamt Anhänger der Flurbereinigung, und verfügten, das tausendjahrealte Unterholz ausschneiden zu lassen.

Nachdem die Planierraupen den Waldboden vom Unterholz befreit hatten, kam der erste Regen und schwemmte die gute alte Ackererde, die früher vom Unterholz befestigt wurde, davon. Und auch die gar nicht technokratisch geschulten Kühe, die seit eh und je, im Sommer wie im Winter, im Schatten und Schutz dieses Unterholzes geweidet und gelagert hatten, weigerten sich nunmehr, auf diesen entstellten Feldern zu bleiben und nahmen Reißaus.

Und plötzlich erkannte man, was Hunderte Generationen

von Bauern schon immer gewußt hatten, „daß dieses Unterholz und Buschwerk eine regulierende Wirkung auf die hydraulischen, klimatischen und biologischen Faktoren hat, die das Leben des Bodens, der Pflanzen und der Tiere steuern; daß sie bei starkem Regen Auffangbecken bilden; daß sie das Wasser speichern und es bei Bedarf der Erde zurückgeben; daß ihre Wurzel- und Stammschleusen den Boden festhalten; kurzum: daß sie für die Gesamtheit der Landwirtschaft lebensnotwendig sind".

Das gleiche Abenteuer spielt sich im weitaus größeren Maßstab im Niltal ab, wo der Assuan-Staudamm mit seinem riesigen Stausee unvorhergesehene und tiefgreifende ökologische und geologische Veränderungen verursacht. Die vor dem Nil-Delta beheimateten Sardinen sind verschwunden, und das seit Jahrtausenden fruchtbare Meer hat durch den ständig steigenden Salzgehalt viel von seinen früher reichlich vorhandenen Nährstoffen eingebüßt.

Das sind einige der Leitgedanken, die mein Vater zu entwickeln pflegt, einige seiner Beispiele, um die uns drohende Gefahr vor Augen zu führen. Der die Natur massakrierende Mensch hat ihn schon viel früher aufgeregt, lange bevor die Folgen der menschlichen Wahnsinnstaten so deutlich erkennbar wurden – tote Flüsse, übersät mit Tonnen verendeter Fische, Felder und Wälder ohne Vögel, etc.

Nach dem Krieg war mein Vater einer der ersten in Frankreich, der die Katastrophe voraussah. Dafür gibt es eine recht simple Erklärung:

Maurice Mességué ist mit Leib und Seele Bauer geblieben. Er war in dieser Natur, die er liebt und kennt, aufgewachsen. Mit ihr lebte er in geheimem Einverständnis, bedingt durch seine Kenntnis der Pflanzen, und auch sein Respekt vor dem Leben in all seinen Erscheinungsformen läßt sich damit begründen. Er liebt die Bäume, die Blumen und die Tiere. Er ist ein Meister der Beobachtung, und wahrscheinlich versteht er es sogar, zu ihnen zu sprechen.

Von seinem Vater Camille, „Lou Cassaïre", dem „Meister der Pflanzen", hat er einen fast animalischen Sinn für die Natur geerbt, eine Art Pantheismus, durch den er sich im Kontakt mit der Erde voll entfalten kann.

Wie Camille, so hat auch er den wahren „Sinn“ für den Boden; er versteht es, Zeichen und Spuren in Wald und Heide zu deuten. Die Natur ist für ihn ein offenes Buch, in dem sich die einzige wahre Wissenschaft und die einzige wahre Weisheit findet. Was gäbe ich nicht alles darum, so wie er darin lesen zu können!

Die Auswirkungen der Umweltvergiftung, dieser „Hexe“, hat er in seiner kleinen Heimatprovinz, dem Gers, feststellen können. „Heute“ – so schreibt er – „gibt es auf den Feldern und in den Hecken keine Hasen und keine Vögel mehr. Aber auch viele andere Arten sind verschwunden. Die Arche Noah ist verwaist, und der Mensch vereinsamt mehr und mehr.“

Auch die Symptome des Übels entdeckt er in seiner Heimat: die leeren Bienenkörbe, die zu Tausenden von Phosphorinsektiziden getöteten Bienen, die Sümpfe, in denen keine Frösche mehr quaken, die vom DDT sterilisierten Waldschnepfen und Rotkehlchen, die mit Insektenschutzmitteln gespritzten Gemüse, die von Fungiziden verdorbenen Pflaumen, die eine ganze Touristenfamilie vergiften, der befreundete Obstbaumzüchter, dessen Hände von Ekzemen übersät sind, seit er das Arsenal chemischer Produkte in die Finger bekommen hat; die Fasanen in seinem Jagdgebiet, die sich von Kartoffelkäfern ernährt hatten, die ihrerseits „behandelte“ Kartoffelblätter abgefressen hatten . . . Die Kornfelder ohne Kornblumen und Mohn, aber voll von Fuchsschwanz und Windhafer; die abgestorbenen Quellen, die mit Hormonen vollgestopften leukämiekranken Kälber, die verstörten und halbirren Hähnchen, in grauenvollen Zuchtfabriken zum Wachsen „gezwungen“ . . .

Auch in den Nahrungsmitteln ist eine erschreckend große Zahl von chemischen Stoffen enthalten, die gerade noch zulässig sind: Farb- und Gelierstoffe, oxydationshemmende Mittel, Reifemittel (bei Obst), Säuren und Alkalisalze in Sprudelwässer und Marmeladen, und die überall zu findenden synthetischen Duftstoffe.

Aber auch der Wein – das antike Blut des Dionysos – wächst nicht mehr so, wie Baudelaire es besang:

Unter seinem Glasgefängnis und seinem purpurnen Wachs
ein Lied des Lichts und der Brüderlichkeit

sondern „angereichert" mit Kalziumsulfat, reiner kristallisierter Salpetersäure, Natriummonosulfat, Kaliumdisulfit, Schwefelanhydrid, Sorbinsäure und aktiver Kohle, wodurch er zu einem schauerlichen Gemisch wird, das eher einer Locusta, der berühmten Giftmischerin, als unseren Weinbauern würdig ist.

Überall sah mein Vater die Krallen der „Hexe" um sich greifen; sie hieb sie in den Boden, in die Pflanzen, die Gewässer, ins Fleisch der Tiere und in die Knochen der Menschen, da man DDT-Ablagerungen selbst bei Eskimos entdeckt hat und in unserem Körper fünf Milligramm chlorierter Kohlenwasserstoffe auf ein Kilo Fett kommen.

Ich zitiere ein Informationsblatt des Landwirtschaftsministeriums, dessen Glaubwürdigkeit nicht anzuzweifeln ist und das sich vor kurzem mit den „schleichenden Giften" auseinandersetzte, deren verhängnisvolle Auswirkungen mein Vater in seinen beiden Büchern aufgedeckt hat:

Als Beispiel für die Ausbreitung in der Meereswelt soll das DDT dienen, das in pulverisierter Form vom Regenwasser aus den Feldern gespült wird und in einer Konzentration von 0,000 003millionstel Teilchen (m. T.) ins Meer gelangt. Das Zooplankton absorbiert es und erhöht diesen Anteil auf 0,04m. T., die Sardinen ihrerseits weiter auf 0,5m. T., die fleischfressenden Fische dann auf 2m. T. und die sich von den Fischen ernährenden Kormorane auf 25m. T.

Das DDT und zahlreiche andere organo-chlorierte Pestizide wie Duldrin, Aldrin, Chlordon u. a. lösen sich in Wasser nicht auf; sie setzen sich in Fettgeweben ab. So kann das DDT auf die Dauer noch nicht erkannte Nebenwirkungen haben, wenn auch allerorts Anstrengungen zur Erforschung dieser Begleiterscheinungen unternommen werden.

Die Insektenschutzmittel haben, wie man weiß – und das konnte man sogar bei uns auf dem Land feststellen! –, zunächst einmal die Insekten ausgerottet, aber in ihrer Folge auch die fleischfressenden Vögel vernichtet. Die latente Gefahr ist um so größer, da laufend weitere Insektizide und Herbizide versprüht werden, die zu neuen Zusammensetzungen führen, deren Auswirkungen man jedoch noch nicht abschätzen kann.

Nicht zu vergessen ist ferner der Bericht in der amerikanischen Zeitschrift *Science* über die Wirkung von Entlaubungsmitteln, die nach intensiver Absorbierung grauenvolle Mißbildungen herbeiführen können, und zwar sowohl bei Tieren als auch bei Menschen, da sie offenbar die Entwicklung des Embryos beeinflussen.

Daher ist mein Vater, bei dem Gedanke und Tat eins sind, mit seiner bekannten Energie und Dynamik darangegangen, mit seinen eigenen Waffen und auf seinem eigenen Boden der „Hexe“ den Garaus zu machen.

Seine Waffen waren wieder einmal seine Kenntnis der Pflanzen und der naturreinen Produkte wie auch seine offizielle Stellung als Bürgermeister. Sein Boden war das Rathaus von Fleurance und seine Heimatprovinz, die Gascogne.

Durch seine Hände ging das Rundschreiben der „Liga zum Schutz der Natur“, das alle Bürgermeister aufforderte, einen Erlaß zu veröffentlichen: Die landwirtschaftlichen Betriebe sollten sich im voraus mit den Stadtverwaltungen über den Gebrauch von Schädlingsbekämpfungsmitteln einigen, um wenigstens die Dosis nicht zu überschreiten und die elementarsten Vorsichtsmaßnahmen nicht außer acht zu lassen.

Er hat ferner herausgefunden, daß die Macht der Bürgermeister recht beträchtlich ist und Paragraph 81 des Kommunalverwaltungsgesetzes dem Magistrat der Stadt Vollmacht erteilt, durch Erlaß die notwendigen Maßnahmen zu ergreifen.

Daraufhin beschloß mein Vater, in seiner geliebten Stadt Fleurance zum dritten Kreuzzug aufzurufen.

Im Juni 1971 berief er den „1. Nationalkongreß zur Verteidigung der Natur“ ein, bei dem Beobachter aus Afrika, der Bundesrepublik Deutschland, Spanien, Italien, Schweiz und mehr als zweitausend Teilnehmer zugegen waren: Bauern, Professoren, Ärzte, Stadtverordnete, Politiker, Industrielle, Studenten und Journalisten. Zweitausend, die verhüten wollen, daß die Erde zu einem zweiten Mond wird! Das Thema des Kongresses lautete: „Die Umweltverseuchung in der Nahrungsmittelindustrie.“ Mein Vater begann seinen Eröffnungsvortrag mit dem großartigen Satz von Chateaubriand: „Die

Wälder bestanden vor den Völkern, und die Wüsten folgen ihnen nach."

Dieser Kongreß diente, wie Professor Groslière von der Universität für Sozialwissenschaften in Toulouse feststellte, nicht nur „dem intensiven Meinungsaustausch, sondern war eine Kampfversammlung, die den Anwesenden die durch verseuchte Nahrungsmittel hervorgerufenen Gefahren vor Augen führte".

Madame E. J. Baylet, Chefredakteurin der *Dépêche du Midi* und Bürgermeisterin von Valence-d'Agen, die seit vielen Jahren einen einsamen Kampf gegen die Umweltverschmutzung führt, zeigte auf, wie sehr sich das Übel hinter den Gesetzestexten verschanzt:

„Es gibt Gesetze gegen den Mißbrauch der Nahrungsmittelchemie, aber sie werden mit viel zu großer Toleranz interpretiert. So kann man z. B. Erdnußöl verkaufen, auch wenn es in Wirklichkeit nur 25% Erdnußöl enthält. Unter dem Decknamen ‚Hähnchen vom Bauernhof' werden Hähnchen zum Verkauf angeboten, die nur zwei Wochen lang frei herumliefen und mit Getreidekörnern gefüttert wurden. Wenn wir solchen Betrug weiterhin dulden und uns nicht mit dem Grundproblem auseinandersetzen, werden wir keinen Schritt weiterkommen. Die Hausfrau muß vom Etikett ablesen können, was sie kauft, und gleichzeitig muß sie auch eine Garantie dafür in Händen haben."

Der einstimmig vom Kongreß angenommene Schlußantrag forderte:

1. daß alle Verbände zur Verteidigung der Natur in die Lage versetzt werden, sich als Kläger zu konstituieren, um ihre Ziele zu verteidigen;
2. daß alle als Nahrungsmittel anzusehenden Produkte, einschließlich Fleischwaren, Angaben über Herkunft, Zusammensetzung und eventuell Herstellungsweise aufweisen müssen; die Etiketten müssen außerdem in verständlicher Sprache abgefaßt sein,
3. daß alle Verkaufsgruppen naturreiner Nahrungsmittel von den Regierungen zu unterstützen sind, ohne daß von ihnen eine Massenproduktion verlangt wird;

4. daß die bestehenden Verordnungen strenger eingehalten und weiter ausgebaut werden;
5. daß wissenschaftliche Studien und Untersuchungen (auf dem Gebiet der Nahrungsmittelindustrie betrifft dies vor allem die Giftstoffe) beschleunigt durchgeführt und ihre Ergebnisse der Öffentlichkeit zur besseren Information der Verbraucher in größerem Maße bekanntgegeben werden.

Meist nimmt man den Kampf *gegen* eine Sache auf, man kann es aber auch *für* eine Sache tun.

Mein Vater zog zunächst *gegen* die Umweltverschmutzung zu Feld. Der Kongreß von Fleurance hatte sich zum Ziel gesetzt, die Auswüchse des „Expansionsteufels" anzuprangern, der ständig mehr produziert, damit mehr verbraucht wird. Er hatte ferner zum Ziel, die unsinnige Vergeudung von Bodenschätzen und die Vergiftung der Erde durch die Umweltverschmutzung deutlich vor Augen zu führen.

Es wäre unser aller vornehmlichste Aufgabe, dem Mord an Wäldern und Flüssen, an Fauna und Flora Einhalt zu gebieten und das wahnwitzige Wettrennen mit der Technologie abzubrechen, weil es nur dazu führt, „daß wir nicht mehr wissen, wohin wir eigentlich gehen, aber auf alle Fälle sehr schnell dorthin gelangen", wie ein Wissenschaftler so treffend bemerkte.

Es ist unsere Pflicht, das Klischee des „leeren Menschen mit den vollen Händen" zu erschüttern. An allen Fronten muß der Kampf gegen die Umweltverschmutzer, die Erdölverpester, die Land-, Meer-, Tier-, Pflanzen- und Kindervergifter aufgenommen werden.

Gleichzeitig muß man aber *für* das Leben kämpfen, für die große Versöhnung zwischen Mensch und Natur.

Es ist höchste Zeit, nicht nur den so gefährlichen Mißbrauch mit Insektiziden zu untersagen, sondern auch mit allen Mitteln zu versuchen, das wunderbare Gleichgewicht wiederherzustellen, dessen eminente Wirksamkeit gar nicht oft genug betont werden kann. Dieses Gleichgewicht kann man durch den biologischen Kampf erreichen, indem man sich endlich wieder auf die Rolle besinnt, die Pilze, Bakterien, andere insektenfressende Insekten wie der reizende Marienkäfer und insektenfressende Vögel in der Erhaltung der Natur spielen, alle jene „kostbaren und wichtigen Verbündeten im Kampf gegen die Raubinsekten, wobei die Integrität des ökologischen Systems bewahrt bleibt".

„Man soll nicht das Unglück der Menschen beklagen", schreibt mein Vater, „sondern vielmehr auf ihre Möglichkeiten, glücklich zu sein, hinweisen. Vermeiden wir also jede Schwarzmalerei, diese heute so weit verbreitete Krankheit.

Wir müssen uns eingestehen, daß wir einen falschen Weg eingeschlagen haben, wir alle. Nun müssen wir mit aller Kraft das Steuer herumreißen."

Es ist verblüffend, festzustellen, daß bereits zwanzig Jahre vor dem F. A. O.-Bericht, der Sicca Mansholt wie ein Blitz aus heiterem Himmel traf, mein Vater auf seine Art (denn er ist weder Wirtschaftswissenschaftler noch Soziologe) die großen fundamentalen Probleme des post-industriellen Zeitalters vorhergesehen hat.

Der Bericht des M. I. T. formuliert folgende Empfehlungen:

1. Stop des Industriewachstums ab 1975, wobei die Industrie sich darauf zu beschränken habe, die bereits bestehenden Produktionskapazitäten zu ersetzen (was schöpferische Neuerungen nicht ausschließt);
2. Radikale Modifizierung der Techniken, um eine maximale Verwendungsdauer der Produkte zu gewährleisten;
3. Kampf gegen die Umweltverschmutzung, Rückgewinnung und Wiedereingliederung der schon einmal verwendeten Materialen;
4. Vorrang der Landwirtschaft, der Konservierung und der biologischen Anreicherung des Bodens;
5. Schaffung halb-maschineller ländlicher Industriebetriebe;
6. Schaffung von ausgewogenen agro-industriellen Gemeinden als einziges Mittel, um dem Boden die organischen Abfälle der Städte ohne hohe Transportkosten zurückzugeben.

Als er im Februar 1971 zum Bürgermeister gewählt worden war, begann mein Vater mit der Einführung kleinerer Industriebetriebe und setzte sich gleichzeitig für die Herstellung und den

Vertrieb naturreiner Nahrungsmittel ein. Es war sein Ziel, aus Fleurance *die* Stadt und aus dem Gers *das* Departement naturreiner Produkte zu machen.

„Im übrigen hat das ganze Departement Gers mit dem Tempo der industriellen Revolution nicht ganz mithalten können, es hat sich nicht rechtzeitig für die Bohrung des Pyrenäen-Kanals und den Ausbau des lokalen Eisenbahnnetzes eingesetzt und ist auf diese Weise zu einem der ärmsten Departements Frankreichs geworden.

Aber meine Mitbürger besitzen einen sehr seltenen Schatz: sie haben sich den Sinn für Glück bewahrt. Man braucht nur ein wenig an der Oberfläche zu kratzen, um sehr bald auf das von den Vätern ererbte Wissen zu stoßen."

Bisher hatten sie nur in ihren eigenen Haushalten naturreine Nahrungsmittel verwendet. Für den Verkauf zogen sie Kälber und Geflügel mit chemischen Futtermitteln auf, aßen selber jedoch nur mit Körnerfutter aufgezogene Hühner, mit natürlichen Abfällen gemästete Schweine und mit Muttermilch ernährte Kälber.

Hartnäckig und leidenschaftlich setzte mein Vater nun an diesem Punkt an. Seine Kenntnis der Bauernseele half ihm dabei. Reihum besuchte er Metzger und Bauern und überredete die einen, nur mit natürlichen Futtermitteln gemästete Tiere zu kaufen und zu vertreiben; die anderen, Kälber nur mit Muttermilch aufzuziehen und Schweine ohne Beigabe chemischer Futtermittel zu mästen.

Die Großschlächter ließ er Erklärungen unterschreiben, in denen diese sich ehrenwörtlich verpflichteten, nur noch Fleisch von naturgemästeten Tieren zu verkaufen. Auch von den Züchtern forderte er derartige Bescheinigungen.

Anschließend kamen die Gemüsezüchter an die Reihe, die nur noch naturreines Gemüse verkaufen durften. Dann unternehm er dieselben Anstrengungen bei den Hotelbesitzern, bis auf den Speisekarten nur noch Speisen aus naturreinen Nahrungsmitteln aufgeführt waren.

So wurden Hühner, Gänse, Enten, Hasen, Gemüse und Wein aus Fleurance bald zum Synonym für „naturreine Nahrungsmittel".

Und als auch noch Louis Gilles, der Direktor des städtischen

Supermarktes, sich bereit erklärte, nur noch Nahrungsmittel ohne chemische Zusätze anzubieten, fiel der Test absolut positiv aus. Er verkaufte Konserven, Milch, Zichorie, Geflügel, Gemüse und Obst lediglich von Lieferanten, die einen Garantieschein zu unterschreiben bereit waren. In wenigen Wochen vervielfachte sich sein Umsatz, und sein Handel mit naturreinen Produkten nahm einen unerwarteten Aufschwung.

Eines Tages fand mein Vater auf seinem Schreibtisch im Rathaus von Fleurance folgendes Schreiben vor:

GILLES Supermarkt
LE SUPER
32-FLEURANCE

Sehr geehrter Herr Bürgermeister,

ich habe das Monatsende abgewartet, um meine Umsatzbilanz des Sommers 1972 zu ziehen, und möchte Ihnen nunmehr meinen Dank aussprechen für alles, was sie für den Fremdenverkehr von Fleurance getan haben.

Eines ist sicher: wenn der SUPER eine so spektakuläre Umsatzsteigerung zu verzeichnen hat (mehr als 60 Prozent: Juli/August 1971, 80 Millionen alte Franc; Juli/August 1972, 130 Millionen alte Franc), dann gilt ähnliches sicher für den gesamten Lokalmarkt, der genauso von Ihren enormen Anstrengungen profitiert hat, die Sie unternommen haben, um Fleurance und seine Produkte über die Departement-Grenzen hinaus bekannt zu machen.

Aus diesem Grunde ist es mir ein echtes Bedürfnis – obwohl ich Ihnen bereits mündlich gedankt habe –, Ihnen nochmals auf diesem Wege meine Dankbarkeit für Ihre Tat auszusprechen, in der Hoffnung, daß alle von Dank erfüllten Bewohner von Fleurance es ebenso halten werden.

Mit vorzüglicher Hochachtung . . .

Nachdem mein Vater diesen reizenden Brief gelesen hatte, der ihm die Bestätigung all seiner Bemühungen zu sein schien, bemerkte er nur lakonisch: „Es wird alles noch besser werden, sobald die nächste Tour de France unsere Stadt, vor allem unter Millionen von Sportlern, noch bekannter gemacht haben wird. Und wir müssen heute schon Maßnahmen treffen, damit wir nicht plötzlich ohne Vorrat dastehen."

Übrigens ist bereits der Bau eines erstklassigen großen Hotels geplant, um die immer zahlreicher werdenden Touristen aufzunehmen. Dieses Hotel wird in bemerkenswerter Weise zur Expansion des Städtchens, an das mein Vater sein Herz gehängt hat, beitragen.

1971 war von Jean-Jacques Castel und elf anderen Fleurantinern eine Verteilerkette *La Maison de Fleurance* gegründet worden. Inzwischen hat *La Maison de Fleurance* mit Hunderten von Geschäften in Frankreich und im Ausland Verträge unterzeichnet. Ihr größtes Problem liegt derzeit noch in der Versorgung mit naturreinen Erzeugnissen.

Aber allmählich begreifen die Landwirte aus dem Gers, daß ihre große Chance in den giftfreien Gemüsen und Früchten, hormonfreien Hühnern und Kälbern und in den naturreinen Weinen liegt, wie sie schon ihre Väter tranken.

Mein Vater hat es geschrieben und mit seiner südländischen Eloquenz proklamiert:

„Unser Departement Gers wird die Lunge Frankreichs sein, da die Luft dort so wenig verpestet ist, es wird der Ziergarten sein, in dem man sich die Zeit nimmt, die Blumen wachsen zu sehen, aber es wird auch Frankreichs Gemüsegarten und Schatzkammer sein.

Ich glaube, daß es höchste Zeit ist, überall in der Welt ‚Qualitätszentren' zu schaffen, weil sie dem Menschen in seinem rasanten Wettlauf um den Fortschritt die Möglichkeit bieten, wieder zu Atem zu kommen. Wie man in Ballungszentren Grünflächen und öffentliche Gärten ausspart, um den Menschen zu Atem kommen zu lassen, so müßte jedes Land sich Nationalparks, Tierreservate und vor allem Bauerngüter wie in der guten alten Zeit bewahren.

Diese zu Unrecht ‚arm' genannten Gegenden halte ich für reich, reicher als die Industriegebiete, da sie dem Menschen etwas geben, was sich nicht messen läßt, nämlich Glück."*

* Die Natur hat immer recht, Verlag Molden, Wien, S. 63.

Die Gebiete rund um Fleurance und manche ihrer Bewohner haben die Botschaft meines Vaters bereits so gut verstanden, daß sie den Kampf zum Schutz ihrer Zukunft aufgenommen haben. Im Frühling und Sommer 1972 wurden die ersten Prozesse gegen die Umweltverseucher dieser Departements im Südwesten Frankreichs geführt. Nachdem ein Landwirt ein stark verdünntes Insektizid auf seine Felder geschüttet und dadurch den Fluß verseucht und alle Fische umgebracht hatte, wurde Anklage gegen ihn erhoben. Während des Prozesses hielt der Präsident der Fischereiverbände des Departements, der als Kläger auftrat, eine zündende Anklagerede: „Die Situation unserer Gewässer wird immer schlimmer, wir alle haben unter den katastrophalen Auswirkungen zu leiden. Unsere Bäche und Flüsse sind auf dem besten Wege, zu Abwässerkanälen unter freiem Himmel zu werden."

Wenige Tage später verurteilte das Landgericht Cahors einen Industriellen; die Rückstände seiner Molkerei hatten auf mehr als sieben Kilometer Länge einen Bach verseucht und Flora und Fauna zerstört.

Diese Beispiele könnte man endlos fortsetzen, was mein Vater auch für gewöhnlich tut. Als kürzlich die „Affäre Hormonkälber" bei den Landwirten von Périgord-Agenais und Gascogne einigen Staub aufwirbelte, ergriff er heftig Partei in der Debatte um den unkontrollierten Verkauf von östrogenhaltigen Produkten an Rinderzüchter, die Mastfabriken betreiben.

„Vergessen wir doch nicht", sagte mein Vater, „daß die Angestellten einer Hühnermastfabrik Feminisierungssymptome bemerkt hatten und daß man den künstlichen Östrogenen inzwischen den Vorwurf machen muß, mehr oder weniger krebsfördernd zu sein, was meiner Kenntnis nach allerdings noch nicht bewiesen ist."

Warum verwenden die Rinderzüchter aus Agen, die zu den ersten Lieferanten Frankreichs gehören, Produkte, deren Wirkung noch nicht hundertprozentig geklärt ist? Einzig und allein deshalb, um das Wachstum der Tiere beträchtlich zu fördern, die mit dieser Behandlung wesentlich raschere Gewichtszunahmen zu verzeichnen haben als durch natürliche Aufzucht, d. h. mit Muttermilch.

Mein Vater und ich kennen einige dieser Züchter sehr gut. Es sind anständige Kerle, die in Geschäftsbeziehungen sich völlig loyal verhalten und auf deren Wort oder Händedruck man auf den Viehmärkten der Umgebung blind vertraut; sie waren auch die ersten, die über die gegen sie vorgebrachten Anschuldigungen erstaunt oder sogar entrüstet waren. Sie hätten es sich bestimmt niemals träumen lassen, daß die ihren Kälbern eingespritzten Hormone vom tierischen Gewebe nicht völlig assimiliert werden; darin besteht nämlich die direkte Gefahr für den Verbraucher, was in einigen Ländern zu einem Verbot dieser Art Aufzucht geführt hat.

„Was skandalös ist", antwortete mein Vater einem Journalisten auf eine diesbezügliche Frage, „was im höchsten Grade skandalös ist und aufgedeckt werden muß, ganz abgesehen von der schlechten Qualität des so erzielten Fleisches, ist die Tatsache, daß die Vertreter ihre gefährliche Ware auf dem Land direkt verkaufen, wodurch sie die Gesetze umgehen; ich selbst habe vor einem Jahr Professor Lescure, einen hervorragenden Veterinär, nach Fleurance geholt, damit er die Gefährlichkeit dieser Östrogene aufzeigt; seine Argumentationsweise und die Überzeugungskraft seiner Worte haben die Zuhörer tief beeindruckt, und seit damals haben wir in Fleurance einen bemerkenswerten Umschwung in der Kälberaufzucht zu verzeichnen.

Die Landwirte, die unsere Warnungen und Vorschläge beherzigt haben und die Qualität des mit Muttermilch aufgezogenen Kalbes gegen das industriell gemästetete Kalb ausspielten, haben ein glänzendes Geschäft gemacht; ich kenne zum Beispiel einen Großschlächter, der sich entschloß, nur noch ‚Naturkälber' zu vertreiben und der damit seine Umsatzsteigerung verfünffachen konnte.

Als Bürgermeister von Fleurance habe ich streng untersagt, daß der Schulkantine Fleisch geliefert wird, ohne daß diese Lieferanten eine schriftliche Erklärung abgeben, daß das Tier keine künstlichen Futtermittel oder Hormonspritzen bekommen hat; in Abständen lasse ich außerdem noch Veterinärkontrollen durchführen.

Gegen diese gefährlichen Praktiken muß man einfach angehen. Gewiß müssen die Erträge der Landwirte erhalten werden, aber ich wiederhole noch einmal: sie können ihren Lebensunterhalt weitaus besser verdienen, wenn sie sich ausschließlich der Produktion von Qualitätsware widmen. Dafür bezahlt man jeden Preis."

Ein tragischer Vorfall im vorigen Sommer hat meinen Vater zutiefst getroffen und seine Warnungen in trauriger Weise illustriert: es geht dabei auch um den dramatischen Gewissenskonflikt und die Skrupel, die man im Hinblick auf den Verbraucher bei der Verwendung der Pestizide haben muß.

„Monsieur Tilman war nicht irgendein x-beliebiger Landwirt", erzählt Maurice Mességué, „und wegen Unfähigkeit hätte man diesem ehemaligen Veterinär von Villeneuve-Saint-Georges wirklich keinen Prozeß machen können. Intelligent und ehrlich wie er war, wurde er in der Gegend um Toulouse bald als Obstzüchter geschätzt. Eines Morgens nun bemerkte Tilman, daß seine erst kürzlich mit Pestiziden behandelten Pfirsiche über Nacht gestohlen worden waren. Wenn diese Früchte ungewaschen verzehrt werden, stellen sie eine ernste Gefahr dar; daher ließ Tilman unverzüglich über Radio und Presse eine Warnung an die Diebe ergehen. Die Stunden verrannen und wurden immer unerträglicher für diesen gewissenhaften Mann. Am Freitag, dem 1. September um 9 Uhr morgens konnte er den Gedanken nicht mehr länger ertragen, für eine mögliche Vergiftung verantwortlich zu sein. So setzte er seinem Leben ein Ende, indem er sich eine Kugel durch den Kopf jagte."

Mein Vater, dem dieser Selbstmord und seine tieferen Gründe sehr nahegingen, meinte, Tilman habe unter dem Trauma der Morhange-Puder-Affäre gelitten, dessen schreckliche Auswirkungen damals gerade aufgedeckt wurden, „aber man wird nicht leugnen können, daß diese Verzweiflungstat eines Ehrenmannes ein feierlicher Appell an uns alle sein soll, die wir nur zu oft leichtfertig mit unserer Gesundheit umgehen". Und dafür lohnt sich ein Kreuzzug!

4

Die zwei Feinde meines Vaters

Fleurance ist eine sehr alte kleine Stadt, deren Chronik sich in der Geschichte wie ein Bach in einem Fluß verliert. Es ist eine Chronik ohne aufregende Höhepunkte, aber voll von Elend, Hungersnöten, Krieg, Plünderungen und Epidemien, all dieser Narben, die die Geschichte hinterläßt und die die Zeit in das Antlitz der Kleinstädte eingräbt.

Fleurance hat es verstanden, seinen ererbten Charme zu bewahren, dieses langsame Erwachen und Einschlafen, diese unveränderten Riten, welche die Menschen in den zwei Cafés an den beiden Enden des alten Platzes zusammenführen, in dessen Mitte die Bastille aus dem 13. Jahrhundert steht, diese Dorfstreitereien und Sonntagsschwätzchen nach einem Rugby- oder Fußballspiel, diese idyllischen Markttage und fröhlichen Volksfeste.

In dem noch unerschütterten Gesellschaftsgefüge dieses Städtchens, das noch im Rhythmus des vorigen Jahrhunderts lebt, fühlt sich mein Vater wie ein Fisch im Wasser. Mit 70 Prozent Stimmenmehrheit zum Bürgermeister der Stadt seiner Kindheit gewählt zu werden, war für ihn eine der großen Freuden seines Lebens; und dabei könnte ich die Mühen, Sorgen und Opfer, die ihm seine Arbeit als Bürgermeister täglich abverlangt, leicht beweisen.

Ich, der ich in Paris geboren und aufgewachsen bin und diese mir unbekannte Gascogne viel zu spät entdeckte, um sie je wirklich zu kennen (denn man muß in einem Land geboren sein, um wirklich dazuzugehören), ich weiß, daß er mit allen Fasern seiner Seele an Fleurance, seiner Stadt, hängt. Damit Fleurance diese blühende Modellstadt seiner Vorstellung werden kann, nimmt er unglaubliche finanzielle Opfer auf sich.

Seine ganze Zeit widmet er der reibungslosen Verwaltung und der Zukunft seiner Stadt.

Wie die Dichter, so erkennt auch mein Vater in allen „Dingen des Lebens“ Zeichen, die er im Licht der Symbole und Sterne zu deuten liebt.

Er, der Mann der Pflanzen, der Sohn des bei allen beliebten Camille, zu dessen Erinnerung in jedem Zimmer in Vaters Haus eine Rose blüht, er hat in der unter dem Kaiserreich entstandenen Devise von Fleurance ein untrügliches Zeichen entdeckt: *Florentia, floruit, floret, semperque florebit* (Fleurance blühte, blüht und wird immer blühen). Somit stand also geschrieben, daß eines Tages Maurice Mességué Bürgermeister dieser den Blumengesetzen geweihten Stadt werden sollte!

Und trotzdem stieß er gerade in Fleurance auf seinen zweiten Feind. Der erste belästigt ihn schon seit dreiundzwanzig Jahren. Denn so erstaunlich es auch klingen mag: nach einem so unvergleichlichen Leben, nach zahllosen Begegnungen mit außergewöhnlichen Menschen, nach Abenteuern, Reisen, aufsehenerregenden Prozessen, nach Erfolgen und Katastrophen, nach Triumph und Trauer, besitzt mein Vater mit fünfzig Jahren nicht mehr als zwei Feinde! Das ist lächerlich wenig, aber es entspricht der Wahrheit.

Den ersten, den älteren und unverbesserlichen, laßt uns Dr. C. nennen . . .

Diese hochgewachsene, hagere und unnahbare Gestalt war im Leben meines Vaters in jener lange zurückliegenden Zeit seiner ersten Erfolge eines Tages unversehens aufgetaucht. Es war aber auch die Zeit seiner ersten Prozesse gewesen.

Dieser Dr. C . . . erschien eines Tages als Vertreter der Ärzteschaft und hielt flammende Reden gegen den Pflanzenheiler Mességué. Seit jenem Tag ruht der von einer fixen Idee besessene Dr. C . . . nicht mehr und überschwemmt medizinische Fachzeitschriften mit Artikeln und Briefen, in denen er mit fanatischer Leidenschaft „diesen Herrn Mességué“ an den Pranger stellt.

Da aber der Name meines Vaters immer bekannter und seine Erfolge immer eklatanter wurden, versank Dr. C . . . im typischen Delirium des Verfolgungswahns, das heißt, er wurde zum „Verfolger“, und begann, mit schöner Regelmäßigkeit, sein Opfer mit Telefonaten zu traktieren, wobei er morgens in aller Frühe, so etwa zwischen drei und vier Uhr, haßerfüllt in den Apparat brüllt: „Mörder! . . . Hier ist Dr. C . . .! Mörder! Mörder!“

Er verfaßt ferner auch anonyme Briefe, die er an Zeitungen, Radiostationen, Stadtverordnete, Politiker, kurzum an Gott und die Welt verschickt. Eines Tages verstieg er sich zu der tollen Behauptung, daß es sich lohnen würde, seine Briefe als klinische Referenz in ein Handbuch der Psychiatrie, unter dem Kapitel „Manische Besessenheit“, aufzunehmen.

Einen Brief schickte er an die Direktion einer großen Zeitung, um „diesen Herrn Mességué“ in folgender Weise anzuschwärzen: „Sie machen eine unverantwortliche Reklame für diese Person, die aus der Gutgläubigkeit ihrer Mitbürger Kapital schlägt und sich von den armen Betrogenen zum Bürgermeister wählen läßt; schicken Sie mir doch einmal einen Ihrer Redakteure, damit ich ihm das schändliche Leben und Treiben dieses kriminellen Scharlatans aufdecke.“

Daraufhin fand sich ein Redakteur bei dem „Rächer der Menschheit“ ein. Aber schon nach wenigen Minuten war dem intelligenten Journalisten klar, daß sein Gesprächspartner absolut nichts aufzudecken hatte, sondern vielmehr selbst eher unheimlich wirkte, mit seinem merkwürdigen Gehabe in der überaus eigentümlichen Umgebung. Dr. C. hauste nämlich in einem menschenunwürdigen Verschlag, wo aus zahlreichen vorhandenen Körben Papierabfälle quollen.

„Womit beschäftigen Sie sich, wenn Sie keine Sprechstunde halten?“ fragte der Journalist.

„Mit nichts.“

„Lesen Sie nicht?“

„Nie!“

„Gehen Sie ins Kino?“

„Nie!“

„Sitzen Sie vor dem Fernsehschirm?“

„Nie!“

„Was machen Sie denn dann?“

„Ich denke nach.“

Über eine derartige Konzentrationsfähigkeit höchst erstaunt, und begierig Näheres zu erfahren, fragte der Journalist weiter:

„Worüber denken Sie nach?"

Und sein Gastgeber, dessen trauriges Gesicht niemals ein Lächeln aufheiterte, antwortete mit seiner Leichenbittermiene langsam und feierlich:

„Ich denke über Mességué nach . . ."

Es ist völlig klar, daß dieser Mensch geistig nicht normal ist. Aber er lebt immer noch.

Der Verfolger meines Vaters, der ihm andauernd mit dem Strafgesetz drohte, hatte mehr als einmal vor Gericht zu erscheinen und zu schweren Anschuldigungen Stellung zu nehmen, die ihn zwangen, dic Stadt, in der er praktizierte, zu verlassen. Immer wieder mußte er seinen Wohnort wechseln und nach einer neuen Bleibe suchen; aber sobald er wieder irgendwo seine Zelte aufgeschlagen hatte, begann er unverzüglich, seine morgendlichen Anrufe und anonymen Briefe loszulassen.

Aber der Krug geht so lange zum Brunnen . . .

Eines Tages verschickte er vier Schreiben zuviel. Er sandte sie an die Redaktion der *Ciné-Revue*, die gerade eine Artikelserie über meinen Vater brachte. Das erste Schreiben unterzeichnete er mit Jean Lambert, der angeblich im Namen eines „Verteidigungskomitees für Opfer aussichtsloser Heilmethoden" handelte. Dort hieß es:

„Da ich mich gerade im Südwesten Frankreichs auf Urlaub befinde, habe ich meine Akte Mességué nicht zur Hand; ich werde sie Ihnen aber sofort nach meiner Rückkehr zukommen lassen, denn es ist Ihnen ja wohl nicht unbekannt, daß Sie gerichtlich belangt werden können, weil Sie Reklame machen für einen Herrn, der mehrmals verurteilt worden ist, unter anderem 1959, als er wegen Gaunerei 500.000 Franc Strafe zu zahlen hatte. Wenn Sie diese Artikelserie weiter veröffentlichen, werde ich Ihre Zeitschrift, die ich bisher wöchentlich bezog, nicht mehr kaufen."

Der zweite Brief, diesmal handschriftlich und unterzeichnet mit Virginie Gaudet, war an die gleiche Zeitschrift gerichtet. Darin hieß es:

„Sind Sie verrückt geworden, für den Heilpraktiker Mességué Reklame zu machen?

Wissen Sie denn nicht, daß Sie sich zum Komplizen eines Scharlatans machen, dem auch ich zum Opfer gefallen bin? Ich schwöre Ihnen, daß ich, falls Sie Ihren Artikel weiter veröffentlichen, ihn mit meiner Akte an den Staatsanwalt schicken werde, da Sie gerichtlich belangt werden müssen. Mit traurigen Grüßen . . .“

Der dritte Brief, mit Daniel Maison, Lehrer, unterzeichnet, lautete:

„Als treuer Leser Ihrer Zeitschrift muß ich Ihnen mitteilen, daß ich mich Ihrer Konkurrenz zuwenden werde, wenn Sie weiterhin für Mességué Reklame machen. Was hat das eigentlich mit dem Film zu tun? Um Sie über die sogenannte Ehrenhaftigkeit dieses Herrn aufzuklären, lege ich einige Dokumente bei, die ich Sie bitte, mir in beigefügtem Umschlag wieder zurücksenden zu wollen.“

Der sogenannte Maison schloß seinen Brief mit folgenden Worten:

„Werden Sie meinen Brief unter Ihren Leserzuschriften abdrucken??? Ich zweifle daran. Mit dem Ausdruck meines tiefsten Bedauerns, Sie solche Wege einschlagen zu sehen . . .“

Der vierte und letzte schließlich, diesmal von C . . . selbst unterzeichnet, griff wieder das Leitmotiv auf:

„Ich übersende Ihnen einige Dokumente, die ich Sie bitte, mir wieder zurückzuschicken. Es handelt sich um Herrn Mességué, den zu loben Sie sich so trefflich bemühen . . . jedoch in voller Unkenntnis über die Gesetze, die sich mit Quacksalbern beschäftigen.

Werden Sie meinen Brief und diese Dokumente veröffentlichen? Ich appelliere an Ihr Ehrgefühl . . .

In Trauer der Ihre.

Ein alter Freund.“

Diesmal aber hatte Dr. C . . . zu dick aufgetragen, die Ähnlichkeit mit früheren Anschuldigungen waren zu offensichtlich:

Virginie Gaudet, Jean Lambert, Daniel Maison und C... waren ein und dieselbe Person.

Mein Vater reichte die Klage ein und übergab die vier Briefe dem Gericht: Am 27. November 1970 verurteilte das Landgericht Montauban Dr. C... zu 50.000 Franc Strafe wegen öffentlicher Verleumdung.

Das Urteil fiel äußerst streng aus:

Im Hinblick darauf, daß Dr. C... bei Voruntersuchung und Gerichtssitzung zugab, diese vier Briefe selbst geschrieben zu haben...;

Im Hinblick darauf, daß – ohne die zahlreichen Auseinandersetzungen und Differenzen im Laufe der letzten Jahre zwischen dem Angeklagten und dem Kläger berücksichtigen zu wollen – es statthaft ist, einen am 1. Dezember 1969 von Mességué an Dr. C... gerichteten Brief zu zitieren, in dem Mességué an C... schrieb, im Anschluß an dessen Verurteilung zu sechs Monaten Gefängnis mit Bewährung und tausend Franc Strafe, laut Urteil vom 23. Oktober 1969 des Landgerichts Saint-Dié, welches vom Gerichtshof Nancy bestätigt wurde und auf schriftliche und öffentliche Urkundenfälschung lautete: „Monsieur, soeben erfahre ich, daß Sie gerichtlich zu sechs Monaten Gefängnis mit Bewährung und einer Zahlung von tausend Franc Strafe verurteilt worden sind. Seit langem habe ich darauf aufmerksam gemacht, daß Sie ein unehrenhafter und unfähiger Mann sind. Heute erhalte ich durch das Gericht die Bestätigung meiner Meinung. Ich bedaure, daß die Ärztekammer in ihrem Widerstand gegen mich nur über ein so trauriges Individuum wie Sie verfügt... Ich versichere Sie meiner Verachtung... Gezeichnet Mességué.“ Und als P. S.: „Ich werde nie vergessen, daß Sie überall verbreitet haben, ich käme auf keinen Fall zu meinem Vortrag in Gérardmer, und als ich dann doch kam, mir mit dem Mut anonymer Briefschreiber Ihre Frau geschickt haben, damit sie mir Widerpart leiste. Ich nehme an, daß sie seitdem das traurige Individuum, mit dem sie verheiratet ist, im richtigen Lichte sieht.“

Im Hinblick darauf, daß C . . . nicht in der Lage war, dem Gericht Beweise für die von ihm verleumderisch vorgebrachten Tatsachen zu erbringen . . . ;

Im Hinblick darauf, daß besagter C . . . sich über diese Entscheidung im klaren sein mußte, da er diesmal als Kläger auftritt und er ja in unehrenvoller Absicht, nur zum Zwecke der Verleumdung und um Mességués Ehre anzutasten, diese Annonce veröffentlicht hat, von der er wußte, daß sie falsch war;

Im Hinblick darauf, daß außerdem C . . . vor Vorbringung einer so schweren Anschuldigung deren Echtheit hätte prüfen müssen;

Im Hinblick darauf, daß C . . . nicht nur keinen Wahrheitsbeweis erbringt, sondern vielmehr auch noch die Tatsache von sich zu weisen versucht, daß er Mességué schaden wollte; daß dadurch Diffamierung eindeutig vorliegt;

Im Hinblick darauf, daß die vier von C . . . an den Direktor von *Ciné-Revue* gerichteten Briefe eine Einheit bilden und nicht getrennt betrachtet werden können und daß es wichtig erscheint, daran zu erinnern, daß die vier Schreiben mit drei Tagen Abstand abgeschickt wurden, und zwar alle an den gleichen Adressaten und es sich dabei ausschließlich um die Absicht handelte, Mességué Schaden zuzufügen und die über ihn veröffentlichte und ausschließlich lobende Artikelserie zu unterbinden, wobei es dem Beklagten offensichtlich klar war, daß ein einziger Brief wohl nicht ausreichend wäre;

Im Hinblick darauf, daß eine Veröffentlichung ehrenrühriger Anschuldigungen bereits durch das Verfahren der Einschreibebriefe gegeben ist;

Im Hinblick darauf, daß in seinem ausdrücklichen Wunsch dieser Veröffentlichung, selbst nachdem vorangegangene Umstände anderer Art diese Publikmachung verhindert hatten Dr. C . . . sich des Verstoßes gegen das für öffentliche Verleumdung bestehende Gesetz vom 29. Juli 1881 schuldig gemacht hat . . .

Die Niederlage des Verfolgers war vollkommen.

Selbstverständlich erkannte er dieses harte Urteil nicht an, sondern erhob Einspruch vor dem Berufungsgericht Toulouse, welches das Urteil jedoch neuerlich bestätigte. Dr. C's letzter Wunsch war eine Nichtigkeitsbeschwerde beim Obersten Gerichtshof, wo seine Klage endgültig abgewiesen wurde.

Seit diesem düsteren Tag schluckt der traurige Verfolger seinen Ärger hinunter, während er weiter in seiner leeren Praxis hockt und über Mességué „nachdenkt". Seine Briefschreibwut hat sich allerdings gelegt. Nur noch ab und zu wird mein Vater in den frühen Morgenstunden durch anonyme Telefonanrufe geweckt:

„Mörder!" murmelt eine Grabesstimme. „Mörder!" Ob es derselbe Dr. C . . . ist? Jedenfalls ist er nicht mehr mit Leib und Seele bei der Sache.

Der zweite Feind meines Vaters ist komischer und erheiternder. Er sieht übrigens schon so kauzig aus. Am Theater nennt man so einen Menschen den „geborenen Komödianten". Mein Vater, dem manchmal der Schalk im Nacken sitzt, nennt ihn „Courtecuisse", Kurzbein. War der erste hochgewachsen, hager und langsam in seinen Bewegungen, so ist Courtecuisse kurzbeinig, rundlich, farbenprächtig gekleidet und überaus lebhaft.

Doch obwohl er lustig aussieht, ist Courtecuisse so bösartig, wie es häufig nur dicke Menschen sein können. Er ist eine angesehene Persönlichkeit und spekulierte daher auf städtische Ehrenämter. Ohne es je wortwörtlich auszusprechen, hatte er die feste Absicht, Bürgermeister zu werden, als ihm mein Vater über den Weg lief und gerade dabei war, ihm dieses Amt vor der Nase wegzuschnappen. Niemals vergaß er Maurice Mességué seinen durchschlagenden Erfolg im ersten Abstimmungsvorgang.

Nur in Kleinstädten hält sich derart unerklärlicher Groll, denn in der Langeweile des Provinznestes findet er neue Nahrung, wird im „Café de L'Industrie et du Commerce" gespeist und wächst sich schließlich im Laufe des Jahres zu einem Krebsgeschwür aus, bis er zum alleinigen Lebensinhalt des Neiders wird.

In allen Provinzstädtchen schlummert ein Clochemerle, in Fleurance ebenso wie anderswo.

Und in dem ehrenwerten „Courtecuisse" liegen tragische und burleske Elemente nahe beieinander.

Denn dieser wohlhabende und „etablierte", aber in seinem Ehrgeiz verletzte Bürger bringt – im Vollbesitz seiner geistigen Kräfte – einen Teil seiner Nächte damit zu, die Mauern von Fleurance mit Kritzeleien zu beschmieren. In riesigen Lettern pinselt er rachsüchtige, wenn auch erschreckend fantasiearme Parolen an Hauswände. So schreibt er etwa: „Mességué an den Galgen!" oder „Mességué hat sich verkauft" oder „Gebt Mességué raus!", naive, aber für seine geheimen Träume vielsagende Äußerungen. Wie man sieht, ist er von den poetischen oder auch zündenden Parolen weit entfernt, die im Mai 1968 an der Sorbonne und dem Odeon-Theater prangten! Weit entfernt aber auch von den berühmten Dizabao, „die Pekings Wände zur Zeit der chinesischen Kulturrevolution zierten".

Und dennoch hat Courtecuisse Talent für Poesie und Reime. Unter dem Deckmäntelchen satirischer Gedichte, die er vervielfältigt und natürlich anonym unters Volk bringt, greift er á la Juvenal den amtierenden Bürgermeister an. Leider ist es bei ihm mit der Phantasie nicht weit her, und auch die äußere Form läßt zu wünschen übrig.

Zu Ihrer Erheiterung sei eines der Epigramme des Fleurantinischen Juvenal hier abgedruckt:

Nach der berühmten Melodie eines Liedes
von Tino Rossi zu singen
In den alten Gassen
ohne Abwässerkanal
Kann Mességué sich's gut gehn lassen
Is' ihm egal (Wiederholung)

Auf den großen Straßen der Vorstadt
ohne Gas
Mességué ist unser Gemeindevorstand
Patatras! (Wiederholung)

Will er, daß hier Gräser gleißen
und Blumen ranken
dann nur, um zu verdecken die Sch . . .
und den Gestank!

Etc . . . etc . . .

Ich übergehe hier einiges, denn die Lektüre derartiger Rachepoesie ist nicht weiter interessant; sie unterstreicht höchstens die Armseligkeit des Autors, der mit „Ritter von Fleur Rance" (Ritter der ranzigen Blume) signiert.

Und das fällt nicht jedem ein!

Es ist immer faszinierend, das Verhalten eines von heftigen Leidenschaften beherrschten Menschen zu beobachten. Die Leidenschaft dieses „Ehrenmannes" ist der Haß. Und dieser Haß verleitet ihn zu den sonderbarsten Handlungen, die einen Moralisten zum Nachdenken anregen könnten.

So sah man etwa diesen ansonst völlig integeren Menschen in einer mondlosen Nacht zu einem Gebäude schleichen, das von den Behörden und meinem Vater am selben Morgen eingeweiht worden war und sich in dem vom Bürgermeister kürzlich geschaffenen neuen Industriezentrum befand. Und dort, allein unter weitem Himmel, in der Schwärze der Nacht seiner triebhaften Rache freien Lauf lassend, pinkelte der ehrenwerte Bürger genüßlich die Mauern an, die vom Erfolg des verabscheuten Rivalen Zeugnis ablegten.

Während der Zeit, als mein Vater sich aktiv um die Rugbymannschaft von Fleurance kümmerte, besuchte Courtecuisse unermüdlich jedes Match, auch wenn es außerhalb der Stadt stattfand. Aufmerksam und wachsam saß er stets in der ersten

Reihe. Siegte Fleurance, verdüsterte sich sein Gesicht, zeichnete sich aber sogar schon während des Spiels eine eindeutige Überlegenheit seiner Stadt ab, verließ er mit gebeugtem Rücken und verkniffenem Mund das Stadion noch vor Spielende.

Bekam jedoch Fleurance „eins ausgewischt", schien Courtecuisse vor Glück wie verwandelt. Er blühte auf, atmete mit Wohlbehagen die plötzlich reinere Luft ein und genoß die Niederlage bis zum Schlußpfiff. Dann verließ ein verjüngter, aufgeräumter Courtecuisse mit tänzelnden Schritten das Stadion, denn „die Niederlage dieser Mannschaft war die Niederlage Mességués", während „jeder Sieg dieser Mannschaft sich zu einem Triumph Mességués" auswuchs.

Wie die Liebe, so kann auch ein schöner Haß lebensfüllend sein. Man sah schon Leute vor Langeweile sterben, nachdem das gehaßte Wesen verschieden war; ihr Leben hatte plötzlich seinen Sinn verloren.

Sollte Courtecuisse meinen Vater überleben, falls dieser das Tal der Tränen vor ihm verließe, dann würde ihm Fleurance plötzlich öd und leer erscheinen.

Dann wäre Schluß mit seinen heimlichen Freuden, nie mehr könnte er den Farbtopf ergreifen und verstohlen die Mauern mit Parolen gegen das oberste Mitglied der Stadtverwaltung zieren. Schluß wäre auch mit seinen liebevoll fabrizierten und heimlich verbreiteten Racheepigrammen! Vorbei wäre auch diese unerklärliche Hochstimmung bei Niederlagen, die mit Wutanfällen bei Erfolgen des Bürgermeisters abwechselten. Vorbei die nächtlichen Ausflüge durch die schlafende Stadt, um sich im Schutz der Dunkelheit als Ferkel zu betätigen!

Ach! Das Leben wäre nicht mehr schön für Courtecuisse, wenn mein Vater uns verließe! Aber Vater ist zu gutmütig, um ihm einen so üblen Streich zu spielen und ihn seiner düsteren Würde in seiner feierlichen Wohnung zu überlassen! Maurice Mességué wird so lange wie möglich am Leben bleiben, um ihm dieses herrliche Lebensgewürz, den Haß, nicht zu entziehen!

Meinem Vater dagegen sind Haßgefühle völlig fremd. Wenn er diese Gefühle bei seinen Mitmenschen entdeckt, verhält er sich wie ein Jagdhund einer ihm unbekannten Tierart gegenüber: er beschnuppert sie vorsichtig und wendet sich dann mit leichtem Ekel ab.

Der Verleumder C... und Courtecuisse sind für ihn so etwas wie Marsmenschen, Wesen von einem anderen Stern, deren Motive und Verhaltensweisen er zu durchdringen und zu verstehen sucht. Daß man um drei Uhr morgens aufstehen kann, um jemanden zu beleidigen oder an der Niederlage seiner eigenen Rugbymannschaft Freude finden kann, erfüllt ihn mit Erstaunen, verblüfft, ja verwirrt ihn sogar.

Dieser leidenschaftliche Choleriker, der es mit zwölf Jahren fertigbrachte, aus Liebe zu seiner Lehrerin die Fahrradreifen des als Rivalen angesehenen Briefträgers zu durchstechen, ist völlig unfähig, jemanden zu hassen. Gewiß entflammt er manchmal in heiligem Zorn! Aber das sind Aufwallungen, die sich so schnell wie ein Gewitter verziehen. Seine hervorragendsten Charaktermerkmale sind Treue, Freundschaft, Freude, Leidenschaft, Heiterkeit, Lebenswärme kurzum: Liebe. Liebe zu allem, was lebt, Liebe zum Leben und zu den Seinen. Er liebt es, zu geben, zu beschützen und zu teilen. Er liebt alles, was eint, und nichts, was trennt.

Den eisigen Planeten des Hasses mit seiner dünnen Luft, seinen düsteren Wüsten, seinen toten Meeren, seinem kalten Licht, in dem die Neider, die Einzelgänger mit dem eisigen Herzen und trockenen Lachen leben, ihn betrachtet er aus der Ferne. Er beobachtet, wie seine Feinde sich dort entwickeln, jene seltsamen Kreaturen mit den unverständlichen Sitten, und kratzt sich verlegen und verwirrt den Kopf.

„Sie tun mir leid", sagt er manchmal. „Es gibt so viel Schönes und Angenehmes im Leben zu tun. Wie kann man es nur so vergeuden, indem man sich mit dem Haß auf andere selbst vergiftet?" Dann aber, da er ja Romane und schließlich Franzose und somit der Logik und dem Erklären verpflichtet ist, versucht er zu verstehen.

„Im Grunde sind sie unglücklich. Sie sind so böse, weil sie leiden. Alle bösen Menschen sind schrecklich unglücklich. Glück macht nämlich gut. Und Güte macht glücklich ..."

Und mit Bedauern fügt er hinzu:

„Leider hat man die Pflanze zur Heilung der Bosheit noch nicht gefunden ..."

5

Duell für eine Dame

„Nie habe ich so große Angst gehabt wie an jenem Tag. Um ehrlich zu sein, es war das erste Mal, daß ich glaubte, mein letztes Stündlein habe geschlagen. Ich sah absolut keine Möglichkeit, im Angesicht eines bewaffneten, mich zu töten entschlossenen und im Umgang mit Pistolen erfahrenen Mannes, mein Leben noch zu retten. Aber vielleicht war ‚mein Tag noch nicht gekommen', wie die Frauen hier bei uns zu sagen pflegen. Mein einziger Trost, den ich – und das kannst du mir ruhig glauben – mit bitterer Gier auskostete, war der, daß mein Leben in einem großartigen Rahmen, inmitten einer schönen und reichen Natur, herrlicher Bäume und gepflegter Wiesen enden sollte. Aber es war doch ein magerer Trost für den, der gegen seinen Willen dieses Leben verlassen sollte . . ."

Im großen, von der Gascogner Sonne vergoldeten Salon unseres Hauses in Bazillac sitzt mir mein Vater gegenüber und hält einen vergilbten Zeitungsausschnitt vom 25. oder 26. März 1949 in der Hand.

Unter dem Titel: „Duell im Morgengrauen in Chanteloup" berichtet der kurze Artikel auf der ersten Seite, daß „die Herren Mességué, Wünschelrutengänger, und H . . ., Industrieller, sich mit Pistolen duelliert haben."

Das war das Duell meines Vaters. Bis heute tabu.

Als ich noch sehr jung war, hatte ich irgendwie Wind davon bekommen, ohne jedoch Einzelheiten über den Vorfall in Erfahrung bringen zu können.

Ein richtiges Duell!

Für meine Brüder und mich – wie sicher für alle unsere Zeitgenossen – ist das Duell ein für Kino und Theater am Leben erhaltenes Sagenmotiv. Ich bin mir bewußt, daß die amerikanische Filmindustrie über die merkwürdige Macht verfügt, die Weltgeschichte in Klischees umzusetzen. Sie faßt Augenblicke und große historische Ereignisse in einer Reihe von Schlaglichtern zusammen. Der daraus entstehende Film bietet eine zwar elementare, aber eingängige Folge von Schablonenbildern dar.

So ist für die amerikanische Filmindustrie das Mittelalter ausschließlich englisch – wegen Richard Löwenherz und anderer großen Helden! Das französische Mittelalter existiert nicht für Hollywood. Das 17. Jahrhundert hingegen ist ausschließlich französisch – wegen der Drei Musketiere und wegen Richelieu. Das ist Klischeedenken!

Rüstung ist englisch!

Das Flammenschwert ist französisch . . . und typisch für die Gascogne!

Denn dank Artagnan ist der Degen zu einer französischen Spezialität geworden – so wie auch die Gänseleberpastete!

Der Archetyp des Raufbolds ist einer unserer Ahnen, der berühmte *Gascogner Kadett* (de Carbon de Castel Jaloux), „unverschämter Lügner und Raufbold, der allen eifersüchtigen Ehemännern Hörner aufsetzt", wie Edmond Rostand schrieb.

Wie ich hier Maurice Mességué aus seinem Erinnerungsalbum das Zeugnis eines der spektakulärsten Ereignisse in seinem Leben herausziehen sehe, wie sollte ich, ebenfalls ein Kind des Gascogne, nicht sofort wissen, daß das Duell ursprünglich weder eine lustige noch eine komische Angelegenheit war! Weit gefehlt! Damals schlug man sich nicht aus Spaß oder Unterhaltung. Das Duell war eine ernste, höchst wichtige, ja sogar rechtskräftige Angelegenheit.

Zur Zeit der Barbareninvasionen schlug man sich, um einen Prozeß zu gewinnen, wobei man mit Knüppel und Schutzschild „argumentierte"; so wollte es damals das Gesetz. Der Unterlegene hatte den Prozeß verloren, der Schläger das Gesetzbuch auf seiner Seite.

Zur Zeit des Feudalsystems zog man auch den lieben Gott ins Spiel, und eine Dame oder ein mißhandeltes Waisenkind verstand es, sich mit einem tüchtigen Schläger Recht zu verschaffen, da ja Gott ausschließlich den Arm des Tapferen stützt und den des Bösewichts erlahmen läßt. Das Urteil Gottes war für alle, Gemeine, Edle und hohe Herren gültig, nur der

Degen, Privileg des Edelmannes, war im Duell zwischen Bauern durch einen Knüppel ersetzt worden.

Trotz königlicher Erlässe wurde das Duell bald zu einem blutigen Festspiel, das vor allem bei den Aristokraten äußerst beliebt war. Manche vornehme Familien hielten sich sogar eigene Haudegen, die ihnen die Arbeit des Duellierens abnahmen. Die Aristokratie ging mit so großem Eifer daran, sich gegenseitig aufzuspießen, daß Richelieu sich entschließen mußte, ein paar illustre Häupter rollen zu lassen, um diesem blutigen Gemetzel Einhalt zu gebieten.

Zu jener Zeit also, als die „Klingenfanatiker“ sich mit Gold bezahlen ließen, hatten die berühmten *Cadets de Gascogne* einen ausgezeichneten Ruf. Ihre Kampflust war meist nicht zu bändigen und paarte sich mit ihrer angeborenen Unbekümmertheit, ihrer Begabung zu List, Scharfblick und schneller Reaktion (alles Eigenschaften, über die auch der Rugbyspieler verfügen muß!), so daß sie Angst einflößten, sobald sie nur den Degen zogen, was sie aus purem Vergnügen schon sehr häufig taten.

Die drei unsterblichen Musketiere, denen die Gascogne so viel zu verdanken hat, zeigen in der Fiktion, welche Position der Gascogner Haudegen im Paris Ludwigs XIII. innehatte. Überall traf man sie an, bei jedem Sturmangriff, und die Namen auf *ac* wie Cahuzac, Castelbajac, Montignac, Esclignac etc. gehörten überall zum Geklirr der Rapiere. Das Gleiche galt für die Zeit „unseres Heinrichs“, Heinrichs IV., der beim Anmarsch auf die Hauptstadt ebenfalls sein Gascognerregiment mit sich führte.

Zwischen der Freude am Duell und der Gascogner Rasse besteht also eine alte Affinität. Man braucht unsere Kadetten nicht lange zu überreden, damit sie zu einem Duell bereit sind.

Im Jahre 1949 erlebte nun mein Vater folgendes Abenteuer: Er war mit einem sympathischen Pariser Ehepaar bekannt geworden; der Mann, bedeutender Industrieller und Meister im Tontaubenschießen, besaß außer einer Fabrik und einem Privatflugzeug – was damals selten war – auch eine bildhübsche Frau.

Monsieur H . . . glaubte eines Tages zu bemerken, daß mein Vater für die charmante Madame H . . . ein übermäßig starkes

Interesse bekundete, und wurde von heftiger Eifersucht geplagt. Ich habe niemals eruieren können, ob das, was der Pariser Industrielle als unentschuldbaren Angriff auf seine Ehre ansah, fundiert war oder nicht; denn sooft ich meinen Vater direkt oder verschlüsselt über diese Geschichte aushorchen wollte, bekam ich von ihm nichts als ein rätselhaftes Lächeln zur Antwort – und das ist typisch für den Ehrenmann, der mein Vater ist!

Wenn ich jedoch den Hintergründen und dem Verlauf jener im Leben eines Heilpraktikers ungewöhnlichen Episode nachspüre, stoße ich in der Presse auf Andeutungen, die mich glauben lassen, daß „doch etwas Wahres dran war".

In der Ausgabe vom 29. März 1949 veröffentlichte *France Soir* einen Bericht seines Korrespondenten aus Nizza, der die Zusammenhänge recht gut illustriert:

BEI DEM DUELL IN CHANTELOUP, WO VIER KUGELN – OHNE OPFER – GEWECHSELT WURDEN, GING ES UM EINE FRAU steht in Balkenlettern über zwei Spalten dieser großen Pariser Zeitung zu lesen:

„Das in Paris stattgefundene Duell H . . .–Mességué erregt zu Recht die Gemüter an der Côte d'Azur. Denn Menton und Nizza waren die Schauplätze der Abenteuer beider Männer gewesen.

Die Geschichte geht auf Dezember vorigen Jahres zurück. Bei einem Besuch in Paris will H . . . zu diesem Zeitpunkt ein zu deutliches Interesse des Heilpraktikers an Madame H . . . wahrgenommen haben.

Die Verdachtsmomente von H . . . mußten sich wohl verdichtet haben, denn am 26. Januar begab er sich nach Menton, wo Mességué in der Avenue de Verdun, Nummer 23, eine Praxis führte.

Aber der Wünschelrutengänger, von Madame H . . . über die unerwartete Ankunft des eifersüchtigen Ehemannes in Kenntnis gesetzt, hatte die Polizei ersucht, den Pariser Industriellen sofort nach Verlassen des Zuges unter Beobachtung zu nehmen.

Hierbei hätte man es bewenden lassen können. Von der Polizei in Gewahrsam genommen und mit seiner Verantwortung konfrontiert, hätte der eifersüchtige Ehemann beruhigt den Zug nach Paris nehmen können, und die Angelegenheit wäre erledigt gewesen."

Aber ach! Durch Verkettung von Zufällen verpaßte die Polizei den Industriellen am Bahnhof, worin man heute, vierundzwanzig Jahre später, einen Wink des Schicksals sehen muß.

Und Monsieur H . . ., den niemand am Bahnhof abfing, nahm ganz einfach das erstbeste Taxi und ließ sich zur Avenue de Verdun fahren, um meinen Vater zur Rechenschaft zu ziehen. Sein Zorn kannte keine Grenzen, und er war wild entschlossen, seine angetastete Ehre zu rächen:

„Der Besucher wurde in den Wartesaal geführt", wie der Korrespondent von *France Soir* weiter berichtet, „während der Heilpraktiker, beunruhigt über das Nichterscheinen der Polizei im Gefolge des Industriellen, dessen Nervosität er heimlich vom Nebenzimmer aus beobachtete, den Entschluß faßte, einfach jeglichen Kontakt zu meiden. Er sprang aus dem Fenster seiner Praxis, um Hilfe zu holen.

Im Wartezimmer wurde Monsieur H . . . langsam ungeduldig, obwohl er, wahrscheinlich um nicht auf sich aufmerksam zu machen, äußerlich ein relativ normales Gehaben an den Tag legte.

Endlich griffen die Ordnungshüter ein, und so sah sich der Pariser Industrielle, anstatt dem erwarteten verhaßten Rivalen, zwei Polizisten gegenüber, die entschlossen waren, ihn daran zu hindern, irgend jemandem Schaden zuzufügen."

Als man ihn einer Leibesvisitation unterzog, fand man einen ungeladenen Revolver, was darauf schließen ließ, daß er meinen Vater nur einschüchtern wollte. Aber weit gefehlt! Seine wirklichen Absichten wurden deutlich, als man im Taxi, das ihn hergebracht hatte, Patronen sowie eine weitere, geladene und schußbereite Waffe fand.

So hatte also Monsieur H . . ., von seiner Eifersucht verblendet, durchaus die Absicht, dem Mann, den er für sein eheliches Unglück verantwortlich glaubte, den Garaus zu machen.

Wie man sich vorstellen kann, fand mein Vater diese Angelegenheit gar nicht erheiternd und erstattete Anklage.

„Was nun Monsieur H . . . anbetrifft", berichtet der Korrespondent aus Nizza weiter, „so wurde er von der Polizei zum

Flughafen Nizza gebracht, von wo er nach Paris abflog, unter dem Versprechen, seinen Anschlag nicht zu wiederholen."

Dieses Versprechen hatte er jedoch unmittelbar nach seiner Ankunft in Paris wieder vergessen, was zu jenem Münchhausen-Abenteuer führte, an dem sich die Zeitungen damals ergötzten.

Der Prolog dieser unwahrscheinlichen Geschichte fand nun folgendermaßen sein Ende: Da mein Vater ja die Polizei gerufen hatte, nachdem der Industrielle in Tötungsabsicht in seine Praxis eingedrungen war, nahm die Angelegenheit ihren Lauf: Am 15. März verhandelte die Strafkammer Nizza über die Klage von Maurice Mességué. Herr H . . ., der es eiliger hatte, meinen Vater umzulegen, als vor Gericht zu erscheinen, wurde in Abwesenheit von Anwalt Blasca vertreten, während meinem Vater Anwalt Cotta, ehemaliger Bürgermeister von Nizza, als Rechtsberater zur Seite stand. Das Gericht hielt es nicht für ausgeschlossen, daß der eifersüchtige Industrielle sich bei seiner Fahrt im Taxi anders besonnen hatte, und verhängte im Anschluß an Anwalt Cottas Plädoyer aufgrund der sehr gemäßigten Forderungen meines Vaters die Mindeststrafe: Herr H . . . hatte meinem Vater als angemessene Buße zweitausend Franc zu zahlen.

Damit hätte die Angelegenheit eigentlich bereinigt sein müssen und wäre sicher bald in Vergessenheit geraten.

Aber niemand hatte mit H . . .'s Eifersucht und Rachegefühlen gerechnet. Die Wirkung dieses Seelengiftes Eifersucht wird häufig nicht richtig erkannt; es vermag die ausgeglichensten, realistischen und im Grunde guten Menschen zu den schlimmsten Exzessen verleiten, was sich im Falle H . . . zu bestätigen schien.

Denn kurz nach seiner Verurteilung durch die Strafkammer Nizza und trotz seines der Polizei gegebenen Versprechens, griff der sich in seiner Ehre als Ehemann wohl immer noch getroffen fühlende Industrielle die Angelegenheit wieder auf. Unbewaffnet diesmal – und wohl nur, „um Luft abzulassen" – suchte er meinen Vater in seiner Pariser Praxis auf und beschimpfte ihn mit groben und höchst bedauerlichen Worten.

Mein für die Musik der Sprache und die Genauigkeit der Definitionen schon immer empfänglicher Vater war unangenehm überrascht, den Industriellen ein Vokabular verwenden zu hören, das im allgemeinen den Ichthyologen vorbehalten ist.

Der Wortwechsel nahm eine sehr lebhafte Wendung, woraufhin der durch die Beleidigungen seines wutschnaubenden Gegenübers tiefgetroffene und entrüstete Maurice Mességué, als echter Sohn der Gascogne, zu der im Unterbewußtsein dieser südländischen Hitzköpfe immer wachen und unsterblichen Formulierung griff:

„Das genügt, mein Herr. Ich werde Ihnen meine Sekundanten schicken."

Und schon hatte er dem durch die zwar ungewöhnliche, aber in so bestimmtem Ton vorgebrachte Entscheidung verdutzten H . . . die Tür vor der Nase zugeschlagen, woraufhin dieser die Angelegenheit wohl kaum noch als spaßig ansehen konnte.

„Ich gebe zu, daß ich in der darauffolgenden Stille ebenso erstaunt war wie mein Angreifer", erklärte mein Vater, als er mir diese Szene schilderte. „Gewiß, die Zeiten waren zwar vorbei, wo ein Duell in eine wüste Keilerei ausartete, wo üble Tricks und unerwartete Tiefschläge mehrerer gegen einen schließlich zu Mord führten, wie es vor dem 18. Jahrhundert gang und gäbe war. Aber trotz genauester Bestimmungen, die den Kampf und die absolute Gleichheit der Partner auf dem Duellplatz regelten, blieb ein Duell eben doch ein Duell.

Sogar noch im Jahr 1949. Ich fühlte sehr wohl das Groteske meines völlig anachronistischen Vorschlags einerseits wie aber auch die Rettung meiner Ehre andererseits, der ich diese Reaktion schuldig war. Und wie sollte ich anders reagieren, als es mir mein ererbtes Gascogner Temperament eingab? Natürlich hätte ich versuchen können, den Eindringling mit ein paar Ohrfeigen oder einem gut plazierten Fausthieb, der mir damals noch leicht von der Hand ging, zum Schweigen zu bringen. Aber – und das möchte ich noch einmal betonen! – meine Ehre stand ja auf dem Spiel. Außerdem hatte ich den Eindruck, daß Camille Mességué, mein Vater, mit meiner Reaktion einverstanden gewesen wäre, ja an meiner Stelle ebenso gehandelt hätte. Da ich mich nun für das Duell entschieden hatte, blieb mir nichts anderes übrig, als mich schleunigst darauf vorzubereiten.

Plötzlich fiel mir ein – doch war es jetzt schon zu spät –, daß unsere Gesetzgebung das Duell wie ein Verbrechen zu behandeln pflegte. Da das Strafgesetz diese Verbrechensform nicht hinreichend definiert hatte, beschloß 1810 der Oberste Gerichtshof, auf Duellierende die Strafen für Mord oder zumindest Mordversuch anzuwenden, sofern das Duell den Tod eines Partners mit sich brachte; bei bewußt zugefügten Hieben und Verletzungen waren Strafen von mehrjähriger Gefängnishaft bis zu lebenslänglicher Zwangsarbeit vorgesehen. Meines Wissens hatte es in den letzten fünfzig Jahren jedoch keine Verurteilung von Duellierenden gegeben, höchstens waren sie gerichtlich belangt worden. Was mich in bezug auf die Folgen – im Falle eines Sieges – wieder beruhigte."

In erster Linie ging es jetzt darum, brauchbare Sekundanten zu finden, Männer, die von der Gewichtigkeit der Sache überzeugt und gleichzeitig meinem Vater so zugetan sein mußten, daß sie bereit waren, den Spott von ganz Paris auf sich zu laden, denn in jenen entbehrungsreichen Jahren nach dem Zweiten Weltkrieg war es leicht, das ironische Gelächter der Leute zu entfesseln.

Sein Freund Goulart, Präsident des Nationalverbandes der Reformhäuser, konnte ihm schwerlich seine Unterstützung verweigern. Daher suchte er ihn als ersten auf und erzählte ihm die ganze Geschichte, ehe er mit seiner Entscheidung und der dem Freund zugedachten Rolle herausrückte.

Bevor er aber dessen Zustimmung erhielt, mußte mein Vater von diesem Mann mit dem gesunden Menschenverstand und dem offenen Wort eine endlose Gardinenpredigt über sich ergehen lassen, in der das aufbrausende Temperament und die unkontrollierte Dialektik ebenso heftig kritisiert wurden wie der Mangel an Überlegung und Umsicht bei Menschen, die schon allein aufgrund ihres Berufs eigentlich Besonnenheit und Herzensgüte an den Tag legen müßten. „Mit dieser blödsinnigen Geschichte hast du dich auf etwas Schönes eingelassen. Leider kann ich dich jetzt nicht im Stich lassen, obwohl du es verdientest", schloß er.

Mit dem zweiten, dem Filmproduzenten M. Bokanovski, verliefen die Dinge etwas einfacher. Er war ein Mann, der nicht nur für alles, was die Ehre betraf, vollstes Verständnis hatte, sondern der auch mit Leib und Seele in der Filmwelt zu Hause war und den eigentlich nichts wirklich in Erstaunen versetzen konnte. In diesem merkwürdigen, seiner Meinung nach echt pariserischen Abenteuer sah er eine gute Gelegenheit, in die Monotonie der „Zivilwelt“ – die er im Gegensatz zur „Filmwelt“ so nannte – einzubrechen.

Bokanovski und Goulart setzten sich unverzüglich mit der Gegenpartei in Verbindung, die – nachdem das erste Erstaunen abgeklungen war – ebenfalls den Ernst der Lage erkannt hatte.

Die Herren Maillart und de Staël waren H . . .’s Sekundanten.

Nun mußte man sich noch über die äußeren Bedingungen einigen. In seiner Jugend war mein Vater kein schlechter Fechter gewesen. Da er sich durchaus zu Recht als Beleidigter fühlte, glaubte er, die Wahl der Waffe zu haben, woraufhin er sich von vornherein für das gute alte Rapier seiner Väter entschieden hatte.

Aber die Geheimnisse der Ehrenkommission und Ehrenjury sind rätselhaft. Nach stundenlangem Palaver unter dem Vorsitz von M. Fonck, Fliegerheld des Ersten Weltkrieges, wurde entschieden, daß H . . . der Beleidigte sei und daß es daher ihm gebühre, die Waffe zu wählen, mit der er – nach heiligem Ritus – seine Ehre im Blut reinzuwaschen wünsche.

Wie schon erwähnt, war Herr H . . . Meister im Tontaubenschießen; das bedeutete, daß er in bester körperlicher Verfassung, außerordentlich geschickt und im Umgang mit Feuerwaffen erfahren war. Mein Vater war zwar ein guter Jagdschütze, hatte aber nie an Schießstandübungen teilgenommen. Daher sagte ihm diese Wendung der Dinge gar nicht zu, während der eifersüchtige Ehemann, der nach eigener Aussage „auf dreißig Meter jeden Raben herunterschoß“, ein beinahe kannibalisches Lächeln zur Schau trug.

Ein Rückzug kam jedoch nicht mehr in Frage. Die Sekundanten meines Vaters machten zwar darauf aufmerksam, daß die Pistole „erst seit der Revolution zulässig war“ und sie beim Duell im Vergleich zum Degen, dem Privileg des Adels, daher als recht demokratische Waffe zu gelten habe – aber kein Einwand fruchtete.

So machte sich Maurice Mességué also ohne allzuviel Selbstvertrauen daran, sich am privaten Schießstand des Pariser Waffenschmieds Gastine-Reinette im Pistolenschießen zu üben.

„Parallel dazu", erinnert sich mein Vater, „verordnete ich mir eine Arznei gegen Erregbarkeit und Angstzustände, denn ich wollte ja schließlich Haltung bewahren und spürte doch schon, wie die Angst in mir hochstieg.

Weißdorn, Distel, Mohn, Blütenblätter und Knospen von Hagedorn, Geißbart und Lindenblüten, deren beruhigende Wirkung unter diesen Umständen kostbar war, wurden meine täglichen Lebensgefährten. Nicht zufällig rief ich auch diesmal die Pflanzen zu Hilfe, denn letzten Endes habe ich immer nur ihnen vertraut."

Traditionsgemäß hatte Monsieur H . . . mit ausgelassenen Freunden die Nacht bei Champagner im Maxim's verbracht.

Daß er gut geschlafen hätte in jener Nacht vor dem Duell, wäre von meinem Vater wohl schwerlich zu behaupten gewesen. Für ihn gab es kein Maxim's, sondern vielmehr eine Art Rückzug in die Einsamkeit.

Der Gedanke, sich in zwanzig Schritt Entfernung vor einem Meisterschützen zu befinden, dessen heißester Wunsch es war, seinen Gegner unschädlich zu machen, läßt einen weiß Gott nicht sorglos einschlafen. Außerdem besitzt ein Gascogner auch vielzuviel Phantasie. Das ist seine Stärke, aber auch sein wunder Punkt. Ein einziger Gedanke vermag ihn zu berauschen oder aber auch umzubringen. In dieser Nacht starb Maurice Mességué in seiner Phantasie mehrere Tode, abgeknallt wie die armen Raben von der treffsicheren Kugel des rachsüchtigen Monsieur H . . .

Aber am nächsten Tag, im berühmten „fahlen Morgengrauen" der zum Tode Verurteilten, fand er sich im Park des herrlichen Besitztums von Chanteloup-aux-Vignes ein, wo das Duell ausgetragen werden sollte.

Der Rahmen war wundervoll; sanft leuchtete das Morgenlicht durch die hundertjährigen Bäume und ließ das Laubwerk erstrahlen, und aus der Stille der Morgennebel stieg Vogelgeschrei auf.

Dort stand nun mein Vater, in die Betrachtung des Lebens versunken: die Sekundanten, die in den Alleen geparkten Wagen, die in den Sträuchern zwitschernden Amseln . . . Und da sagte er sich: „In fünf Minuten bist du vielleicht tot, saudumm, mit einem Loch im Kopf! . . ."

Der unerschrockene Monsieur H . . . schien sich hervorragend zu fühlen in seiner Rolle. Lächelnd, selbstsicher – kein Wunder! –, elegant in seinem Smoking stand er da; so mußten wohl jene Berufshaudegen ausgesehen haben, bevor sie sich anschickten, einen kleinen Landedelmann aufzuspießen, dessen einzige Schuld darin bestand, ihrem Herrn mißfallen zu haben.

Die Sekundanten, ernst und feierlich wie Totengräber, luden die Waffen, während der Kampfleiter die schicksalsträchtigen Schritte abmaß. Da dieser Mann jedoch sehr groß war, fiel auch sein Schrittmaß dementsprechend aus. Verdutzt fragte er die Sekundanten:

„Finden Sie nicht, daß es ein bißchen weit ist?"

Es war in der Tat etwas weit.

Daher fing man wieder von vorne an und wählte diesmal den kleinsten Sekundanten. Aber sein Schrittmaß erwies sich als zu kurz. Schließlich einigte man sich auf ein Mittelmaß. Und diesmal stimmte die Entfernung.

Man reichte den beiden Männern die geladenen Pistolen. In einiger Entfernung von meinem Vater lächelte Monsieur H . . . noch immer, und sein Lächeln sah nicht sehr engelhaft aus.

„Fertig?" fragte der Kampfleiter.

„Fertig!" antworteten die Gegner.

„Feuer!"

Ein doppelter Schuß krachte. Mein Vater spürte etwas an seinem Ohr vorbeizischen. Der Rauch löste sich auf. Dort drüben lächelte Monsieur H . . . nicht mehr. Er sah vielmehr wütend aus und starrte entgeistert auf seine Waffe.

„Was ist denn das für ein Affentheater!" brüllte er. „Da war ja überhaupt kein Pulver drin!"

Die Sekundanten protestierten. Aber der blutrünstige Monsieur H . . . wollte seinen Kadaver haben. Er war außer sich:

„Das ist ja wohl ein Witz! Alles noch einmal von vorne!"

Der Kampfrichter wandte sich an meinen Vater:

„Was haben Sie dazu zu sagen?"

„Meinetwegen", entgegnete mein Vater. „Dann aber nur mit Säbel!"

Mit dem Säbel konnte er gut umgehen und sich bestens gegen H . . . zur Wehr setzen, aber zu allem Unglück hatte man leider keine Säbel mitgebracht.

„Nun gut“, sagte mein Vater. „Dann eben eine zweite Kugel.“

Innerlich aber verfluchte er seinen Gascognerstolz, der ihn zum Reden gebracht hatte. Denn an dieser zweiten Kugel war ihm absolut nicht gelegen, überhaupt nicht!

Und trotzdem hörte er sich verächtlich wiederholen:

„Lassen Sie diesem Herrn ruhig seine zweite Kugel; ein Herr ist er zwar nicht“, murmelte er als guter Südfranzose, für den jedes Wort seine präzise Bedeutung hat.

Weiß vor Zorn lud der unfehlbare Monsieur H . . ., der große Rabentöter, höchst eigenhändig seine Waffe.

Diesmal war Pulver drin! Und nicht zu wenig!

„Fertig?“

„Fertig!“

Und wieder, in zwanzig Schritt Entfernung, dieser im Gebrauch der Schußwaffe bestens versierte Kerl mit seinem starren Blick und seiner eisernen Hand, die nicht zittert.

„Feuer!“

Bzzzz! surrte die kleine Brummbiene, die fast in Hautnähe an einem vorbeifliegt, bevor sie im Blattwerk einer Hecke am Waldrand verschwindet. Und Sie selbst haben Ihre kleine Brummbiene mal wieder wer-weiß-wohin losgelassen; rechts oder links? So genau weiß man das nicht.

Pulvergeruch hängt in der Luft, während der Rauch sich langsam auflöst.

Der unfehlbare Raben- und Taubentöter scheint völlig aufgelöst und blickt wutschnaubend auf seine Knallbüchse, die ihn genauso im Stich gelassen hat wie seine (vermeintlich) untreue Frau.

„Das ist unmöglich . . .“, murmelt er.

Aber diesmal hat mein Vater endgültig genug von diesem Herrn H . . . mit all seinem Pomp, seinen Machenschaften, seiner Eifersucht und vor allem seinen Pistolen! Er tritt vor und verkündet in seinem schönsten Gascogner Akzent:

„Meine Herren, man hat mich beschuldigt, meine Sekundanten bestochen zu haben, um meine Haut zu retten! Da mein Gegner unbedingt Blut sehen will, fordere ich ihn zu einer neuen Begegnung auf. Diesmal aber mit dem Degen! Gleich morgen!“

Tiefes Schweigen. Alle Blicke wenden sich dem grausamen Monsieur H . . . zu. Das Lächeln ist ihm vergangen. Er ist sogar aschfahl geworden. Und mit beinahe erstickter Stimme antwortet er:

„Ich nehme an, selbstverständlich . . ."

Dann verläßt er mit seinen Sekundanten das Schlachtfeld, die Ballistik, das Schießpulver und die Pistolen verfluchend.

Mein Vater aber atmet mit neuer Lebensfreude den süßen Duft des morgenfrischen Waldes ein, betrachtet mit Entzücken die den goldenen Nebel durchdringenden Sonnenstrahlen, die zwitschernden Amseln, die in den Alleen parkenden Wagen und diese unvergleichlich schöne Erde, die ihn zu tragen bereit ist, und horcht in seinem Inneren auf das wunderbare Pulsieren des Lebens.

Wenige Stunden später erscheint *France Soir* und bringt auf der ersten Seite eine Photomontage in acht Spalten – tatsächlich auf acht Spalten, über die ganze Breite des Blattes! –, wo man meinen Vater sieht, wie er mit Hilfe eines seiner Sekundanten die Duellwaffe lädt, dann das ganze Theater der Konfrontation, unter den Bäumen erkennt man die Wagen der Gegner, des Schiedsrichters und des Arztes, und eine gestrichelte Linie markiert die besagten vierzig Schritte Abstand. Auf Seite zwei berichtet der Reporter minutiös alle Einzelheiten dieser morgendlichen Begegnung, die verspricht, wochenlang die Skandalchronik zu beherrschen.

In der folgenden Nacht schlief mein Vater endlich wieder den Schlaf des Gerechten.

Als er am nächsten Morgen über die kommende Begegnung nachdachte, erhielt er von dem plötzlich fehlbar gewordenen Monsieur H . . . einen Brief. Einen höflichen, schicklichen und stilistisch ausgefeilten Brief, der in der Formulierung eine Gemeinschaftsarbeit erkennen ließ. In diesem Brief also erklärte Monsieur H . . ., daß seiner Ehre nunmehr Genugtuung widerfahren sei. Ferner halte er Monsieur Mességué für einen Ehrenmann, dem er übrigens jetzt und für alle Zukunft seine volle Hochachtung auszusprechen wünsche. Und wenn man für einen Ehrenmann Achtung empfindet, wird man sich doch nicht mit ihm schlagen, nicht wahr? Ganz im Gegenteil! Man drückt ihm die Hand, und genau das schlug der plötzlich umgängliche H . . . nun vor. Er wolle die Hand von Monsieur Mességué, jenem Mann der Ehre, drücken, und niemals mehr solle von der überaus charmanten Madame H . . . die Rede sein. H . . . schloß das Schreiben unter Versicherung seiner Gefühle . . ., seiner Hochachtung . . . Kurzum: ein höchst formvollendeter Brief.

Das Komischste an der Sache ist jedoch, daß mein Vater mit seinem Südfranzosenschalk den Gedanken nicht loswerden konnte: Monsieur H . . . will sich vielleicht nur nicht mit dem Degen schlagen!

6

Summa jus, summa injuria
Höchste Gerechtigkeit und größtes Unrecht

„Wollen Sie vom gebildetsten Menschen den gröbsten Unsinn hören, so ist das Rezept einfach: lassen Sie ihn über Medizin reden."

DR. ANDRÉ SOUBIRAN
(Die Männer in Weiß)

Eines der Paradoxa im Leben meines Vaters – und nicht eines der geringsten – besteht darin, einundzwanzigmal (Pardon: zwanzigmal, denn vom einundzwanzigsten werden wir später reden) von der Ärztekammer vor Gericht zitiert worden zu sein und Patienten behandelt zu haben, die ihm zu 75 Prozent von Ärzten geschickt worden waren.

In den schlimmsten Augenblicken dieser Prozesse, die sich mit schöner Regelmäßigkeit Jahr für Jahr einstellten, wurde er von zahllosen praktischen Ärzten ermutigt und unterstützt. Zu jeder Gerichtssitzung – angefangen bei der ersten, 1949, in Nizza, bis zur letzten, 1958, in Grasse – erschienen Ärzte, die den Mut fanden, von Heilungen zu berichten, die mit der sogenannten „legalen" Therapie nicht hätten erreicht werden können und die sie bei den Patienten, die sie aufgeben mußten und daraufhin zu Mességué geschickt hatten, feststellen konnten.

Beim letzten denkwürdigen Prozeß schloß endlich auch die Ärztekammer Frieden mit Maurice Mességué. Mit Maître Pasquini als Verteidiger, der wieder einmal brillierte, seinen zweihundertzwanzig Ärztebescheinigungen, Zeugnissen von hohen Staatsbeamten und Universitätsprofessoren sowie der Anwesenheit von zwanzigtausend Patienten, wurde dieser Prozeß zu einer Art Triumph für meinen Vater. Aufgrund eines an die Präfekten ergangenen ministeriellen Rundschreibens hatte sich die Gesundheitsbehörde veranlaßt gesehen, gegen Mességué Klage einzureichen. Auch in diesem Fall mußte Gesetz Gesetz bleiben und konnte die Justiz, die Recht „spricht", diesen Heilpraktiker ohne Diplome nicht straffrei ausgehen lassen, selbst wenn er heilte, selbst wenn Kapazitäten und illustre Namen, wenn Hunderte von Ärzten und Zehntausende von ehemals Kranken hier erschienen und bezeugten: „Dieser Mann heilt. Seine Pflanzen haben mich gerettet. Ich kann es bezeugen!"

Selbst wenn der Staatsanwalt – wie dies beim letzten Prozeß geschah – anerkennt, daß der Angeklagte „zahlreichen Patienten Erleichterung, ja sogar Heilung" verschafft hat und sich darauf beschränkt, „eine maßvolle Anwendung des Gesetzes" zu fordern.

Ja sogar dann, wenn der kluge und überlegte, in jeder Hinsicht hervorragende Präsident Préau den Vorsitz führt, ja auch dann siegt die Macht des Gesetzestextes. Gesetz bleibt Gesetz. Und wenn er auch nur zur Hälfte des gesetzlichen Minimums verurteilt wird, so wird der Heilpraktiker dennoch bestraft, „weil das Gesetz es so will".

Summa jus, summa injuria. Höchste Gerechtigkeit ist größtes Unrecht.

Es erfüllt mich mit einem gewissen Stolz zu wissen, daß die Geschichte meines Vaters in mancher Beziehung an der etablierten Macht gerüttelt und die uneinnehmbaren Zitadellen der Ordnung und des Gesetzes erschüttert hat.

Die einundzwanzig Prozesse, die gegen diesen Mann ohne Diplome angestrengt wurden, der verzweifelte Fälle einzig durch die Kraft seiner Pflanzen und durch sein im Laufe der Jahre unermüdlich erworbenes Wissen geheilt hatte, diese Prozesse hatten immerhin Mességués Richter dazu gezwungen, die Unvollkommenheit und die Grenzen der von ihnen angewandten Gesetze zu erkennen.

In der Beweisführung des Urteils, im Verhalten der Richter, in den unüberhörbaren Aussagen der Zeugen, unter denen sich Chirurgen, Gynäkologen, Dermatologen und Neurologen befanden, kam das Grundproblem der freien Medizin in seiner ganzen Tragweite deutlich zum Ausdruck.

In gleicher Weise stellt es sich heute wieder im Fall der

Akupunktur. Dieses aus China stammende medizinische Verfahren, das Pioniere, von denen neun von zehn keine Ärzte sind, in Europa eingeführt und angewandt haben, ist dreißig Jahre lang bewußt ignoriert und von den Lehrstuhlinhabern der Medizinischen Fakultäten als Unsinn oder bestenfalls „asiatische Magie“ abgetan worden.

Heute haben die spektakulären Ergebnisse der Akupunktur in der Volksrepublik China, wo sie offiziell gelehrt und praktiziert wird, besagte Lehrstuhlinhaber gezwungen, ihre Ansichten zu revidieren. Ganz Europa hat am Fernsehschirm das außergewöhnliche Ereignis miterleben können, wie eine durch Akupunktur „betäubte“ Patientin (d. h. also in wachem Bewußtseinszustand) an einem riesigen Unterleibstumor operiert wurde und sich dabei mit den Chirurgen unterhielt. Nun mußte plötzlich zugegeben werden, daß etwas anderes als nur orientalische Angeberei im Spiele war; das führte schließlich zu der Überlegung, daß die Akupunktur in Frankreich eine brillante Zukunft haben müsse.

Kürzlich hat Dr. Pierre Amalric, ein durch wissenschaftliche Forschungsergebnisse, wie etwa Angiographie mit Fluorescin, international berühmter Augenarzt aus Albi, die Einladung der chinesischen Regierung angenommen, die kürzlich zum ersten Mal offiziell an die Ärzteschaft Frankreichs ergangen war. Nach einem dreiwöchigen Aufenthalt in China konnte Pierre Amalric die außerordentlichen Erfolge der chinesischen Ärzte konstatieren, für die die Akupunktur eine traditionelle Form der Medizin ist, die weit in die Antike zurückreicht und bei chirurgischen Eingriffen auch als Anästhesiemethode immer häufiger angewendet wird. Natürlich kannte mein Vater längst die chinesische Pflanzenheilkunde, die er lange und gründlich studiert hatte und deren Anwendung und spektakuläre Ergebnisse so manchen Skeptiker verblüfften. Aber das so lebendige und exakte Zeugnis des modernen Forschers und Praktikers Dr. Pierre Amalric über den heutigen Stand der Akupunktur im China Mao Tse-tungs sollte doch mehr Beachtung finden. In einer von *Le Monde* veröffentlichten Artikelserie sowie einer Reihe von Gesprächen, die er mit Félix Napo, einem Journalisten der *Dépêche du Midi* führte, berichtete Dr. Amalric, welchen Eindruck die festgestellten Wirkungsweisen der Akupunktur sowohl in ihrer Anwendung als Therapie, als auch in der Anästhesie gemacht hatten. So hatte ihm zum Beispiel ein Patient, an dem gerade eine Lungenoperation durchgeführt wurde, freundlich zugelächelt, als Dr. Amalric den Eingriff photographierte. Der Patient war bei vollem Bewußtsein und nur durch eine in den Arm eingesetzte Nadel „betäubt". Da Dr. Amalrics Bericht unmittelbar nach dem Ärztekongreß in Marseille veröffentlicht wurde, wird der Akupunktur in Frankreich sicherlich der Weg geebnet sein. Nun, da die Zukunft der gestern noch verschrienen Disziplin in Frankreich gesichert scheint, ist sie schon als medizinisches Teilgebiet anerkannt. So ist nun einmal das Leben! Aber gleichzeitig will man die „Illegalen" weiterhin ausschließen. „Unter Illegalen", präzisiert mein Vater, den die Angelegenheit sehr interessiert, „sind jene hervorragenden Spezialisten zu verstehen, die zwar keine Ärzte sind, aber die Akupunktur in Frankreich bereits konkret angewandt haben, als die Ärzte der alten Schule sie noch verwarfen."

Einer von ihnen, de Laville-Mery, ist schon einmal vor Gericht zitiert worden. Mein Vater, der mit ihm Kontakt hatte, setzte sofort alle Hebel zur Verteidigung dieses Mannes in Bewegung und vermittelte ihm einen ausgezeichneten Anwalt, Maître Damien. Das Gericht von Versailles sprach ihn dann glücklicherweise frei. Das war ein begrüßenswerter Beschluß: denn Ausbildung und wissenschaftliche wie auch klinische Kenntnis der klassischen Medizin (Anatomie, Physiologie, Symptomatologie etc.) haben keinerlei Berührungspunkte mit Kenntnis und Praxis der traditionellen chinesischen Medizin. Theorie und Praxis der Längenkreise und Punkte stimmen absolut nicht mit anatomischen und physiologischen Maßen überein. Im äußersten Fall könnte man sogar sagen: eine abendländische medizinische Ausbildung stellt ein gewisses Handikap dar. Akupunktur ist ganz einfach eine andere Form der Heilkunst.

Jetzt ist mir das große Wort entschlüpft, auf dem mein Vater so hartnäckig insistiert: Medizin ist keine exakte Wissenschaft, sondern eine Kunst!

Bei einer vom Zentrum für internationale Kulturbeziehungen organisierten Diskussion, an der auch mein Vater teilnahm, hat

Dr. Cherchère das Problem der Heiltechniken und des Empirismus in der Medizin zur Sprache gebracht:

„Sobald man ausgetretene Pfade verläßt, wird man schon als Heilpraktiker, ja als illegales und suspektes Individuum abgetan.

Ich erinnere nur daran, daß Laënnec* auf diese Weise ausgestoßen wurde (dessen Enkel, Théo Laënnec, trat als Zeuge in einem Prozeß meines Vaters auf), daß Claude Bernard niemals in die Medizinische Akademie aufgenommen wurde, daß Pasteur (dieser ‚Chemiepanscher', wie ihn die Päpste der Medizin verächtlich nannten) die größten Schwierigkeiten gemacht wurden. Und wenn Freud heute wiederkäme, würde er als Heilpraktiker übelster Sorte, ja als gefährlicher Scharlatan angesehen werden.

Man wirft den Heilpraktikern vor, Empiriker zu sein. Als ob ursprünglich nicht jede Form der Medizin empirisch gewesen wäre! Als man zum ersten Mal einem Kranken Digitalis verordnete, wußte man nicht, ob der Kranke daran sterben oder aber sein Herz dadurch gebessert werden würde. Und als man zum ersten Mal Impfungen durchführte, war es genauso."

In einem brillanten Artikel** hat Dr. Pierre Winter das Problem der Grenzen der offiziellen, einzig gültigen und anerkannten Medizin eingekreist:

„Die moderne Medizin hat einen so hohen Grad an Spezialisierung erreicht, daß sie den kranken Menschen vom übrigen Kosmos und ein krankes Organ vom restlichen Körper isoliert; sie zerlegt ihn gewissermaßen in Einzelteile, da sie ihn so besser studieren und behandeln zu können glaubt . . . Wir haben dieses Verfahren ‚Artilleristenmedizin' genannt, da sie die verschiedensten Substanzen injiziert, ohne die unmittelbaren oder sich erst später zeigenden Auswirkungen auf den Organismus zu berücksichtigen.

Die Selbstsicherheit, mit der der moderne Arzt seine Praxis betreibt, ist eine Gefahr, die man nicht übersehen sollte. Seine Bildung ist notgedrungen begrenzt, da er sich auf ein Lehr-

* René Laënnec (1781–1826), Erfinder der Auskultation (lat. auscultare – abhorchen, Anm. d. Üb.).

** *Médecine officielle, Médecine hérétique.*

system stützt, das zu dogmatisch ist und dessen Unfehlbarkeit anscheinend nie in Zweifel gezogen werden soll."

Auf der ganzen Welt scheint man sich übrigens der Grenzen der offiziellen Medizin mehr und mehr bewußt zu werden. Mit größtem Interesse las mein Vater kürzlich eine Nummer von *La Nef*, der von Edgar Faures Gattin, Lucie Faure, herausgegebenen Zeitschrift. Unsere brillante und höchst kompetente Freundin Lucie Faure erteilte dort unter dem reizvollen Titel „*Vers une anti-médecine*" berühmten Ärzten das Wort, unter anderem den Professoren André Bourguignon, Paul Milliez, Henri Pequignot, Jean Hamburger, Georges Mathé, André Varay, Cyrille Koupernik. Schon auf der ersten Seite dieser bemerkenswerten Arbeit steckt Prof. Bourguignon den Rahmen der den Arzt, den Patienten und die moderne Gesellschaft umfassenden Artikelserie ab. „Heute triumphiert die Medizin, und dieser Triumph scheint ihr gesichert. Gleichzeitig beginnt jedoch die Tragik: nämlich die, die jeder unvermeidlichen Mutation vorausgeht. Hierbei nimmt die Medizin auch nur am allgemeinen Drama unserer Zivilisation teil." Und abschließend: „Dieser tragischen Situation kann die Medizin aber entkommen, zwar nicht durch einen Schritt nach rückwärts (. . .), sondern durch einen totalen Umsturz der Lehrmethoden und der Ausbildung, der Forschung, der Theorie und der Praxis (. . .). Wir müssen eine neue medizinische Wissenschaft ausarbeiten und neue Ärzte ausbilden. Leider kommt der stärkste Widerstand gegen diese Erneuerung aus der Ärzteschaft selbst, denn die Ärzte sind von Natur aus – was erwiesen ist und geschichtlich belegt werden kann – konservativ und mehr als alle anderen Berufszweige Veränderungen gegenüber abgeneigt."

In einem dem „Colloquium für Parapsychologie" vorgelegten Bericht hat Dr. Hubert Larcher das Grundthema des sogenannten „therapeutischen Hochmuts" erneut aufgegriffen:

„Den Ärzten, die vom therapeutischen Hochmut nicht verblendet sind, gilt es zu zeigen, daß es für den Fortschritt der Medizin von höchster Wichtigkeit wäre, den Mechanismus, wenn nicht sogar die Genese der spontanen Heilungen zu studieren, die sich unseren therapeutischen Anstrengungen doch gleichsam als Modell darbieten, denn sonst würden wir ja den Erfolg einzig und allein den Heilpraktikern überlassen, die unsere Ignoranz oder unsere Ablehnung von nicht therapeutischen Heilungen für sich ausschlachten werden."

Das stimmte mit dem überein, was Freud schon in „Psychoanalyse und Medizin" zur Ausbildung des Medizinstudenten dargelegt hatte: „Seine Aufmerksamkeit wird auf objektive, beweisbare Tatsachen anatomischer, physischer, chemischer Art gelenkt, von deren Verständnis und Handhabung der Erfolg der medizinischen Aktion angeblich abhängt . . ."

Meinem Vater war immer klar, daß der kranke Mensch nicht „vom Kosmos isoliert" werden darf, wie Dr. Winter ausführte. Die Weisheit seiner Väter, der zwischen Bäumen und Pflanzen aufgewachsenen Bauern hatte ihn gelehrt, daß eine gegenseitige Abhängigkeit, eine tief wurzelnde Beziehung Menschen und Pflanzen und Pflanzen und Menschen mit dem Meer und den Planeten verbindet, „daß es nicht grundlos ist, wenn unter dem falschen Mond gepflückte Pflanzen nicht heilen, wie ja auch im falschen Augenblick geschlagenes Holz nicht trocknet, sondern verfault." Die große Maschinerie des Kosmos kümmert sich nicht um medizinische Dogmen. Und weil sie den Menschen (und seine Krankheit) mit dem Kosmos verbindet, ist die Akupunktur eine hervorragende Therapie, die sich an den „mit der Welt verbundenen Menschen" und nicht an den „in Scheiben geschnittenen Menschen" richtet, den die offizielle dogmatische Medizin allein gelten läßt.

Auch die Pflanzenheilkunde wendet sich an den kranken Menschen als Gesamtheit. Sie heilt, indem sie den Kranken in den großen Zyklus des Universums einbezieht, indem sie auf der Ebene des geheimnisvollen Naturaustauschs das physicochemische Gleichgewicht wiederherstellt, welches das Gewebe des Lebens ausmacht.

Man muß schon „intelligent" sein wie einer dieser „Päpste", dieser Spezialisten im wissenschaftlichen Zerlegen des Kranken, und vom therapeutischen Hochmut völlig durchdrungen, um zu erklären, was jener Professor für Medizin und Pharmazie, der beim letzten Prozeß meines Vaters als Zeuge auftrat, von sich gab:

„Herr Präsident, glauben Sie, daß in einer Zeit, wo die rechtmäßige Wissenschaft das Problem der Hormone und der

Allergien beinahe schon unter Kontrolle hat, in einer Zeit, wo rationale Erkenntnisse die Entdeckung der Antibiotika und die Beherrschung der Anästhesie ermöglicht haben, wo man in der Wiederbelebung enorme Fortschritte gemacht hat, glauben Sie, daß in der Zeit der elektronischen Mikroskope ein echtes Interesse besteht, die folkloristischen Experimente des Herrn Mességué zu studieren?"

Ich finde diese Erklärung höchst interessant, weil sie in ihrer Perfektion die geistige Haltung einer gewissen offiziellen, verblendeten Medizin darstellt, die vor allem, was nicht in ihrem kurzsichtigen Blickwinkel liegt, die Augen schließt, ihrer Unfehlbarkeit sicher ist und sofort bereit ist, Scheiterhaufen zu errichten, um die Exkommunizierten zu verbrennen.

Ohne Zweifel hätte besagter „Papst" vor zwanzig Jahren genau den gleichen Satz in bezug auf die Akupunktur von sich gegeben! Ohne Zweifel wird er auch bei der Lektüre von Dr. Winters Ausführungen schockiert und erstaunt die Augenbrauen hochziehen und bemerken: „Kosmos? Was ist denn das schon wieder für ein folkloristischer Begriff?"

Für diesen Papst der Medizin besteht das Idealbild des Kranken sicherlich in einem sorgfältig in seine Einzelteile zerlegten Menschen, den man der höchst subtilen Erforschung des Elektronenmikroskops und einer Unzahl von Einzelanalysen unterziehen kann. Vollkommen glücklich wird dieser Papst erst an dem Tag sein, an dem der Kranke wie eine Armbanduhr bis aufs letzte Rädchen auseinandergenommen ist und er bei Betrachtung seines Werks ausrufen kann: „Jetzt kenne ich alles, was da drin ist!"

Er wird zwar „alles, was da drin ist" kennen, aber noch lange nicht wissen, wie und warum die einzelnen Organe funktionieren! Er wird nicht wissen, warum und wie ein Kranker wie etwa Varna – das erste „Wunder" meines Vaters* –, der seit drei Tagen mit abgestorbenen Nieren im Urämiekoma lag und von der „legalen Wissenschaft" bereits aufgegeben war, nach einer Kompressenbehandlung aus Schöllkraut, Besenginster und Rolandsdistel plötzlich gerettet werden konnte. Er kann nämlich nicht verstehen, warum dieser scheinbar Tote, der seit drei

* s. Von Menschen und Pflanzen, Verlag Molden S. 80 ff.

Tagen nicht mehr urinieren konnte, obwohl alle klassischen Heilmittel an ihm ausprobiert worden waren, nun plötzlich vier Stunden später acht Liter Flüssigkeit von sich geben konnte!

Er wird auch nicht begreifen können, wie und warum dieser Pariser Ingenieur Rameau* meinen Vater aufsuchte und sagte: „Vor Ihnen habe ich alle Größen der Medizin aufgesucht. Die Ärzte aber mußten sich als für mich nicht zuständig erklären. Es fällt ihnen zu meinem Fall nichts mehr ein. Ich wurde in Ypern gasvergiftet und leide nun seit dreißig Jahren an Erstikkungsanfällen. Es kostet mich eine derartig übermenschliche Energie weiterzuleben, daß ich schon oft mit dem Gedanken gespielt habe, mir das Leben zu nehmen.“ Und warum und wie Rameau durch Fußbäder aus offizinalem Lavendel, Wiesensalbei, Schöllkraut und Klatschmohn geheilt werden konnte! Und wie und warum dieser dem Erstickungstod entronnene Mann einer französischen Wochenzeitung folgenden Brief schreiben konnte:

„Im Ersten Weltkrieg gasvergiftet, litt ich seitdem an einem derartigen Asthma, daß ich seit 1920 gezwungen war, meinen Beruf aufzugeben. Vor einiger Zeit waren meine Qualen so unerträglich geworden, daß die Ärzte mir rieten, alles, was mir nützlich schien, zu versuchen. Dank einer Behandlung mit Pflanzen vermochte Maurice Mességué mich zu heilen. Mein Zustand hat sich derart gebessert, daß ich sogar daran denke, meine Arbeit wiederaufzunehmen. Ich bin Beamter und daher wenig geneigt, etwas anzuerkennen, was unorthodox ist. Aber mein Gewissen sagt mir, daß ich diese Heilung bekanntmachen muß.“

Er wird auch dann noch lange nicht begriffen haben, wie und warum dieses sehr hübsche zwanzigjährige Mädchen mit dem verwachsenen rechten Arm, der seit Geburt gelähmt und empfindungslos war und dessentwegen sie seit Jahren alle nur erdenklichen Ärzte aufgesucht hatte, nun von meinem Vater mit Hand- und Fußbädern aus Thymian, Brennessel, Petersilie, römischer Kamille, Weißdorn, Lindenblüten, Schachtelhalm, gelber Ginsterwurzel und Zwiebel geheilt werden konnte. Ja, so vollkommen geheilt, daß sie bei einem der einundzwanzig

* s. Von Menschen und Pflanzen, Verlag Molden, S. 83.

Prozesse meines Vaters als Zeuge auftreten und die rechte Hand zum Eid heben konnte, wobei sie – nach dem „die Wahrheit, die ganze Wahrheit und nichts als die Wahrheit" – hinzufügte:

„Daß ich das jetzt kann, habe ich nur Herrn Mességué zu verdanken!"

Er wäre auch nicht in der Lage, zu erklären, wieso diese „Wunderfälle" meines Vaters (es gibt Dutzende) geheilt werden konnten. Aber selbstverständlich hätte er gelehrt die drei klassischen Erklärungen aufgezählt, die die letzte Zuflucht dieser „Päpste" sind, sobald sie sich diesen „skandalösen", weil nicht mit der traditionellen Therapie erreichten Heilungen gegenübersehen:

1. Der Patient war in Wirklichkeit nicht krank. Er glaubte sich nur krank, und der Arzt hatte sich dieser Meinung angeschlossen.
2. Während einer längeren Zeitspanne hatte der Patient eine oder gar mehrere Behandlungsmethoden befolgt. Diese Behandlungen schlugen verspätet an, und der Heilpraktiker erntet dann die Früchte dieser Therapie.
3. Der Kranke ist ein Neurotiker. In diesen Fällen führen alle Behandlungsweisen, ja sogar das Handauflegen, zu Erfolg.

In seiner Unfehlbarkeit bestätigt, wird dieser „Papst" von neuem darangehen, seine Kranken in Stücke zu zerlegen, „um zu sehen, was da drin ist".

Keine Sekunde wird er sich fragen, ob dieser kranke Mensch, der keine der Natur fremde Monade ist, wie Descartes definiert (von diesem abendländischen Gedanken leitet sich nicht nur die für die Katastrophen der modernen Industriegesellschaft verantwortliche Ideologie her, sondern auch die dogmatische Spezialisierungsmedizin, die alles in Quantitäten messen will); er wird sich nicht fragen, ob dieser Mensch nicht vielleicht Teil eines Ganzen ist, ein Element, das in dem großen universalen Puzzle neben den anderen Lebensformen wie Pflanzen- und Mineralwelt seinen Platz hat, und ob nicht eine höhere Harmonie ihn eingliedert in dieses riesige Ökosystem . . ., auch wird er sich nicht die Frage stellen, ob die Krankheit nicht gerade eine Unterbrechung dieser Harmonie ist . . ., und ob die Heilung nicht vielleicht eine auf irgendeine Weise erreichte Wiederherstellung dieser zerbrochenen Harmonie bedeuten könnte.

„Genau das tun die Akupunkteure", meint mein Vater, wenn sie den fehlgeleiteten Kreislauf von positiver und negativer Energie wieder in Ordnung bringen, diese Universalenergie, die sowohl in den Planeten, als auch in den Menschen zirkuliert – „denn was dort oben ist, ist genauso hier unten", sagt der große Paracelsus, dieses erstaunliche und viel zuwenig bekannte Genie, wohl der größte Naturheilkundler, der die „sympathische Medizin" erfunden – oder vielmehr formuliert – hatte, über die sich Generationen von medizinischen Päpsten später lustig machten. Heute lacht man viel weniger darüber. Paracelsus glaubte, daß das körperliche Gleichgewicht von einer Kraft herstamme, die er „magnal" nannte – der innere Arzt des Körpers. Er glaubte ferner, daß diese Kraft verschiedensten Einflüssen ausgesetzt sei, und kam zu dem Schluß, daß dem kranken Menschen seine Gesundheit wiedergegeben werden könne, sobald man das Gleichgewicht der „Magnalkraft" wiederherstelle.

„Leider" – stellt Maurice Mességué bedauernd fest, wenn er ab und zu mit uns darüber spricht – „leider ist dieser großartige Gedanke in einer Flut von Alchimistenrezepten und oft obskuren und konfusen okkultistischen Betrachtungen untergegangen. Aber die Gesamtvision des Philippus Aureolus Theophrastus Bombastus von Hohenheim, genannt Paracelsus, ist die eines genialen Wegbereiters, dem eines Tages unweigerlich Gerechtigkeit widerfahren wird."

Mein Vater, der Paracelsus grenzenlos bewundert, hat mit großer Freude vernommen, daß ein Professor für Pflanzenbiologie an der Universität Metz einige in Afrika kursierende Theorien mit einer Behauptung Paracelsus' in Zusammenhang gebracht hat: „Alles, was die Natur hervorbringt, formt sie nach dem Bild der Eigenschaften, die sie darin zu verstecken sucht."

„Die Wahl der Droge" – heißt es in dem Artikel* – „folgt

* *Nations solidaires.*

dem alten Spruch der Ärzte des 15. Jahrhunderts, nach dem die therapeutische Eigenschaft durch die Ähnlichkeit bestimmt ist, *Similia similibus, curantus.* So werden etwa in Afrika die schleimhaltigen Pflanzen als Aphrodisiaka angesehen, weil sie im Absud eine dicke, klebrige Flüssigkeit produzieren, die von den Eingeborenenstämmen verwendet wird."

Auch Prof. J. L. Pelt ist wie mein Vater der Meinung, daß diese Zeichentheorie, das Fundament des traditionellen afrikanischen Arzneibuches, durchaus Beachtung verdient.

„Natürlich kann man lächeln, wenn man beteuert bekommt, Bohnen seien gut gegen Nierenkrankheiten, weil sie die Form des Organs haben; aber auch so umstrittene Medikamente wie Kolchizin gegen Gicht, Aspirin oder galletreibende Mittel können aufgrund ihrer in ihnen entdeckten Zeichensymbolik verordnet sein." Es stimmt nämlich, daß die Knolle der Herbstzeitlose (Colchicum) an eine gichtige Zehe denken läßt, daß Aspirin seinen Ursprung in der Weidenrinde hat, einem Baum, der ohne Schaden mit „nassen Füssen" leben kann, wie bei uns die Kräuterweiblein sagen, wodurch er jeder Kälte zu widerstehen vermag. Alle Bitterpflanzen schließlich wirken galletreibend.

Nach Prof. Pelt könnte eine Erklärung darin zu suchen sein, daß diese Zeichen den Drogen nachträglich verliehen wurden. Ihre Verwendung aber habe rein empirischen Ursprung.

Ohne es eigentlich zu wollen, ist mein Vater zu einer Galionsfigur für dieses „Zurück zur *Natura medicatrix*" geworden, die heute zu einem Leitgedanken unserer technologisierten Welt geworden ist. Seine alte Bauernweisheit, seine von den Urvätern ererbte Kenntnis der Pflanzen und sein langer Kampf für die Naturheilkunde und die natürliche Ernährung haben ihm Symbolwert verliehen.

Überall wünscht man den „Meister der Pflanzen", den Bürgermeister von Fleurance, den Präsidenten des „Verbandes zur Verteidigung der Natur" zu sehen, zu sprechen und zu befragen. Man führt Prozessionen nach Gavarret, zum „Haus der Pflanzen" (das von einem Besucher so nett „Maison Herbière" genannt wurde), um den Platz zu sehen, wo diese

Wunderpflanzen wachsen. Man spürt instinktiv, daß dieser Mann, der sich den Kontakt zur alten Mutter Natur bewahrt hat, Antworten und Lösungen, ja sogar Hilfe bieten kann. Und das stimmt auch.

Weil er es verstanden hat, mit seinen Wurzeln, seinen Traditionen, seinen tausendjährigen, ererbten Kenntnissen verbunden zu bleiben, hat mein Vater stets die richtige Einstellung und die richtige Lösung zu bieten. Er hat sich bewahrt, was die Menschheit, die sich angesichts des zerstörerischen Wahns ihrer Technologie Fragen stellt, noch retten kann: das menschliche Maß.

Er hat ganz einfach diese Philosophie wiederentdeckt – oder zu bewahren vermocht –, die eine Marie Thuillier aus Etelle so wunderbar schlicht zum Ausdruck brachte, als man sie an ihrem 103. Geburtstag nach ihrem Geheimnis fragte: „Ärzte? Kenn' ich gar nicht . . . In meinem ganzen Leben habe ich mich nur mit Wasser und Pflanzen kuriert. Die Natur schenkt einem die Mittel, geboren zu werden, zu leben und sich zu kurieren. Oft ist es der Mensch, der das Mittel zum Sterben liefert."

Abgesehen von seiner Pflanzenkenntnis, waren es diese Weisheit und dieses menschliche Maß, die für den außerordentlichen Erfolg meines Vaters verantwortlich sind. Die Kranken, die er behandelte, spürten irgendwie die Ausstrahlung seines inneren Gleichgewichts, seiner menschlichen Wärme und der Freundschaft, die er anderen entgegenbringt.

Gewiß, er heilte, ja rettete diese Kranken; aber er tat ein Übriges, indem er ihnen einfach Güte angedeihen ließ, so wie er all jenen Güte schenkt, die ihm begegnen; „Menschen, die sich darum bemühen würden, anderen einzig durch Menschlichkeit und Wohltat ihre Gesundheit wiederzugeben, stünden weit über den Großen dieser Erde", hat Voltaire geschrieben, der selber häufig krank war und daher gewußt hat, wovon er redet. Vieles davon ist in Maurice Mességués Heilmethode enthalten, und gerade dieses Geheimnis möchte ich mit diesem Buch bekanntmachen.

Mein Vater hat sich nie für einen mit Macht ausgestatteten weisen Magier gehalten, was übrigens Maître Maurice Garçon, seinen Verteidiger in den ersten Prozessen, im höchsten Grade enttäuscht hat. Anwalt Garçon war ein Anhänger des Okkultismus, der Zauberkunst sowie der Schwarzen und Weißen Magie. Die Kräfte meines Vaters stammen aber weder aus dem Bereich des Übernatürlichen, noch aus dem des Metaphysischen – sie sind vielmehr die Kräfte einer starken und aufrechten Seele, eines Mannes, der in der Natur zu seiner inneren Wahrheit gefunden hat.

Sogar die berühmtesten Persönlichkeiten, die Stars und großen Männer unserer Geschichte, die er kennengelernt und fallweise auch behandelt hat, waren für diese übermäßig starke „Sympathie", diese innere Kraft und die heute so selten gewordene Selbstsicherheit empfänglich.

Außergewöhnliche Persönlichkeiten wie die Mistinguett, Churchill, Adenauer, Präsident Herriot, Präsident Pinay, Colette, Robert Schumann, Lord Beaverbrook, Anwalt Floriot und andere erkannten nicht nur die Qualitäten des Phytotherapeuten mit den phantastischen Wunderkuren, sondern vor allem die des Menschen, der es ablehnte, seinen Heimatakzent abzulegen, Dandy oder Playboy zu spielen und der ihnen ganz ruhig antwortete: „Wissen Sie, ich bin ein Bauer . . .", ohne daß er aber dabei – wie viele andere – „auf Bauer machte".

Dies schrieb ihm nach dem ersten Zusammentreffen auch Jean Cocteau, der für meinen Vater „der Mann war, der mich am stärksten beeindruckt hat und den ich vielleicht am meisten bewundert und geliebt habe".

Die Begegnung mit Cocteau stand unter einem schönen Zeichen. Als mein Vater eines Tages im Wald von Fontainebleau spazierenging, kam er zufällig nach Milly-la-Forêt und schließlich an ein von Gräben umschlossenes Haus; im schwarzen Wasser schwammen langhaarige Gräser. Es war das Haus von Jean Cocteau. Mein Vater stieß die Tür zur Kapelle auf und sah einen Mann, der die Wände mit Engeln bemalte – Engel auf einem Untergrund von Butterblumen. Es war der alte Magier mit dem kränklichen Herzen, den mein Vater gerade mit der Blume, die er soeben malte, behandeln sollte . . .

Als sie sich später trennten, sagte Cocteau zu meinem Vater: „Sie sind aus Lehm und Blut gemacht, Maurice Mességué. Sie wiegen das schwere Gewicht eines Mannes wie mein Freund Pablo Picasso."

Und einige Tage später schrieb er ihm:

Mein lieber Freund,

ich bin Ihnen unendlich dankbar, daß Sie mich besucht und mir das Ergebnis Ihrer langjährigen Studien geschickt haben.

Ihr Buch hat mir bestätigt, was Sie sind – und die Rolle, die Ihr Herz in Ihrer Wissenschaft spielt. Allein der Kontakt mit Ihnen hat mir gut getan – denn unsere Erfolge und unser Ärger sind gleicher Natur.

Ich verlange nicht, daß man mich bewundert; ich möchte nur, daß man mir glaubt.

Ich umarme Sie JEAN COCTEAU

Und später, nachdem der Film *La Belle et la Bête* abgedreht war, der wie alle Unternehmungen Cocteaus ein Abenteuer voller Stürme, Zauber und Magie war:

Mein sehr lieber Maurice Mességué,

ich will Ihnen nur ganz schnell mitteilen, daß ich allein dank Ihrer Kräuterbäder und Ernährungsvorschläge diese entsetzlichen Strapazen des Films durchstehen konnte.

Ich umarme Sie JEAN

Abschließend möchte ich noch einige Briefe zitieren, die verschiedensten Ursprung haben. Einige wurden von berühmten Männern, andere von Fachleuten, wieder andere von Privatpersonen geschrieben.

Ich habe gerade diese Briefe ausgewählt, weil sie die Atmosphäre der einundzwanzig Prozesse wie auch den Ton der dort vorgebrachten Zeugenaussagen getreu wiedergeben.

Ich hätte noch den Brief von Pierre Clostermann, des für seine Verdienste im Krieg ausgezeichneten Autors von *Le Grand Cirque* hinzufügen können, der darauf bestanden hatte, seine im Mai 1968 vor dem Gericht in Grasse gemachte Aussage schriftlich niederzulegen. Da mein Vater Clostermanns Gattin erfolgreich behandelt hatte, hielt es dieser für seine Pflicht, vor dem Gericht zu erklären:

„Meine Anwesenheit hier soll nur als bescheidener Beweis

meiner tiefen Dankbarkeit einem Mann gegenüber gelten, der meiner Frau wieder Lebenshoffnung und Gesundheit verliehen hat, mit einem Wort: der sie geheilt hat. Denn diese Bedeutung sollte man dem Wort ‚Heilpraktiker' beimessen."

In seinem Buch „Von Menschen und Pflanzen" führt mein Vater auch die Zeugenaussage des Präsidenten Pinay an, für den er große Hochachtung empfindet, sowie Dankschreiben anderer Persönlichkeiten. Ich kann es mir gestatten, etwas weniger diskret zu sein als mein Vater, und einige Aussagen hier anführen, die in meinen Augen unbezahlbar sind, wie etwa die bereits zitierten Briefe von Jean Cocteau.

A. BESSON
Oberstaatsanwalt E. h.
beim Obersten Gerichtshof

Herr Präsident,

ich halte es für meine Pflicht, Ihnen zu bestätigen, daß der wegen illegaler Ausübung der Medizin angeklagte Maurice Mességué, dessen Angelegenheit bei der von Ihnen geleiteten Kammer anhängig ist, meine Frau von einer chronischen Krankheit geheilt hat, bei der jahrelange ärztliche Behandlungen ergebnislos geblieben waren.

Ich füge hinzu, daß ich Maurice Mességué für einen höchst ehrenwerten Menschen erachte, dessen Verhalten man als beispielhaft bezeichnen kann.

Während gewisse Zeitungen Scharlatane zu Wort kommen lassen, die Krebs zu heilen vorgeben, führt Maurice Mességué gegen diese Quacksalber eine wahre Kampagne zum Wohle der Öffentlichkeit. Mein Brief verfolgt kein anderes Ziel, als Ihnen meine Hochachtung und Freundschaft für Maurice Mességué zu beweisen.

Ich versichere Sie, Herr Präsident, meiner . . . .

A. BESSON

Dr. Albert SAVOIE
Ehemaliger Stationsarzt von
Busigny (Nord)

Cher Monsieur,
ich möchte Ihnen meine Dankbarkeit aussprechen, daß Sie mich mit so viel Sympathie und Zuvorkommenheit empfangen haben. Mit größter Freude empfand ich Ihre echte Menschlichkeit, die Sie der von mir Ihnen zugeführten Patientin entgegenbrachten, wie ich Ihnen auch meine höchste Anerkennung aussprechen möchte für Ihr Verhalten, das der reinsten medizinischen Tradition würdig ist.

Ich hoffe, daß Ihre Anstrengungen nicht vergeblich sein werden, und bin geneigt zu glauben, daß Sie dort, wo wir alle versagen mußten, Erfolg haben werden.

Auf jeden Fall werde ich Sie über das Ergebnis informieren, spreche Ihnen aber bereits heute meine besten Wünsche für ein gutes Gelingen aus, denn es handelt sich hier um ein Experiment, dessen einziges Ziel in der Heilung der Kranken besteht und somit höchstes Interesse verdient.

Dies ist ein Fall, bei dem modernste wissenschaftliche und rationale Methoden den Beweis ihres absoluten Unvermögens erbrachten, Methoden, die nicht ich allein anwandte, da die Kranke auch zweimal einen Monat in der dermatologischen Klinik von Lille bei Prof. Muriez zugebracht hat. Die Beobachtung des Verlaufs einer empirischen Behandlung und ihrer Ergebnisse kann für uns nur eine kostbare Lehre und eine Quelle fruchtbarer Erkenntnisse sein. In diesem Sinne habe ich Ihnen die Patientin zugeführt.

Ich danke Ihnen nochmals für Ihren Empfang und versichere Sie, cher Monsieur, meiner besten Grüße.

Suzanne B.
9 bis, rue Casimir Pinel
Neuilly

Herr Richter,
ich erlaube mir, Ihnen mitzuteilen, daß mein Mann seit mehr als fünfzehn Jahren bei Professoren oder Klinikärzten in kardiologischer Behandlung war, wo auch sein Asthma und seine nächtlichen Hustenanfälle behandelt wurden.

Oft war ich gezwungen, nachts den Arzt zu rufen, der meinem Mann Beruhigungsspritzen gab, und trotzdem wurde mein Mann immer schwächer.

Im Februar des Jahres 1959 gingen wir schließlich nach Beaulieu.

Das Resultat war alarmierend. Zweimal pro Tag besuchte ihn ein Arzt, und oft kam nachts ein Kardiologe aus Nizza, um ihm Spritzen zu geben.

Unsere Bekannten und auch ich selbst waren überzeugt, daß mein Mann das Frühjahr nicht überleben würde. Ohne meinem Mann etwas davon zu sagen, schrieb ich von Beaulieu aus an M. Mességué, um auch noch die letzte Möglichkeit zu versuchen.

Wenige Tage später erhielt ich sein Antwortschreiben und einen Termin für den 17. März. Er bat uns, das letzte Elektrokardiogramm mitzubringen. Ich hatte große Mühe, meinen Mann zu einem sogenannten „Heilpraktiker“ zu bringen.

Am festgesetzten Tag wurden wir zu unserem großen Erstaunen von einem sympathischen, intelligenten jungen Mann empfangen, der so gar nichts von einem Quacksalber an sich hatte.

Nach einer Untersuchung mit dem Pendel sagte er uns, mein Mann sei gar nicht herzkrank, sondern leide auf Grund der nächtlichen Hustenanfälle an einer Hypertrophie des Herzens; er werde aber nach acht Tagen schon nicht mehr husten, und somit würde nach und nach alles wieder in Ordnung kommen. Er gab ihm die Zusicherung, daß sein Zustand sich um 70 oder 80 Prozent bessern würde. Dann gab er uns folgende Ratschläge:

1. Die Behandlung des Kardiologen nicht zu unterbrechen.
2. Eine Diät zu befolgen.
3. Hand- und Fußbäder zu machen mit Pflanzenaufgüssen, die er uns vorbereitete und für drei Monate mitgab.
4. Ihn nach drei Monaten wieder aufzusuchen und ein neues EKG mitzubringen.

Seine Voraussagen traten Punkt für Punkt ein. Im Laufe von sieben Tagen hörte mein Mann zu husten auf. Im Monat Juli meldeten wir uns mit einem neuen EKG bei Mességué.

Zum großen Erstaunen unseres Kardiologen konnte auch ich bei der Röntgenaufnahme das Herz meines Mannes in fast normalem Rhythmus schlagen sehen.

Seitdem sind wir mit M. Mességué in ständigem Kontakt geblieben. Mein Mann ist inzwischen 73 Jahre alt geworden. Jeden Morgen geht er um halb neun ins Büro, hält nach dem Mittagessen eine Siesta von einer halben Stunde, geht wieder fort und kommt erst um 19 Uhr nach Hause.

Wenn von Zeit zu Zeit ein leichter asthmatischer Husten sich einstellt, rufe ich Herrn Mességué an, der sofort eine neue Pflanzeninfusion für Hand- und Fußbäder zusammenstellt, und dann ist nach ein paar Tagen alles wieder in Ordnung.

Verzeihen Sie, Herr Richter, daß ich Ihnen einen so langen Brief geschrieben habe, aber ich hoffe, daß er Ihnen den „Angeklagten“ in einem anderen Licht dargestellt hat, er ist kein unlauterer Heilpraktiker, der skrupellos und ohne Gewissensbisse die Gutgläubigkeit der Kranken ausnützt, um ihnen Unsummen aus der Tasche zu ziehen und in den meisten Fällen keinerlei Besserung erzielt.

Ich versichere Sie, Herr Richter, meiner ....

Suzanne B.

KLINIK MASSENA
Dr. Echernier
9, rue Chauvain
Nizza

Ich bestätige, daß ich nach einer Behandlung von M. Mességué durch Fußbäder eine geradezu wunderbare Heilung von meinem bereits jahrelang andauernden und auf keine andere Behandlung reagierenden Rheumatismus erfahren habe.

Dr. L. F. C.
Ehemaliger Chefarzt der
Landeskliniken

Cher Monsieur
Es ist mir ein Bedürfnis, Ihnen meine Dankbarkeit auszusprechen. Seit mehreren Jahren litt meine Frau angeblich an Funktionsstörungen, die nicht geheilt werden konnten. Nach mehreren Mißerfolgen verschiedenster Ärzte gelang es Ihnen, die völlige Gesundheit meiner Frau wiederherzustellen. Nach mehr als einem Jahr Beobachtung kann ich nun bestärken, daß meine Frau dank Ihrer Bemühungen geheilt ist, und dafür möchte ich Ihnen danken.

ASSEMBLEE NATIONALE
Lucien B.
Minister a. D.
Landtagspräsident a. D.

Sehr geehrter Herr Untersuchungsrichter,
da ich erfahren habe, daß M. Maurice Mességué von Ihnen wegen illegaler Ausübung medizinischer Tätigkeit angeklagt wird, bezeuge ich mit vorliegendem Brief, daß auch ich mich vor mehreren Jahren an ihn gewandt habe und von ihm geheilt wurde.

M. Mességué hat als einziges Honorar die Bezahlung der von ihm hergestellten Pflanzenextrakte verlangt. Ich konnte mich nur glücklich preisen, seinen Ratschlägen und seiner Behandlungsmethode Folge geleistet zu haben.

Ich könnte noch mehrere Seiten lang ähnliche Briefe zitieren. Sie gehen in die Hunderte und sind einer so rührend wie der andere; manche sind voll Rechtschreibfehler und stammen offensichtlich von schwerfälligen Arbeiter- oder Bauernhänden. Manche wurden auch von Müttern geschrieben, deren Söhne mit den Pflanzen meines Vaters geheilt wurden, von Ehemännern, jungen Mädchen, hohen Richtern, Landwirten, Königen im Exil und Facharbeitern, einige sind jämmerlich, andere wieder komisch oder überschwenglich. Das ganze Leben meines Vaters zieht hier in Form von Dankschreiben, von Beweisen der Hochachtung und Bewunderung, an einem vorbei.

Sein Leben war den Menschen, den Kranken, gewidmet, die um Heilung flehend zu ihm kamen – hochgestellte Persönlichkeiten genauso wie arme Bauern und Arbeiter, Regierungsmitglieder wie allgewaltige Finanzbosse; sie alle baten um Beendigung ihrer Qualen, immer mit der gleichen flehenden Stimme und der gleichen Angst im Blick.

Wo immer mein Vater in den letzten dreißig Jahren auftauchte, belagerte eine Menschenmenge sein Hotel, streckten sich ihm Tausende von Händen entgegen. In Brasilien waren sie zu Hunderten auf dem Flugplatz erschienen, riefen: „Milagre! Milagre!“ und reichten ihm ihre kranken Kinder entgegen. In Kanada und Deutschland schrien sie zwar nicht „Milagre!“, belagerten aber auch sein Hotel. Und auf Tobago, dieser kleinen Insel in der Karibischen See, wo mein Vater Einsamkeit suchte, sah er eines Morgens ein Flugzeug landen, dem in schöner Vollständigkeit sämtliche Regierungsmitglieder entstiegen – sie waren gekommen, um sich behandeln zu lassen.

Ja, das ganze Leben meines Vaters erschließt sich mir wie ein schönes Buch, wenn ich diese Briefe lese. Ein Leben, das dem schönsten Beruf der Welt gewidmet ist – dem Vermögen, das Leiden zu verringern und den Tod hinauszuzögern.

7

Eros und die Pflanzen

Mein Vater pflegt zu sagen: „Man kann einen Schulrat belügen, einen Gendarmen, einen Richter, ja sogar einen Arzt, aber einen Heilpraktiker belügt niemand, denn in ihm sieht man die letzte Chance; und aus diesem Grunde kennt ein Heilpraktiker die menschliche Seele mit allen ihren Tiefen ebensogut wie ein Beichtvater."

Er hat es jedenfalls immer verstanden, in der Seele des Menschen zu lesen. Er erfaßt intuitiv, er ist der geborene Psychologe und, wie alle wahren Therapeuten, ein hervorragender Beobachter. Oft hat er mir erklärt, daß er über einen ihm unbekannten Kranken sofort sehr viel gewußt habe, sobald er ihn seine Praxis habe betreten sehen. Die Art zu gehen oder sich zu setzen, die Gestalt, die Form von Gesicht und Händen, die Farbe der Haut, der Ausdruck der Augen, die „Ticks", die Stimme – all dies sagt unendlich viel über die Persönlichkeit des Menschen aus, der bei ihm Hilfe sucht: „Das alles kann man nicht aus Büchern lernen, das lehrt einzig und allein die Erfahrung; ich verfüge aber nicht allein über diese Beobachtungsgabe. Jeder gute Arzt verfährt ebenso, er ist immer ein guter Psychologe, der sich zunächst aber auch auf seine Intuition verläßt. Daher kann man habilitierter Professor und trotzdem ein schlechter Arzt oder auch ein unbekannter kleiner Landarzt und ein blendender Praktiker sein."

Diese Gabe erklärt zum Teil seinen Erfolg. Im Laufe seiner Karriere sind viele Tausende von Kranken durch seine Praxis gegangen. In allen Ländern der Erde hat er gearbeitet. Alle Figuren der menschlichen Komödie sind an ihm vorbeidefiliert; er hat Tausende von Bekenntnissen angehört; manchmal waren sie merkwürdig, meist jedoch schmerzlich, und stets ist es ihm –

dank dieser Gabe – gelungen, auch das verschlossenste und verletzteste dieser „beichtenden“ Wesen wieder aufzurichten.

Es gibt einen Bereich, wo diese Begabung, sich „konkav“ zu machen – wie Dr. Paul Voivenet es nennt –, um die Beichte des Kranken aufzunehmen, meinem Vater höchste Dienste geleistet hat. Es ist der komplexe, subtile Bereich der Sexualität.

Die Sexualität – natürlich wußte er, was das war, was der Begriff grosso modo beinhaltete; er wußte auch, daß es Männer und Frauen gibt, die von sexuellen Problemen geplagt werden, ja fast zu Tode gepeinigt sind von diesen Problemen, die so alt sind wie die Welt und für die es ebenso viele Heilmittel wie Patienten zu geben schien. Er hatte bereits einige Patienten behandelt, die „deswegen“ gekommen waren, die aber glaubten, es mit einem Zauberer, ja zumindest mit einem, der über besondere „Gaben“ verfügt, zu tun zu haben. Wütend zogen sie wieder von dannen, wenn Maurice Mességué ihnen in seiner kleinen Wohnung oder später in seiner bescheidenen Villa von Menton seine Pflanzenmazerationen anbot und zu Hand- und Fußbädern riet. Sitzbäder, Vaginalspülungen oder gezielte Abreibungen wären ihnen zur Not noch einleuchtend gewesen. Aber Füße oder Hände in ein Becken zu tauchen, um die Liebe besser genießen zu können, das überstieg das Fassungsvermögen der Patienten und Patientinnen des Heilpraktikers, der außerdem auf diesem Gebiet nicht sonderlich beschlagen zu sein schien.

Und dann kam die Mistinguett! Als ich dieses Buch zu schreiben begann, schien es mir zunächst unpassend, diese Periode im Leben meines Vaters zu beleuchten. Als ich jedoch die wichtigsten Bilder der letzten fünfundzwanzig Jahre dieser erstaunlichen Karriere zusammenzufassen versuchte, indem ich Dokumente und Dankschreiben, Vorträge und auch unveröffentlichte Überlegungen durchstöberte und sortierte, mußte ich mich doch schließlich den Tatsachen beugen: die Begegnung mit Mistinguett war für den jungen Maurice Mességué so entscheidend, daß man sie nicht einfach übergehen darf! Was diese erstaunliche Frau meinem Vater alles auf seinen Lebensweg mitgegeben hat, als er noch in den Schlacken seiner

Heimaterde befangen war! Sie hatte bereits seine Liebenswürdigkeit, seine Ausgeglichenheit, seinen Ehrgeiz und sein Können erkannt und wußte es zu schätzen! Besonders auch auf sexuellem Gebiet.

Man muß gelesen haben, was er selbst über die „Miss" schreibt*, um seine zärtliche Bewunderung und ewige Dankbarkeit dieser Frau gegenüber zu verstehen. Dann erst kann man begreifen, was sie für jene Nachkriegsjahre bedeutet hatte, als sie uneingeschränkt über alle Varietébühnen herrschte, bevor sie sich ins Hotel des Anglais nach Menton zurückzog, wo mein Vater sie von schmerzhaftem Rheumatismus heilte und sich ihm diese außergewöhnliche Persönlichkeit erschloß. Für ihn war die „Miss", deren berühmte Beine noch immer den bezaubernden Schwung zeigten, trotz ihres Alters „der Inbegriff der Schönheit und lange Jahre mein Frauenideal: sie war wahnsinnig begehrenswert und aufregend, ein klein wenig Kokotte! Sie war lebensklug und strahlte Güte aus. Aber vor allem war sie durch und durch Frau! Das war ihr Glück, denn dadurch ist sie jung geblieben".

Als wir über seine Beziehungen zur Mistinguett sprachen, legte mein Vater sehr schnell seine gewohnte Zurückhaltung ab; während er mit mir durch die Felder und Wälder seines Besitzes in Gavarret streifte, ließ er seine Erinnerungen anklingen, die er nur ab und zu unterbrach, um eine Blume oder ein Kraut zu pflücken, seinen Lieblingsrehbock zu streicheln – den er *Pompidou* genannt hatte – oder eines seiner in freier Wildbahn herumlaufenden Rehe zu begrüßen. Mistinguett besaß eine erstaunliche Kenntnis der Menschen und ihrer Schwächen und in bezug auf sexuelle Probleme eine Art sechsten Sinn, der sich geschärft hatte an den zahlreichen Abenteuern ihres Lebens, das ausschließlich dem Beruf und ihrer leidenschaftlichen Liebe zu Maurice Chevalier gewidmet war. Als mein Vater sie einmal nach Spanien begleitete – er war zum ersten Mal über die Pyrenäen gereist –, wo die Mistinguett die Rolle der berühmten Raquel Meller in *La Violeterra* spielen sollte, hörte er sie plötzlich einen Ausspruch von Rémy de Gourment zitieren, der sie so nachhaltig beeindruckt hatte, daß sie ihn fast wortwört-

* Von Menschen und Pflanzen, Kap. 10 (Anm. d. Üb.).

lich wiederzugeben vermochte: „Das Sperma ist ein Absinth, dessen Stärke nur der Kräftigste aushält. Er vergiftet das Blut des normalen Mannes, dieses ausgewachsenen Affen, der in seiner Jugend intelligent war und nun – nach überstandener Pubertät – idiotisch und grausam wird. Es war ein Kap im Wege, über das er nie hinausgekommen ist. Manchen Männern gelingt es. Sie entgehen dem Schiffbruch und schwimmen dann, frei und heiter, auf den beruhigten Wellen des Meeres dahin." Der Kommentar der Mistinguett zu diesem Ausspruch lautete: „Maurice! Ein Mann muß, wenn er ein Mann ist, diesem Schiffbruch zu entgehen versuchen! Ich glaube, daß du es schaffen wirst. Aber du hast noch viel zu lernen."

„Um sie zu verstehen", sagte mein Vater, „brauchte man ihr nur zuzuhören und sie leben zu sehen. Sie wurde zu einer unvergleichlichen Lehrmeisterin für mich, aber auch zu einer großen Wohltäterin, denn sie schickte mir viele Patienten und gestattete mir, mit recht außergewöhnlichen Personen ihrer Umgebung verschiedene Experimente durchzuführen." So erinnerte die Mistinguett etwa daran, daß im *Khamasutra* die Männer in Hasen, Stiere und Hengste und die Frauen in Gazellen, Stuten und Elefanten eingeteilt werden. „Ich war immer eine Stute", betonte sie, „aber eine recht schwer zu zähmende Stute."

Dank ihrer Ratschläge und vertraulichen Mitteilungen lernte mein Vater recht schnell, sexuelle Krankheiten zu behandeln und zu heilen. Miss hatte ihn besonders auf den Alptraum aller alternden Männer aufmerksam gemacht: die Impotenz, und hatte ihn auch über die Bemühungen informiert, die man allgemein zur Behebung dieser Krankheit anwandte. „Es stimmt", bestätigte mein Vater, „daß ich erst seit damals erkennen kann, wie sehr die Impotenz bei alten Männern zu quälenden Angstzuständen führen kann. Sehr groß ist die Zahl all jener Männer, auf deren ‚tolle Leistungen' das Alter keinerlei Einfluß zu haben schien – wie etwa Victor Hugo –, und die dann eines Tages zu mir kamen und flehentlich um eine Verlängerung ihres Sexuallebens bettelten, was sie nicht selten wegen der Eindringlichkeit ihrer Bitten in ein peinliches Licht rückte.

Vor fünf Jahren suchte mich ein sehr bekannter Filmproduzent auf, der von einem Schwarm von Starlets umgeben war, die sich alle eine glänzende Karriere erhofften. Der Mann feierte die wildesten Orgien mit den jungen Frauen, die für eine winzige Rolle in irgendeinem zweitklassigen Film alles zu tun bereit waren.

Der auf sexuellem Gebiet recht leistungsfähige und meist stark gedopte Mann hatte sich während der vorangegangenen Woche Sorgen um den guten Ausgang eines galanten Abenteuers gemacht. Er kam in meine Praxis auf Anraten eines künftigen Politikers, dem ich eine geradezu schmeichelhafte Lebensdynamik wiedergegeben hatte und der nun, im Vollbesitz seiner jugendlichen Kräfte, keine Gelegenheit ausließ, mein Lob zu singen.

Der Filmmensch zog also mit Vorschriften von dannen, die ihn, gelinde gesagt, etwas verblüfften. Er, der an alle Arten von Aufputschmitteln gewöhnt war, sah sich nun zu Sitzbädern verurteilt, in deren Zusammensetzung selbstverständlich meine Lieblingspflanzen vertreten waren: Bärenklau (Wurzeln, Blätter und Samenkörner), Schöllkraut, Pfefferkraut, Blätter und Blüten der Butterblume, zerriebene Samenkörner des Bockshornklees und Minzenblätter mit dem penetranten Duft.

Außerdem legte ich ihm noch nahe, wenn er wirklich geheilt werden wolle, auf den Konsum von Alkohol zu verzichten, eine Diät mit Sellerie, Zwiebel, Knoblauch, Pfeffer, Gewürzen und verschiedenen Aromaten zu befolgen und tagtäglich zu Fuß ins Studio zu gehen, was mir im übrigen seine Kräfte zu übersteigen schien.

Trotz seiner Verwunderung schieden wir als gute Freunde. In seiner Art von Diskretion hatte er mir eine Reihe von höchst ergötzlichen Geschichten erzählt, deren Hauptakteure bekannte Stars waren. Bevor er mich verließ, lud er mich noch zu einem Abendessen ein, das einige Tage später in einer prachtvollen Villa eines Pariser Vororts stattfinden sollte und bei dem Filmleute, Schauspieler, Regisseure und Produzenten erwartet wurden.

Bereits nach dem Aperitif stand für mich fest, daß der Abend reich an spektakulären Auftritten sein und in wüsten Orgien enden würde. Auf diesem Fest war alles vertreten: junge und schöne Frauen, deren winzige und sündteure Kleidungsstücke so gut wie nichts verbargen, faunähnliche, stark angetrunkene Mittfünfziger, die mit aggressiver Hartnäckigkeit nach Rehen haschten, in einer schwülen und beklemmenden Atmosphäre von Rauch, Musik, Geschrei und Gelächter. Als sich dieses Völkchen dann zu Tisch begab, waren die Gedanken der meisten, durchwegs schon leicht Betrunkenen, bei anderen Freuden als denen der Tafel. Und als das Dessert aufgetragen wurde, sah ich plötzlich meinen Freund, den Produzenten, der den ganzen Abend schon im wahrsten Sinne des Wortes an einer hinreißenden, fast nackten Blondine geklebt hatte, wie er dieses üppige Geschöpf auf den Tisch beförderte und sie ohne viel Federlesens nahm, ohne sich vom Getöse des zerschlagenden Geschirrs, des Gelächters, der Bravorufe, der Kommentare oder der zur Abkühlung gedachten Champagnerduschen stören zu lassen. Die Fortsetzung dieser reizenden Abendeinladung kann sich jedermann vorstellen . . . Nach zwei oder drei Visiten bei mir zog es der Filmproduzent dann doch vor, so wie bisher weiterzuleben, selbst auf die Gefahr hin, alles zu verlieren. Seine Partnerin ist übrigens einer unserer berühmtesten Stars geworden, wie auch zwei andere Schönheiten, deren Gesichter ich an jenem Abend in dem dichten Rauch kaum wahrnehmen konnte."

Sexuelle Probleme spielen im Leben der Menschen eine entscheidende Rolle, ob nun beim Film oder im Geschäftsleben, bei Firmenbossen oder ihren Handlangern.

Seit eh und je haben um ihre Virilität besorgte Männer – oder unter dem Angsttraum der Frigidität leidende Frauen – den Zauberer aufgesucht, den „Medizinmann", der ihnen ihre Potenz oder ihre Liebesfähigkeit wiedergeben sollte. Die vom Verlust des sexuellen Appetits heimgesuchten Greise haben stets auf Aphrodisiaka, jene magischen Substanzen, zurückgegriffen; diese geheimen Kräfte sollten aus ihnen wieder Männer machen.

Der Sex hat heute mehr denn je eine enorme soziologische Bedeutung. Er dominiert, triumphiert, ja beherrscht alles, so daß man nicht grundlos plötzlich von einer „Sexrevolution" sprechen konnte.

Erotik und Pornographie sind zu einem integrierenden Bestandteil des Sittenlebens geworden. An jeder Ecke stößt man auf Sexshops. Im Sportpalast von Kopenhagen, in K. B. Halen, wurde eine Sex-Messe durchgeführt, wo alle nur denkbaren Erfindungen zur Stimulierung der Sinne angeboten wurden: Kunststoffartikel, audio-visuelles Material, Erzeugnisse der Chemie und Paramedizin etc. ... Es gibt eine Art „Generaldirektorin" des Sex, Beate H. Uhse, eine achtundvierzigjährige Deutsche, die mit dem Vertrieb von Sexartikeln ein wahres Handelsimperium aufgebaut hat; in ihren Läden findet man erotische oder wissenschaftliche Literatur (*Sexualhygiene*, *Partnerglück* etc. ...), Filme zur Sexualerziehung und vor allem eine vollständige Sammlung sexueller Stimulantia: Parfümzerstäuber *Kiss me*, Duftkerze *Love me*, Cocktail *Kythera*, aufpeitschende Bonbons und Schokolade, Manneskraft verleihende Cremes, erotische Geräte aller Formen, Längen und Substanzen. Frau Beate Uhse besitzt heute neun Geschäfte, hat dreihundert Angestellte und erzielt einen Jahresumsatz von zwanzigtausend Franc.

In eigenen Instituten untersucht man bereits wissenschaftlich das Verhalten von Mann und Frau; so etwa im Institut für Sexologie der Universität von Indiana. Seit dem berühmten Kinsey-Report von 1940 hat man den Durchschnittsfranzosen oder -deutschen Befragungstests unterzogen und die Antworten auf Statistikkarten festgehalten ... Man weiß, wie oft pro Jahr, pro Monat und pro Tag er den Liebesakt vollzieht, man kennt den Prozentsatz derer, die „dabei" sprechen oder schweigen, Beleuchtung oder Dunkelheit lieben und so weiter. Und der Simon-Report über das Sexualleben der Franzosen ist zu einem Handbuch für den Mann auf der Straße geworden.

Die Sexualität ist heute also auch schon vom Computer erfaßt worden.

Die Liberale Frauenbewegung fordert außerdem noch sexuelle Gleichberechtigung, so wie sie Gleichberechtigung auf dem Gehaltssektor fordert. Einige dieser resoluten Damen beabsichtigen kaltblütig, die männlichen Unterdrücker ihrer typischen Attribute zu berauben; der Fährte ihrer Anführer folgend – unter ihnen Kate Millet, Autorin des Bestsellers *Sexus und Herrschaft – Die Tyrannei des Mannes in unserer Gesellschaft* –, halten sie Meetings ab, organisieren Protestmärsche, ziehen Spruchbänder schwingend durch die Straßen und kleben Plakate, auf denen zu lesen ist: *Sodom und Gomorrha, Der Kampf geht weiter! Es lebe die Hysterie!*

Wir Provinzleute sind etwas überrascht und belustigt, wenn wir hinter den emanzipierten Frauen in geschlossenen Reihen die *Fhar* (Befreiungsfront der Homosexuellen) mitmarschieren sehen, die ihrerseits die Standarte der unterdrückten Sexualminderheiten schwingt. Minoritäten und Unterdrückte, in welchen Kreisen werdet ihr Unterschlupf finden?!

Wenn man auch dreitausend Jahre wenig über den Sex gesprochen hat und wenn Eros, der Allmächtige Gott, bisher ein schweigender Gott war, so tritt er heute, Slogans brüllend, auf öffentlichen Plätzen auf.

„Trotz der Erotikwelle und der lautstarken Aufforderung zur sexuellen Freiheit und Sexualerziehung, wird dieses Thema noch immer nicht sehr leicht und offenherzig angeschnitten", bestätigt mein Vater. „Und die Franzosen, die im Ausland als das Volk des Vergnügens schlechthin gelten, sprechen hierüber noch weniger frei als die Ausländer."

In Fällen von sexuellem Versagen hat mein Vater immer beachtliche Erfolge erzielt. Mehr als fünfzehntausend solcher Fälle hat er behandelt und etwa zwölftausend Heilungen oder zumindest merkliche Besserungen erzielen können.

Die Phytotherapie wirkt in oft spektakulärer Weise auf Impotenz und Frigidität, diese Dramen, die das Leben so mancher Paare im wahrsten Sinne des Wortes vergiften.

Niemals hat mein Vater diese „Beichten" leichtfertig abgetan, wenn verheiratete Frauen und Männer, oft Familienväter, bei ihm ihre Ängste loswerden und sich aussprechen wollten. Er hörte sie an und half ihnen mit seiner großen Begabung zum Einfühlungsvermögen und Verständnis.

Die bittere Feststellung des Schriftstellers Chamfort hat er sich zu eigen gemacht: „Scheidung und Ehebruch schlafen jede Nacht mit im Ehebett. Die eheliche Liebe stirbt durch Selbstansteckung."

Tausende Male konnte mein Vater die Wahrheit dieser Behauptung bestätigen, nicht ohne jedoch vorher alles in Bewegung gesetzt zu haben – oft mit Erfolg –, um den Fortgang einer verhängnisvollen Entwicklung zu unterbrechen.

Bedeutende Persönlichkeiten mit hoher Stellung in der

sozialen Hierarchie und mit weitgesteckten Verantwortungsbereichen, junge Menschen knapp vor dem Selbstmord, Paare kurz vor der endgültigen Entscheidung zur Trennung, Sadisten, Perverse, Fehlgeleitete und Unbefriedigte aller Altersklassen vertrauten ihm, oft unter Tränen, ihre Verzweiflung und Kümmernisse an.

In langen Gesprächen, die eigentlich Monologe waren und die für meine Brüder und mich unbezahlbare Lektionen darstellten, überzeugte uns mein Vater, wobei er bei seiner Diskretion immer nur ganz allgemein sprach, daß „man sich davor zu hüten habe, voreilige Urteile über diese Wesen zu sprechen, denn letzten Endes besitzen die Frauen die Moral ihrer Natur, was man für gewöhnlich ihr Temperament nennt, was aber eigentlich die Moral ihrer Drüsen ist.

Einer unserer heimatlichen Schriftsteller", erklärt er, „eine Figur, die nur aus der Gascogne stammen konnte, rauh, direkt, aber gelehrt und scharfsinnig, ein gewisser Champagnou, der den großen südländischen Psychologen kaum verbergen kann, fand eine Erklärung für diese entscheidende Wirkung der Genitalsyndrome, der hyperfunktionellen Insuffizienz, was meine Beobachtungen in allen Punkten bestätigte; er sagte: ‚Die menschlichen Wesen haben die Moral ihrer inneren Chemie.'

Wie kann man auch glauben", kommentiert mein Vater, „daß ein Hyposexueller, ein Hypersexueller, ein Normaler, ein Homosexueller dem Leben gegenüber identische Verhaltensweisen zeigt? Aufgrund welchen Gesetzes und mit welchen Urteilskriterien? Während meiner fünfundzwanzigjährigen Behandlungstätigkeit habe ich nur immer eines im Auge behalten: ich mußte versuchen, sie zu heilen. Auf diese Weise gelang es mir, zahlreiche Paare zu retten, denn in Betten, wo das Vergnügen keinen Platz mehr findet, gedeiht die bittere Blume des Hasses sehr schnell." Das moderne Leben mit seinen Spannungen, seinem Streß, seinen permanenten Aggressionen und seinem Lärm fabriziert serienweise Menschen mit verbrauchten Nerven, zu Neurosen neigende oder sexuell verbrauchte Menschen.

So schrieb etwa Dr. Steckel, ein berühmter Sexologe:

„Die menschliche Unfähigkeit zur Liebe wird in immer stärkerem Maße zum Alptraum der Menschheit. Die Impotenz ist heutzutage bereits eine Krankheit des Intellekts geworden, die nicht nur das männliche Geschlecht befällt, sondern jeden Impotenten zum Mittelpunkt einer Liebestragödie macht. Dadurch wird eine Heirat unmöglich oder eine Quelle der Uneinigkeit geschaffen, die das gesundheitliche Gleichgewicht beeinträchtigt und sowohl Mann wie Frau in krankhafter Weise beunruhigt.

Den Prozentsatz an relativ impotenten Menschen kann man gar nicht hoch genug einschätzen. Nach meinen Erfahrungen besitzen nur die Hälfte der gebildeten Menschen eine normale sexuelle Potenz. Die Ejaculatio praecox kann nicht mehr als Krankheit angesehen werden, sie ist eine Zivilisationserscheinung."

Der impotente Mann empfindet sein Unglück als unerträglichen Fluch und entschließt sich daher häufig zum Selbstmord; die frigide Frau hingegen erträgt ihr „Gebrechen" mit einer Art Resignation, die auf einer uralten Moralvorstellung beruht: eine ehrenwerte Frau empfindet kein sexuelles Vergnügen.

Wenn der Mann seine Impotenz als so tragisch empfindet und erlebt, dann liegt das daran, daß der Kult der Männlichkeit mit seiner ganzen Kultur und Geschichte eng verknüpft ist. Der Mann hat seine Ehre und seinen Ruhm symbolisch immer schon mit seinem Penis identifiziert. Der Kult der Virilität ist von Schiller großartig besungen worden:

Ich bin ein Mann! Wer ist es mehr?
Wer's sagen kann, der springe
Frei unter Gottes Sonn' einher
Und hüpfe hoch und singe.

Zu Gottes schönem Ebenbild
Kann ich den Stempel zeigen,
Zum Born, woraus der Himmel quillt,
Darf ich hinunter steigen.

Und wohl mir, daß ich's darf und kann!
Geht's Mädchen mir vorüber,
Ruft's laut in mir: Du bist ein Mann!
Und küsse sie so lieber.

Und röter wird das Mädchen dann,
Und 's Mieder wird ihr enge,
Das Mädchen weiß, ich bin ein Mann,
Drum wird ihr's Mieder enge.

Wie wird sie erst um Gnade schrein,
Ertapp ich sie im Bade?
Ich bin ein Mann, das fällt ihr ein,
Wie schrie sie sonst um Gnade!

Ich bin ein Mann, mit diesem Wort,
Begegn' ich ihr alleine,
Jag' ich des Kaisers Tochter fort,
So lumpicht ich erscheine.

Weil die Männergesellschaft den Mann auf seinen Penis festlegte, wurde der Impotente immer schon zur Zielscheibe von Spott und Hohn, erklärt mein Vater. Sobald der Mann mit seinem Sexus nichts mehr anfangen kann, ist er nicht mehr er selbst. Während der Eroberung Algeriens und Marokkos empfingen die Stabsärzte Besuche von alten „Kaids", die flehentlich baten: „Gib mir meine Männlichkeit wieder, Doktor!"

Maurice Mességué, der aus der Gascogne stammt und stolz darauf ist, der das Leben und alles Gute und Schöne liebt, der großmütig und lebensfroh ist, er müßte eigentlich vor kaltblütigen Menschen und Eunuchen zurückschrecken wie Anatole France vor Rousseau, über den er sagte: „Weil Jean Jacques so ein Kaltblut ist, möchte er die ganze Welt mit seinem *Contrat social* in Brand stecken." Auch Fabre d'Eglantine, Robespierre und Saint-Just waren impotent und bis zum Exzeß „tugendhaft". „Ah!" seufzt mein Vater, „die Welt wäre entsetzt, wenn sie wüßte, wie viele Eunuchen, Homosexuelle und sexuell verklemmte oder anomale Wesen es gibt, die sich unter der glänzenden Toga sozialer Triumphatoren verbergen!"

Es stimmt schon, daß „unzählige Revolutionäre die Welt erzittern lassen, weil sie nicht fähig sind, die Strohsäcke zum Beben zu bringen".

Diese so gefürchtete Krankheit hat mein Vater stets mit

größter Aufmerksamkeit behandelt. Wenn er auch bei Impotenz mit organischer Ursache nichts ausrichten konnte, so erzielte er doch bei nervösen Ursachen wie innerer Hemmung, sexueller Appetitlosigkeit, Ejaculatio praecox u. a. hervorragende Resultate wie auch bei allen Störungen, die auf Blasenerkrankungen, Diabetes, Albuminurie oder Fettleibigkeit zurückzuführen sind. In seinen Büchern hat er ausführlich die Wirkung der Pflanzen geschildert, die er bei Impotenz oder Frigidität anzuwenden pflegt; so erwähnte er auch mehrmals seine „Glückskräuter" Bärenklau, Schöllkraut und Pfefferkraut. Aber selbstverständlich hat er nicht alle seine Erfahrungen und Kenntnisse auf diesem Gebiet zu Papier gebracht. Da er ein „Naturfanatiker" ist, galt seine erste Sorge dem Verbot orientalischer oder anderer Aphrodisiaka. Für seine Patienten gab es keine Wunderpülverchen, keine Liebestränke oder Zauberwässerchen mehr.

Die Liste der orientalischen Aphrodisiaka ist endlos. Die von Angst geplagten und neugierigen Menschen haben schon immer zum Schmelztiegel der Hexe und zur Retorte der Alchimisten ihre Zuflucht genommen.

Mein Vater hat sich stets für diese Rezepte und Liebestränke interessiert und in dem unglaublichen und manchmal ekelerregenden Magma aus Krötenschleim und Schweinekutteln Spuren antiker Kenntnisse wiederentdeckt, vor allem in Indien und Arabien, wo er sich mit der Wirkung von Gewürzen intensiv beschäftigte. So hat er unter anderem die Formel für den sagenumwobenen Medeatrank, den Nostradamus propagierte, wiedergefunden. Er enthält Alraunen, Magnetstein, männliches Sperlingsblut, Krakenfangarme, grauen Amber, Zimt, Moschus, Gewürznelke, Honig, Kretawein und andere sekundäre Ingredienzien.

Die Herkunft des grauen Amber war lange Zeit geheimnisumwoben. Man hielt ihn einmal für Meeresschaum, einen Meerespilz, Krokodilexkremente, dann für Seevögelexkremente, ein Zersetzungsprodukt der Krake und schließlich für eine krankhafte Ausscheidung des Pottwals.

Stets aber schrieb man dem grauen Amber sexuelle Stimulierungseigenschaften zu. In der Antike benützten ihn die Frauen des Mittelmeerraumes im Übermaß, da sie überzeugt waren, damit ihr Verführungsvermögen und ihr eigenes Vergnügen steigern zu können.

Ähnliches gilt für den Moschus, ein Drüsensekret des chinesischen und sibirischen Moschusrindes, dem man eine magische Macht über den Genitalinstinkt zuschrieb.

Die Pflanze Mandragora oder Alraunwurzel mit der betäubenden Wirkung ist das *duadaim* der Bibel, welches Septuaginta und Vulgata mit *mandragora* wiedergeben. In Genesis XXX. 14 ff. ist von diesem *duadaim* die Rede: „Zur Zeit der Weizenernte ging Ruben aus und fand Liebeszauberfrüchte auf dem Felde. Er brachte sie seiner Mutter Lea. Da sprach Rachel zu Lea: ‚Gib mir doch von den Früchten deines Sohnes!‘

Diese entgegnete ihr: ‚Ist es dir noch nicht genug, meinen Mann genommen zu haben? Jetzt willst du noch die Liebesäpfel meines Sohnes nehmen!‘ Rachel sagte: ‚Gut, er soll heute nacht bei dir liegen für die Liebeszauberfrüchte deines Sohnes!‘

Jakob kam abends vom Felde. Lea ging ihm entgegen und sprach: ‚Zu mir mußt du kommen; denn gar reichen Lohn habe ich für dich bezahlt mit den Liebesäpfeln meines Sohnes.‘ Und er legte sich in jener Nacht mit ihr zusammen.

Gott erhörte Lea; sie empfing und gebar dem Jakob einen fünften Sohn.“

Man benützte die Alraunwurzel zur Zubereitung von Minnegetränken, die jene, die sie tranken, mit Liebesgarn bestricken sollten. Daher hieß sie bei den Griechen: Pflanze der Circe.

Hesychos von Jerusalem spricht von einer „Mandragora-Venus“, und der *Physiologus* versichert, daß Elefanten, die von dieser Pflanze fressen, in Liebesglut entbrennen.

Es hat beinahe den Anschein, als rechnete man die Mandragora zu den Orchideen des Orients, aus denen man Salep (Orchispulver) gewinnt. Der Gattungsname dieser Pflanzen beinhaltet für sich allein schon ein ganzes Programm: *orchis* bedeutet ja Hoden. Die Doppelknolle ihrer Wurzel und ihr Geruch nach Sperma oder Bocksekret unterstreichen noch die Vorstellung, die man sich von ihrer Eigenschaft macht. Daher erklären sich auch die Namen, die man einigen Züchtungen gegeben hat: Satyrion, Frauenschuh u. a.

Auch den Muscheln hat man lange Zeit wegen ihres Zeichencharakters berauschende Eigenschaften zugeschrieben. Da die Muschel die Form des weiblichen Geschlechtsteils hat, sollte sie auf die Virilität des Mannes wirken. In der Antike waren Muscheln sehr geschätzt. So empfiehlt etwa Juvenal Samtmuscheln, Bivalvien und die Bohrmuschel, die moschushaltig ist und deren Kopf in grauem Amber steckt.

Später kamen die Tierhoden in Mode. Indem man sie aß, nahm man zum Wohle der Damenwelt gleichzeitig die Stärke eines Stieres oder eines Widders in sich auf.

Gebrauch und Mißbrauch des Blasenkäfers sind so alt wie die Erfindung der Liebestränke. Dies ist ohne Zweifel das gefährlichste Ingredienz. Der Blasenkäfer wird zur Herstellung von Zugpflastern verwendet. In Frankreich trug er lange Zeit den Namen „spanische Fliege“. Im Juni und Juli findet man ihn auf Eschen, Flieder, Liguster und Jasmin, deren Blätter er abnagt. Aber auch auf Geißblatt, Pappel und Weide ist er zu finden. Nachts und morgens vor Sonnenaufgang ist er noch völlig betäubt und klebt an den Blättern. Dann ist es leicht, ihn herunterzuschütteln.

Er enthält ein aufputschendes Gift, das Kantharidin, das durch Auslaugen mit Äther gewonnen wird.

In manchen freizügigen Epochen hat man mit dem Blasenkäfer unglaublichen Mißbrauch getrieben. Im 18. Jahrhundert, während der Régence, mischten besondere „Schlauköpfe“ den Speisen ihrer Angebeteten Blasenkäferpulver bei, „um die Fleischeslust in ihnen zu erwecken“. Sobald jedoch die Dosis von 1,5 oder höchstens 2 Gramm überschritten wird, ist Blasenkäferpulver tödlich. Kantharidin ist stärker und führt bereits bei Genuß von 0,5 Gramm zum Tod.

Die Wirkung des Blasenkäfers auf den Mann scheint auf einem besonderen Mechanismus zu beruhen, weswegen man sie mit der des akuten Trippers verglichen hat. Die Erektion ist schmerzlich und andauernd. Bei der Frau scheint der Blasenkäfer, außer seiner Wirkung auf die erregbaren Organe, noch eine abortive Wirkung zu haben, da er die Kontraktionen des Uterus steigert. Die Trüffel ist ein viel angenehmeres Aphrodisiakum. Sie wirkt angeblich Wunder; Curnonsky behauptet, daß man ihr die Geburt des „Königs von Rom“ zu verdanken habe, oder vielmehr dem schmucken Gardeoffizier, der zu Napoleon gesagt haben soll, daß er vor dem Liebesakt eine mit Trüffeln gefüllte Pute zu essen und eine Flasche trockenen Champagner zu trinken pflege. Sollte dieses Rezept auch keine potenzsteigernde Wirkung haben, so ist es doch in jedem Falle zu empfehlen, wie mein Vater lächelnd sagt, wobei er jedoch hinzufügt: „Der Trüffelkur, die ja nicht für jeden Geldbeutel erschwinglich ist, ziehe ich trotzdem meine Heilkräuter, meine Gewürze und Aromata vor, ja sogar den Knoblauch, der auch den Erschöpftesten neue Kräfte zu verleihen vermag.

Einem sexuell gestörten Paar empfehle ich daher: Essen Sie gemeinsam Trüffeln oder Knoblauch, je nach Ihrem Geschmack; genehmigen Sie sich ab und zu eine kleine ‚Schwelgerei'. Bereiten Sie gemeinsam den einfachen Liebestrank aus Kräutern, den ich Sie lehren werde, sowie auch die Öle, mit denen Sie sich gegenseitig salben sollen als Vorspiel zu süßeren Zärtlichkeiten."

Anschließend verordnete er eine umfassende Behandlung mit Fußbädern, Vaginalspülungen und Massagen der Wirbelsäule sowie der Nierengegend; dazu gab er eine Pflanzenmazeration oder eine Salbe, die die spezifischen Eigenschaften der Heilkräuter enthielt. Diese Massagen führen aufgrund ihrer raschen Einwirkung häufig zu überraschenden Ergebnissen.

Es gibt echte Wunderpflanzen zur Behebung sexueller Störungen. Mein Großvater Camille nannte sie „Glückskräuter": Schöllkraut, Bärenklau, Pfefferkraut, Minze, Bockshornklee und Senfkohl.

Häufig hat man die aphrodisische Wirkung gewisser Pflanzen auf Tiere registriert. In seiner Abhandlung „Vom Fisch zu Deutschland" schreibt Marcus Eliesar Bloch*: „Katzen werden schnell erregt durch Gamander, Katzenkraut, Valerianwurzeln und Bärlapp. Man weiß auch, daß Hanf, Buchweizenmehl und Bockshornklee stimulierend auf Vögel wirken; und reibt man den After der Karpfen mit Moschus oder Schnittlauch ein, fangen sie sehr schnell an zu erzittern."

Erst mit Beginn des Monats März, wenn die Säfte steigen, behandelte mein Vater Impotenzfälle, denn der geheimnisvolle Zyklus der Jahreszeiten pumpt neue Kraft in den Saft der

* Arzt und Fischforscher (1723–1799).

Pflanzen und in die Adern der Menschen. In den Monaten Januar und Februar, den toten Zeiten, wo das Leben seine Kräfte erneuert und vorbereitet, nahm er keine potenzgestörten Patienten an.

Zur Vervollständigung seiner Behandlung verordnete er eine gesunde und ausgewogene Ernährung, Spaziergänge im Wald oder am Meer, da das Jod großen Einfluß auf den ermüdeten Organismus hat. Von Alkohol und Kaffee, dem „Kastratenlikör", wie Voltaire ihn nannte, riet er strikte ab. Alle Alkoholiker sind mehr oder weniger impotent. Auch den Tabakgenuß untersagte er, dessen schädlicher Einfluß auf die Sexualfunktionen erst kürzlich wieder in einer wissenschaftlichen Veröffentlichung betont wurde.

Abschließend hielt mein Vater noch einen kurzen Vortrag in Psychologie, oder vielmehr in Sexualphysiologie, denn die unglaubliche, ja manchmal elementare Unkenntnis jener Prinzipien, die für das Vergnügen des Partners ausschlaggebend sind, hatte ihn zutiefst betroffen. In dieser Hinsicht sind die Sexrevolution und die Feldzüge von *Women's Lib* durchaus positiv zu werten. Bei einer Vielzahl von Ehemännern sind Egoismus, Brutalität und Unkenntnis der Funktionen des weiblichen Körpers besonders auffallend. Selbst nach zehn Jahren Ehe wissen sie noch nicht, auf welche Weise ihre Frau zum Genuß kommen kann und wo ihre erogenen Zonen liegen. Sie begnügen sich mit ihrem eigenen Vergnügen und mit der Zeugung von Kindern, ohne jemals an das Glücksgefühl und das Entfaltungsbedürfnis ihrer Partnerin zu denken. Ihre eigene Befriedigung ist für sie Anfang und Ende des Liebesakts.

Traf mein Vater auf derart gelagerte Fälle, erklärte er – nicht ohne vorher behutsame Fragen gestellt zu haben –, daß der Liebesakt zwei Menschen betrifft und daß auch die stärksten Pflanzen die unerläßliche Zärtlichkeit, die Geduld und vor allem die Liebe nicht zu ersetzen vermöchten und daß eine Umarmung, die sich nur mit der Erregung der Schleimhäute zufriedengibt, für empfindsame Gemüter nichts anderes als ein Betrug ist.

Manchmal riet er Witwen, Geschiedenen und Junggesellen, die über derartige Beschwerden klagten, ganz einfach zu einer Italienreise. Dabei pflegte er zu erklären: „Sehr häufig ist eine

Frau nur deshalb gefühlskalt, weil man sich nicht die nötige Zeit genommen oder die richtigen Mittel verwendet hat, um sie aufzuwecken.“ Die Italiener wissen das und setzen dieses Wissen in die Tat um.

„Einer scheinbaren Passivität oder einer zu offensichtlichen Schamhaftigkeit sollte man nicht trauen. Nach all dem, was ich gehört und behandelt habe, glaube ich nicht und glaube vor allem nicht mehr an die von vielen beklagte grassierende Frigidität der Frau. Die Frau erscheint mir im allgemeinen *a priori* indifferent, aber nicht ablehnend. Also muß sie angeregt werden. Die Mehrheit aller Frauen warten auf dieses Erwecktwerden, und meist ist es nur dem Mann überlassen, dieses Erwachen anzuregen. Wie viele großartig Liebende verbergen sich hinter Kälte und Schüchternheit!

Häufig behandelte ich diese Scheinfrigiditäten mit Pflanzen – wie Weißdorn, Disteln etc. –, deren Wirkung auf die Erregbarkeit meinen Patientinnen die notwendige Sicherheit geben sollten, das Abenteuer der Partnerschaft unter günstigsten Bedingungen einzugehen.

Manchmal muß man einer Frau nur helfen, ihre Vorurteile zu überwinden, jenes absurde Erbe einer veralteten Erziehung, die den Liebesakt für etwas Häßliches hielt. Ein ungeschicktes, lächerliches oder gar schmerzhaftes ‚erstes Mal‘ unterstreicht noch diese falsche Vorstellung, deren hemmende Wirkung ich oft genug feststellen mußte.“

Mein Vater hegt also die beste Meinung von der uralten „galanten“ Tradition der Romanen im allgemeinen und der Italiener im besonderen. Er hat recht. In einem Essay über den italienischen Mann beschreibt die Soziologin Sola, wie der Sohn eines römischen Restaurantbesitzers es anstellt, die Touristen zu verführen. Sobald es ans Zahlen geht, stürzt der schöne junge Mann mit drei Rosen in der Hand herbei, die er schüchtern, wie um Vergebung bittend, der Dame des Kunden überreicht. Dann setzt er, je nachdem, wie er aufgenommen wird, die Unterhaltung fort oder bricht sie ab. Und der völlig verdutzten Kundin wird bewußt, daß ein solches Abenteuer ihr in ihrer Heimat niemals widerfahren würde. „Die Männer“, kommentiert mein Vater, „vergessen leider viel zu oft, daß auch eine moderne Frau zu Sentimentalität neigt und für schöne

Dinge und Zartgefühl durchaus empfänglich ist. Ihre Tugend ist nämlich keine Temperamentsfrage, sondern: Gelegenheit macht Diebe!"

Während mein Vater vom Romanen eine hohe Meinung hat, kommt der Angelsachse oder Nordländer nicht so gut weg, obwohl er ihm in punkto Arbeit, Disziplin, Intelligenz und Energie seine Hochachtung zollt. Aber für die Liebe genügen diese Eigenschaften eben nicht.

„Ich will nicht ungerecht sein", hörte ich ihn sagen. „Ich habe viele Freunde, vor allem in Deutschland, die prima Kerle sind, wirkliche Männer von Wert, mit einer leidenschaftlichen Liebe zum Leben, dessen Vergnügungen sie voll auskosten, da sie gesund und ohne finanzielle Sorgen sind. Ja, manchmal übertreiben sie's sogar. Meine fünfundzwanzigjährige Statistik hat aber ergeben, daß die Romanen bei weitem die Minderheit darstellten unter all den Männern, die bei mir Hilfe und Unterstützung in der so wichtigen Domäne ‚Sexualität' suchten.

Dabei handelte es sich bei den Nordländern im allgemeinen um gutaussehende, offensichtlich gesunde und nicht selten sehr selbstbewußte und selbstsichere Männer. Es stimmt schon, daß in punkto Verführung der schöne Adonis letzten Endes schlechter plaziert war als Herkules, obwohl dieser in der Liste der sogenannten ‚Frauenhelden' auch keinen sehr guten Platz einnahm."

Bei diesem Thema wahrt mein Vater selbstverständlich größte Diskretion; aber wenn in Mougins oder Fleurance im Kreise alter Freunde das Männergespräch auf das Sexualverhalten der nordischen, deutschen oder angelsächsischen Touristen kommt, die in unseren südlichen Breiten ihre Ferien verbringen, dann kann mein Vater schlecht umhin, auch seine Meinung zu einem ihm wohlbekannten Thema abzugeben: „Wir wissen sehr wohl, daß es sich hierbei nicht um wirkliche Ausschweifungen handelt, sondern um ein zutiefst empfundenes Bedürfnis; um einen nicht zu bändigenden Drang nach einem Vergnügen, das während des restlichen Jahres von egoistischen und auf die Wünsche ihrer Partnerinnen zuwenig eingehenden Männern verdrängt wird." Diese Äußerungen vermag mein Vater mit übrigens wohlbekannten Beispielen zu belegen.

In Nizza vor allem baten ihn zahlreiche Frauen um ein Rezept, um das Liebesverhalten eines Ehemannes oder sogar eines Liebhabers zu beeinflussen.

Aber noch etwas viel Merkwürdigeres ist ihm mit jener bunten Menschenpalette, die sich speziell an der Côte d'Azur aufhält, widerfahren: „Eines Tages wurde ich durch die seltsame Vermittlung eines Portiers von einem der besten Hotels um einen Termin gebeten; es handelte sich um die Schwester eines superreichen Amerikaners, der jedes Jahr mehrere Monate an der französischen und italienischen Riviera zubringt und sich jeweils der Clique wohlhabender Nichtstuer anschließt, die von einer Party zur anderen jagen", hörte ich meinen Vater zu einem befreundeten Journalisten sagen.

„Als ich sie sah, beschloß ich, leicht verwirrt, ihr in meinem dichtgefüllten Terminkalender doch noch einen Platz einzuräumen. Hochgewachsen, schön und selbstbewußt, mit jener Selbstsicherheit, die Geld, Schönheit und völlige Unabhängigkeit verleihen, trat sie in der Halle des ‚Negresco' auf mich zu:

‚Monsieur Mességué, Sie müssen mir unbedingt helfen. Wenn das, was man über Sie sagt, stimmt, können Sie viel für mich tun.' Obwohl ich sehr verliebt war in meine Frau, fühlte ich mich doch außerordentlich geschmeichelt, sowohl durch diese Worte als auch durch die verführerischen Blicke, die sie mir zuwarf und die ich für vielversprechend hielt. Der wenige Zentimeter vor mir wogende Busen, den die reizende Person meinen Blicken darbot, war nicht gerade angetan, mir Zurückhaltung aufzuzwingen.

‚Ist es so dringend?'

‚Ich habe schon zuviel Zeit verloren.'

Die Dinge überstürzend, schlug ich der jungen Frau einen sehr diskreten nahegelegenen Salon vor. Kaum hatten wir einander gegenüber Platz genommen, als sie mir auch schon mit der größten Offenheit das verblüffendste Geständnis machte! Ich bin zwar seit langem an diese seltsamen Beichten gewohnt, an die ungewöhnlichen Forderungen, die der Gascogner Menschenverstand schnell in ihre wahren Dimensionen umsetzt. Aber ich muß zugeben, daß ich an jenem Tag besonders überrascht war und lange brauchte, um Mystifikation und Drama auseinanderzuhalten.

‚Ich liebe meinen zwei Jahre älteren Bruder und habe ihm stets wie eine Mutter in allen Fährnissen und Erlebnissen beigestanden. Besser jedenfalls, als es unsere Mutter getan hat, die eine oberflächliche und leicht verrückte Frau war. Fred ist ein sehr kräftiger Bursche, er spielt in der Rugbymannschaft seiner Universität, er schwimmt viel und spielt Polo und Tennis. Als er noch sehr jung war, entdeckte er seine Liebe zu Frauen; schon mit vierzehn Jahren überraschte ich ihn mit einer unserer Freundinnen, die allerdings älter war als wir. Er heiratete sehr früh, war auch bald wieder geschieden und hat die letzten Jahre, teils in Europa, teils in Amerika, ein recht bewegtes Leben in Gesellschaft von verrückten und überspannten Freunden geführt. Und als ich schon hoffte, er würde seine langjährige italienische Freundin endlich heiraten, hat er vor ein paar Monaten plötzlich alle Beziehungen abgebrochen. Ohne auch nur im geringsten darunter zu leiden, stößt er plötzlich alle Frauen von sich. Da ich Ihnen auch nicht das geringste verheimlichen möchte, muß ich Ihnen gestehen, den Eindruck zu haben, daß er sich von jungen Burschen angezogen fühlt. Vergeblich habe ich versucht, ihn wieder auf den normalen Weg zu bringen. Obwohl er in jeder Hinsicht reizend zu mir ist, wird er fuchsteufelswild, sobald ich nur von einer meiner unverheirateten Freundinnen spreche. Unter verschiedensten Vorwänden ist es mir gelungen, ihm bestimmte Drogen und auch ein sehr bekanntes Aphrodisiakum einzuflößen, die einer unserer Freunde beim Karneval in Hamburg oder Rio verwendet, um dort in Form zu sein und sexuelle Leistungen vollbringen zu können. Aber alles blieb erfolglos. Jetzt kann ich nur noch auf Sie vertrauen. Und auf mich selbst, wenn es nötig sein sollte‘, fügte meine Gesprächspartnerin ohne Erröten hinzu.

Ich bat um genauere Angaben über ihren Bruder und sein Verhalten.

‚Auf Sie vertraue ich, was die Behandlung anbelangt. Auf mich selbst aber auch, denn wir haben uns miteinander allzu frei benommen bei den verrücktesten Gelegenheiten, als daß ich nicht sicher sein könnte, auch er habe Lust, mich zu lieben, falls Sie mich durch Ihre Pflanzen zu diesem Abenteuer ermuntern sollten und ihm die Kraft geben könnten, es mitzumachen.‘ “

Maurice Mességué, den wir bewundern, weil er immer seinen

kühlen Kopf bewahrt, muß noch zehn Jahre später seiner Verwirrung Herr werden, wenn er uns die Worte wiederholt, die ihm aus dem Munde einer der internationalen High-Society-Erbinnen zu Ohren kamen.

„Was konnte ich tun? Was mußte ich tun? Der Anblick dieser schönen Frau mit den funkelnden Augen, die vor gebändigter Leidenschaft zitterte, ja wie verwandelt war in ihrer Erregtheit und zweifellos zu allem bereit – dies alles ließ mich natürlich keineswegs kalt. Eine ungeheure, verwirrende Sinnlichkeit strahlte von ihr aus, die mit reiner Geschwisterliebe wenig gemein zu haben schien.

Ich versprach, ihr zu helfen, ohne jedoch Erfolg garantieren zu können.

In endlosen Gesprächen entdeckte ich bei dem Bruder einen Ödipuskomplex, den auch sein Playboyleben nur schlecht verhehlen konnte. Ein Komplex, den die übergeschnappte und wahrscheinlich nymphomane Mutter in spielerischer Weise gehörig geschürt hatte – und den die letzte italienische Verlobte unwissentlich mit ihrer seltsamen körperlichen Ähnlichkeit mit der Mutter wieder wachgerufen hatte. Mehr war gar nicht nötig!

Maurice Mességué, wie weit hast du dich entfernt von deinen Kindheitsgespielen im heimatlichen Dorf Gavarret! Wie weit weg liegt das einfache und ruhige Leben dieser Männer und Frauen, die sich dem Rhythmus der Jahreszeiten angepaßt haben in der wundervollen und heiteren Landschaft der Gascogne! Aber ich hatte Erfolg.

Ich hatte Erfolg durch meine Worte und meine Behandlung.

Lange und geduldig sprach ich auf den Bruder ein – und dieser kraftvolle, gebildete und vermögende junge Mann hörte mir zu. Und antwortete mir auch.

Dann behandelte ich ihn. Nicht seine Impotenz, denn bei diesem Athleten gab es keine physische Karenz; in ihm steckten nur Angst und Erregbarkeit. Ich verordnete Hand- und Fußbäder mit einem Absud aus Weißdornblüten, Mohnblüten und -kapseln, Hagedornblüten und -knospen, Geißbartblüten, den er mit einem Absud aus Blättern der Benediktenkarde, Lindenblüten und wiederum Weißdornblüten und Geißbartblüten abwechseln sollte.

Schließlich verlangte ich, daß er sofort Schluß machen müsse mit seinen Gewohnheiten, mit dem so unausgefüllten und sinnlosen Leben einer Jeunesse dorée. Ich empfahl ihm, jeden Tag schwimmen zu gehen, seine Muskeln zu stärken, sich von Reis, Fleisch, scharf gewürzten und in Aromaten gekochten Fischen, Meeresfrüchten, Orangen, Pampelmusen zu ernähren und Wasser und Wein zu trinken, aber alle scharfen Alkoholika sowie Tabak beiseite zu lassen. Fred brauchte drei Wochen, bis er wieder zu sich selbst fand.

An dem Abend, als er beschloß, wieder einen Fuß an Land zu setzen und das Leben erneut zu entdecken, zogen wir gemeinsam los auf eine sagenhafte ‚Tour', deren Begleitumstände mir über seine vollständige Genesung absolute Gewißheit gaben.

Als er am darauffolgenden Morgen seine Schwester anrief, sie zum gemeinsamen Frühstück mit mir einlud und ihr dabei gleich unsere nächtliche Orgie beschrieb, war ich – wenn auch reichlich angeschlagen – recht stolz auf mich."

Fred, der sehr aktiv an der Wahlkampagne für die Präsidentschaft John F. Kennedys teilgenommen hatte, feierte sieben Monate später den Triumph mit seinen Freunden, die wie er Mitglieder des berühmtesten Brain-Trusts waren, den ein Präsident der USA je um sich versammelt hat. Bei den letzten Präsidentschaftswahlen, inzwischen wieder verheiratet und Vater von drei Kindern, stürzte er sich, dem Aufruf Pierre Salingers folgend, in die Schlacht für MacGovern; nach dem Sieg Nixons schrieb er mir folgende Karte: „Um zu siegen, hätten wir ein paar Dutzend so überzeugender Männer wie Mességué gebraucht. Und ein paar Tonnen Pflanzen. Beim nächsten Mal dann! Amerika ist im Vormarsch!"

Obwohl mein Vater einige Monate lang ernsthaft die Absicht gehegt hatte, sich zum Wohle von Fleurance und des ganzen Gers bei den Abgeordnetenwahlen als Kandidat aufstellen zu lassen, hat er schließlich trotz allseitiger Bitten, die vor allem von den jungen Leuten kamen, davon Abstand genommen. Dabei wären seine Chancen gut gewesen. Heute bedaure ich es manchmal – obwohl ich damals für Vaters Entscheidung völliges Verständnis hatte –, denn sein Rückzug aus dem politischen Leben hat uns um eine Wahlkampagne amerikanischen Stils gebracht, die Fred mit drei Freunden aus dem – auch heute noch bestehenden – Kennedy-Klan hatte orchestrieren wollen. Das hätte in der ganzen Gascogne wochenlang für Stimmung gesorgt!

DER ZAUBERER ATCHO UND DAS IUS PRIMAE NOCTIS

Männer außerordentlicher Potenz, Supermänner, sexuelle Athleten, wie sie der Sexologe Wilhelm Steckel nennt – von dieser Sorte hat mein Vater ein paar recht bemerkenswerte Exemplare kennengelernt.

Der außergewöhnlichste und bei weitem malerischste ist ein Zauberer der Elfenbeinküste namens Atcho, den man kürzlich auf den französischen Fernsehschirmen bewundern konnte. Mein Vater hat eine stattliche Anzahl afrikanischer Staatsmänner behandelt und kuriert wie etwa Houphouët-Boigny, den Präsidenten der madagassischen Republik. Er kennt Afrika sehr gut und erklärte mir des öfteren, daß er das afrikanische Problem an jenem Tag begriffen hätte, als ein junger und brillanter Absolvent der medizinischen Fakultät, ein Schwarzer, zu ihm gesagt hatte: „Glauben Sie vielleicht an all die *gris-gris?*“ Als er am nächsten Morgen den jungen Mediziner untersuchte und ihn das Hemd ausziehen ließ, entdeckte er eine Kette mit Amuletten, eben diesen *gris-gris*, um dessen Taille geschlungen.

„Und ich empfand das als völlig normal“, fügte mein Vater hinzu.

Während seiner Reisen durch Afrika hatte Maurice Mességué Gelegenheit, sich die außergewöhnlichen Wirkungsweisen gewisser Aufputschmittel erklären zu lassen, deren bekannteste, neben dem Kolastrauch, der Iboga (in Gabun) und der teeliefernde Strauch Kat (in Äthiopien) sind. Sie befähigen zu den höchsten physischen Leistungen, verursachen aber in größerer Dosis – vor allem der Iboga – schwere Störungen, die bis zu Bewußtlosigkeit und – paradoxerweise – zu teilweiser Impotenz reichen können. Mein Vater hatte aber auch Gelegenheit, eine weniger bekannte Pflanze zu studieren, an deren Ruf als Aphrodisiakum nicht zu rütteln war und die die Zauberer von Obervolta zu benützen pflegen: das *bouzac*.

„Wie immer in ähnlichen Fällen", erzählte er uns, „wie beim Kat, dessen Saft eigentlich nichts anderes ist als ein dem Ephedrin ähnelndes Alkaloid, bei der Kolapflanze und ihrem Koffeingehalt oder auch beim Iboga, immer vermischen die Zauberer diese Pflanzen mit allerlei pflanzlichen (Gewürzen in massiver Dosis), tierischen (Bock- oder Zebupenis, verschiedenen, aber insbesondere Hühnerhoden) und mineralischen (zusammengekratzter Erde, je nach Stammesriten) Ingredienzen."

Präsident Houphouët-Boigny hatte Maurice Mességué zu einem Vortrag eingeladen, einer Wohltätigkeitsveranstaltung zugunsten des Roten Kreuzes der Elfenbeinküste. Ganz Abidjan war vertreten, und unter den Offiziellen und Uniformierten bemerkte mein Vater einen Hünen in Stammesumhang, einen fast zwei Meter großen Koloß. Er erfuhr, daß dieser Mann Atcho hieß und der mächtigste Zauberer der Gegend und einer der drei berühmtesten von ganz Schwarz-Afrika war. Atcho konnte weder lesen noch schreiben, aber überall begegnete man ihm mit Hochachtung und ehrerbietiger Furcht.

Nach dem Ende des Vortrags trat Atcho auf meinen Vater zu:

„Was Sie über die Pflanzen gesagt haben, hat mir gut gefallen. Morgen kommen Sie zum Essen zu mir."

„Leider", entgegnete mein Vater, „werde ich das nicht können, zu meinem größten Bedauern, aber mein Flugzeug geht morgen vormittag."

Der Zauberer blickte ihn an und lächelte:

„Das Flugzeug wird morgen vormittag nicht abfliegen."

„Aber ganz sicher, es ist eine Linienmaschine!"

„Auf morgen, Monsieur Mességué!" war Atchos einzige Antwort, bevor er sich entfernte.

Am nächsten Morgen, als mein Vater gerade das Hotel verlassen wollte, um zum Flughafen zu gehen, teilte ihm die Hoteldirektion mit, daß der Abflug auf etwa 21 Uhr verschoben sei.

Da steckte natürlich Atcho dahinter! Tatsächlich startete die Maschine nicht, und mein Vater fuhr, eskortiert von vier Leibgardisten, die der Zauberer geschickt hatte, fünfzig Kilometer per Auto über Land, zu jenem Dorf am Ufer der Lagune, wo Atcho wohnte.

Das Dorf bot einen merkwürdigen und irgendwie beklemmenden Anblick, denn hier lebten nur Bucklige, Verwachsene, Gelähmte und Beinamputierte. Die große Hütte des Zauberers mit seiner Leibgarde beherrschte alles. Atcho hatte somit eine ständige Elendsarmee um sich, die hier ihre Zelte aufgeschlagen hatte und auf Heilung, Erleichterung ihrer Leiden, ja: auf das Wunder wartete.

Nach Art der Potentaten wurde mein Vater von einem Ballett hübscher junger Negerinnen empfangen, die ihn mit Blüten überschütteten und Hymnen sangen. Das ganze Spektakel konnte sich sehen lassen und erinnerte irgendwie an Hollywoods Monsterfilme wie etwa *Kleopatra* oder *Die Königin von Saba*.

Als mein Vater aus dem duftenden Blumenmeer wieder auftauchte, bemerkte er Atcho, der ihn vor seiner Hütte erwartete. Das erste, das er beim Eintreten wahrnahm, war der französische Verdienstorden mit der Unterschrift des Präsidenten Charles de Gaulle.

„Sie kennen den General?“ fragte mein Vater.

„Nein.“

„Wie haben Sie denn dann den Orden bekommen?“

„Keine Ahnung. Ich bekam ihn einfach eines Tages.“

Überall in Atchos Behausung sah man Rosen, eine für jene Gegend überaus seltene Blume, woraufhin mein Vater ihm sagte, daß auch er eine besondere Vorliebe für Rosen habe.

„Ich benütze Rosen, weil ich zu potent bin“, entgegnete Atcho. „Sie beruhigen mich. Ich habe schon zu viele Kinder.“

„Wie viele haben Sie denn?“

„Tausend“, entgegnete Atcho. „Das ist viel . . .“

Er erklärte meinem erstaunten Vater, daß er das *ius primae noctis* besitze, und stets, wenn man ihm ein junges Mädchen zuführe, vor den Augen der Eltern oder des zukünftigen Ehemannes Gebrauch davon mache.

Die allzu große Zahl von Kindern bereitete dem superpotenten Atcho schließlich Sorgen, und daher benützte er nun Rosen als Beruhigungsmittel. Er versicherte, daß sie sein Temperament besänftigten und er daher nur noch eine oder zwei Frauen täglich brauche.

Während des folgenden Festmahles saß Atcho mit entblößtem Oberkörper bei Tisch, hatte aber seinen Hut aufbehalten; er residierte am obersten Ende einer riesigen Tafel, die sich unter den Speisen und Früchten bog. Zur Ehre des großen weißen Zauberers aus Frankreich war eine Unzahl von Gästen geladen. Mein Vater saß neben Atcho, sein Gegenüber war ein sehr eleganter junger Neger, der ein ausgezeichnetes Französisch sprach.

„Weißt du, wer das ist?“ fragte Atcho plötzlich, indem er mit dem Finger auf den eleganten Schwarzen zeigte.

„Nein“, entgegnete mein Vater.

„Sag Monsieur Mességué, wer du bist“, verlangte der Zauberer.

Der elegante junge Mann zierte sich sehr und schien äußerst verlegen.

„Sag es ihm, ich befehle es dir“, forderte Atcho.

Nun erhob sich der andere und sagte:

„Ich bin Minister.“

So vermochte mein Vater sich gleichzeitig über die Allmacht, als auch über das medizinische Können seines schwarzen „Kollegen“ ein Urteil zu bilden.

Er erlebte die nicht endenwollenden Prozessionen von Bauersfamilien, die ihm ihre schönsten Fische, ihr fettestes Geflügel, Antilopen und allerlei andere Geschenke brachten. Ab und zu bemerkte er auch einige blutjunge hübsche Mädchen. Er sah Atcho zu, wie er Recht sprach, Ehen auflöste oder wieder kittete. Auf dieselbe souveräne Art ernannte oder entthronte er auch Minister. Atcho war wahrscheinlich der einflußreichste Mann im ganzen Land, und sein gefürchteter Ruhm begleitete ihn überallhin.

Darüber hinaus war Atcho aber auch ein echter Heilpraktiker, ein Wunderheiler, der sich die alte Wissenschaft der Medizinmänner zunutze machte. Kurz bevor er das Dorf verließ, beobachtete mein Vater noch eine Heilbehandlung. In einem Hof erblickte er zwei oder drei kräftige Burschen mit massigen Armen, die auf einen armseligen Kerl einschlugen, der herzzerreißende Schreie ausstieß.

„Hört doch auf, ihn zu prügeln“, mischte sich mein Vater ein.

„Er wird nicht geprügelt, sondern behandelt“, erklärte Atcho. „Er hat Rheuma, und daher wird er mit einer Pflanze ausgepeitscht, die Rheuma heilt.“

Dabei handelte es sich tatsächlich um eine Pflanze, die der Brennessel ähnlich sieht, nur größer ist. Atchos „Krankenpfleger“ faßten sie zu riesigen Bündeln zusammen und schlugen wie wild auf die Patienten ein. Die Heilerfolge waren allem Anschein nach bemerkenswert.

Das interessierte Maurice Mességué natürlich sehr, denn auch er hält die Brennessel für die heilkräftigste aller Pflanzen. Seinen Bauern untersagt er es, sie auszureißen, und er schickt Kräutersammler los, die sie in riesigen Körben und Säcken sammeln; die Brennessel wächst am liebsten am Fuße von Mauern, in der Nähe von Sümpfen, in verwilderten Gegenden, inmitten der Ruinen verlassener Bauernhöfe oder am Ufer fauliger Gewässer.

Gewiß, die Brennessel sticht! Aber man kann es durchaus lernen, sie mit bloßen Händen anzufassen. Oder man kann ja auch Handschuhe anziehen.

Brennesselstiche sind nämlich ungeheuer heilsam! So manche alte Naturfanatiker wälzen sich in Brennesseln wie ein Pferd im Gras. Schon in der Antike war die Heilkraft der Brennessel bekannt, und die Pflanze wurde häufig zur Kräftigung und zur Steigerung der Leistungsfähigkeit verwendet. Petronius spricht von einer Priesterin des Priap-Kultes, die mit Brennesselbüscheln den Männern ihre Kraft wiedergab, indem sie sie oberhalb des Nabels, ins Kreuz und auf das Gesäß peitschte.

Der Brennessel werden zahlreiche gute Eigenschaften zugeschrieben. Sie enthält Tannin, Ameisensäure, Kaliumsalze und Kalk. Die Pflanze wirkt stärkend, blutreinigend und diuretisch. Sie bekämpft Rheumatismus, Hautreizungen, Angina, Halsschmerzen und Blutungen. Bei Gelbsucht ist ihre Wurzel zu empfehlen. Außer ihrer Heilwirkung durch Auspeitschen schrieb man ihr in der Antike auch eine günstige Einwirkung auf Veitstanz und Haarausfall zu; und tatsächlich verhindert die Brennessel eine übermäßige Seborrhöe, die als Hauptursache des Haarausfalls gilt. Man benützte sie auch zur Behandlung von unkontrolliertem Harnabgang: Brennesselsamen wurde mit Eichenrindenpulver, Blutwurzpulver und frischer Butter vermischt und das Ganze als Brotaufstrich verwendet.

Bei Nasenbluten galt die Brennessel als absolut zuverlässig. In Pulverform verwendete man sie für Breiumschläge, führte sie in die Nasenlöcher ein, legte sie auf die Stirn oder die Fußsohlen oder die Innenflächen der Hände. Ferner benützte man sie gegen Hundebiß, Brand und Geschwüre.

Man hat auch festgestellt, daß Hühnerhofgeflügel nach Beimischung von Brennesseln ins Futter schneller dick wird und mehr Eier ausbrütet, sowie auch die Qualität der Milch bei den Kühen durch Beigabe von Brennesseln gesteigert wird.

Schließlich versichert der *Grand Albert*, die Bibel der „schwarzen Praktiken“, daß man sich die Hände mit einem Gemisch aus zerriebenen Brennesseln und Estragonsenf einreiben und den Rest der Mischung ins Wasser schütten müsse, um die Fische dann mit den Händen fangen zu können.

Beim Abschied wagte mein Vater nicht, dem temperamentvollen und potenten Atcho den Genuß von Nymphea-Sirup anzuraten, obgleich diese Pflanze das beste Anti-Aphrodisiakum ist, das man sich nur vorstellen kann.

Wie der Zauberer von der Elfenbeinküste zur Dämpfung seines unstillbaren sexuellen Dranges Rosen verwendete, so benützte der Gemahl einer regierenden Königin Pfefferkraut, um sein ohnehin recht beachtliches Temperament noch zu stimulieren.

Der Ruhm des Pfefferkrauts als Aphrodisiakum geht auf Urväterzeiten zurück. Seine Legende stammt aus der antiken Mythologie; die antiken Autoren versichern, daß sein Name von den Satyrn abstamme, den ausschweifenden Zwittergöttern, die die „Hainnymphen“ mit ihrer Leidenschaft verfolgten.

Tatsächlich wirkt das Pfefferkraut – was schon lange bekannt ist – äußerst anregend.

Mit schalkhaftem Lächeln erinnert mein Vater hin und wieder an die Worte Martials (Epigramm III): „Schon ist es aus, Luperk, mit jeder Lust, mühst du dich auch, das Glied zu steifen just. Nichts hilft dir mehr der Mittel Allerlei: nicht Rauke, Bolle und nicht Saturei. Auch Jungfernlippen, die dein Gold besticht, aufrichten nicht den lässig schlappen Wicht. Nicht stehts dafür – und niemand kann das fassen – das, was nicht steht, sich so viel kosten lassen."

Zum Beweis, daß er nichts erfunden hat, zitiert er noch die Ratschläge Ovids an einen ungetreuen Geliebten: (*Ars Amatoria II*) „Es gibt alte Frauen, die zum stimulierenden Satyrkraut raten; man kann aber auch Pfeffer mit dem Samen der Brennessel vermischen oder gelben Purethron in alten Wein stäuben. Jedoch die Göttin, die auf den schattigen Höhen des Berges Eryx wohnt, gestattet derartige freudensteigernde Mittel nicht. Nehmen aber kannst du die weiße Zwiebel, die uns aus der griechischen Stadt Aleathous kommt; oder aber das Liebeskraut, das in unseren Gärten wächst; oder auch die von Schuppen umgebenen Mandeln der spitzen Pinienzapfen."

Besagter Prinzgemahl wußte um die Eigenschaft des erregenden Pfefferkrautes, von dem Martial spricht. Mein Vater hatte die Ehre, mit ihm und Maître Floriot, einem großen Wildkatzenjäger, dem Besitzer der Laboratoires Fournel und Jean-Claude Roussel von den Laboratoires Roussel in Spanien zu jagen. Dem Fürsten ging der schmeichelhafte Ruhm eines Schürzenjägers voraus, auch galt er als Gesellschaftstiger und Vereinsmeier. Man erzählt sich, daß es seiner Durchlaucht gefiel, bei Einweihungsfeierlichkeiten von Schwimmbädern den offiziellen Persönlichkeiten einen hinterhältigen Schubs zu geben und sie ins Wasser zu befördern, oder er deckte sich mit Niespulver und ähnlichen Scherzen ein, um die steife Feierlichkeit offizieller Diners ein wenig aufzulockern.

Der Fürst, übrigens ein blendender Jäger, hatte sich eines Tages mit fünf Freunden, zu denen auch mein Vater zählte, per Flugzeug zur Jagd nach Spanien begeben. Und dort war es, daß er während des Essens meinem Vater anvertraute, eine Vorliebe für Pfefferkraut zu haben, dem er sein Wohlbefinden verdanke.

Der Beweis ließ auch nicht lange auf sich warten. Die Jäger übernachteten in einem spanischen Gasthof, wo die Serviererinnen blutjung und bildhübsch waren. Eine vor allem war ein echter Königsbraten, auf den der Fürst sofort ein Auge geworfen hatte.

Eines Nachts wurde mein Vater von entsetzlichem Geschrei geweckt.

„Meine Tochter!" brüllte eine Männerstimme (auf spanisch). „Ich werde ihn umlegen!"

„Halt den Mund!" entgegnete (ebenfalls auf spanisch) der Besitzer des Gasthofs. „Halt den Mund, um Christi willen!"

„Er hat sie entehrt!" deklamierte die tragische Stimme weiter. „Ich werde ihm das Herz aus dem Leibe reißen! Meine Tochter! Mein Blut!"

„Pst!" flehte der Herbergsbesitzer. „Du weißt ja nicht, mit wem du es zu tun hast!"

„Darauf pfeif ich! Ich will sein Blut!"

„Er ist ein mächtiger und sehr bedeutender Mann!"

„Er soll zum Teufel gehen! Ich sch . . . auf seine Mutter!"

„Ein sehr, sehr bedeutender Mann!"

„Ich sch . . . auf seinen Vater!"

„Elender! *Este hombre, es el Rey!*" lüftete nun feierlich der Besitzer des Gasthofes die Identität seines Gastes.

Daraufhin trat kurzes Schweigen ein.

„Der König?" fragte der betroffene Vater sofort.

„Si, el Rey de . . ." (Es folgte der Name des Fürsten, den ich aber aus Gründen der Diskretion nicht nennen werde, wofür meine Leser sicherlich Verständnis haben.)

„O Gott!" klagte schmerzvoll der spanische Paterfamilias, von dieser Enthüllung zutiefst getroffen.

Und wieder folgte düsteres, gedankenschweres Schweigen. Dann erklärte der beleidigte Vater mit kräftiger Stimme:

„*Mi hija, quando quiere, donde quiere!* (Meine Tochter, wann immer er will und wo immer er will!)"

Mit diesen Worten verschwand der Vater und ließ Maurice Mességué weiterschlafen und den Besitzer des Gasthofes seine Fassung wiedergewinnen.

Von diesem Augenblick an erschien die junge Person friedlich jeden Abend, um die Nächte des liebestollen Nimrod zu würzen, und dieser trank gewissenhaft jeden Abend seinen Pfefferkrauttee, den er mit einer Prise Sellerie verfeinerte.

Hierbei schöpfte er aus seinen eigenen Vorräten, die er auf jede Reise mitnahm.

Mein Vater ist einer der wenigen Europäer, die je Zugang zu einem Harem hatten. Mehrmals war er in die Länder des Vorderen Orients gerufen worden, um Monarchen und Würdenträger zu behandeln. Der Emir von Kuweit, ein zweiundachtzigjähriger Herr, bat ihn um eine stimulierende Verjüngungskur. Er verlangte, mein Vater möge nach Kuweit kommen und gleichzeitig seine Haremsdamen behandeln, um ihnen mehr Leidenschaftlichkeit zu verleihen. Trotz der versprochenen großzügigen Honorierung lehnte mein Vater dieses Ansinnen ab, worüber der Emir, der es nicht gewöhnt war, daß man ihm etwas abschlug, höchst verwundert war. Daher verdoppelte er die versprochene Summe, aber mein Vater lehnte abermals ab und erklärte ihm:

„Sie sind zwar einer der Wohlhabendsten unter den Reichen dieser Welt, aber doch nicht reich genug, um mich zu dieser Reise bewegen zu können."

Der erste Harem, zu dem mein Vater Zutritt bekam, war der des Glaoui. Es war während seines ersten Aufenthaltes in Marokko, vor etwa zwanzig Jahren. Mein Vater hatte einen Vortrag in Marrakesch gehalten, zu dem er von einer dort bekannten Persönlichkeit eingeladen worden war; von einem Franzosen, M. Pagnon, der in der Corrèze ein einfacher Rindertreiber gewesen und in Marokko zu Vermögen gelangt war. Pagnon hatte das sogenannte „Glückliche Tal" erschlossen, mit fünf- bis sechstausend Hektar Land und einem Schloß aus Tausendundeinernacht, das rings von Wasserläufen, Kaskaden und Seen umgeben war, auf denen Ibisse und rote Flamingos beheimatet waren.

Nach dem Vortrag traten zwei selbstsichere und selbstbewußte junge Männer auf Mességué zu und baten ihn, ihren Vater zu untersuchen. Mességué lehnte ab. Am nächsten Morgen bat der Kommandierende General des Landes um eine Audienz. Er trat ein und erwies meinem Vater seine Hochachtung.

Mein Vater, der nie einen militärischen Rang bekleidet hatte, war es nicht gewohnt, Huldigungsbezeugungen von seiten eines Generals entgegenzunehmen. Daher empfand er leichte Beklemmung, aber der General fuhr fort:

„Monsieur Mességué, Sie würden Frankreich einen Dienst erweisen, wenn Sie den Pascha von Marrakesch aufsuchen wollten, der Sie zu sehen wünscht."

Ein guter Patriot wie mein Vater kann es nicht ablehnen, seinem Land einen Dienst zu erweisen. So erfuhr er, daß die beiden wohlerzogenen jungen Männer vom Vortag die Söhne des Glaoui waren und er in die geheimen Gemächer des Paschas Zutritt erhalten sollte. Der Glaoui war ein außergewöhnlicher Mann, Herr und strenger Gebieter in einem. Er besaß die Ausstrahlungskraft der Könige, ihr imponierendes Auftreten und ihre Würde, die man manchmal auch bei großen Raubkatzen antrifft. Vor allem aber hatte er wundervolle Hände.

Um neun Uhr morgens betrat also mein Vater die geheimen Gemächer des Palastes von Marrakesch, der sich an Schönheit und architektonischer Vollkommenheit mit seinen Innenhöfen, Gärten und Wasserspielen durchaus mit der Alhambra oder dem Generalife von Granada messen kann. Um 3 Uhr nachmittags verließ er die Privaträume des Paschas wieder.

Während dieser sechs Stunden hatte er mit seinem Gastgeber über die Eigenschaften der Pflanzen und ihre Wirkung auf die Manneskraft diskutiert. Wie alle alternden Männer, die sich in ihren besten Jahren auf ihre Virilität viel zugute halten konnten, war auch der Glaoui vom Schwinden seiner Kräfte zutiefst betroffen.

Er kannte eine ungeheure Anzahl von Pflanzenkuren. Uralte Rezepte, die von den arabischen Ärzten überliefert worden waren, die gegen Ende des Mittelalters als die besten der Welt galten. Einige dieser Rezepte teilte er meinem Vater mit, unter anderem auch sein „Virilitätsrezept", das aus einer Mischung von Zwiebelmarmelade und Minze bestand.

Seit fünfzig Jahren nahm er täglich Zwiebelmarmelade mit Minze zu sich.

„Riechen Sie mal", forderte er meinen Vater auf und öffnete den Mund.

Sein Atem roch unbestreitbar nach Zwiebeln.

„Essen Sie jeden Morgen Zwiebelmarmelade, Monsieur Mességué", riet ihm der Glaoui, „dann wird Ihnen das Vergnügen an den Frauen und die Möglichkeit, es ihnen zu beweisen, sicher sein."

Seit der Antike erfreut sich die Zwiebel eines guten Rufs als Aphrodisiakum. Auch Plinius pries sie als Garant für Gesundheit und Langlebigkeit.

Tatsächlich ist die Liste der Hundertjährigen lang, die regelmäßig Zwiebelkuren machten. Man denke nur an die Bulgaren, die die größte Zahl an Hundertjährigen aufzuweisen haben und bei denen Krebs so gut wie unbekannt ist: sie essen ständig Zwiebeln.

Léonce Cartlier erwähnt den Fall der Señora Tamara Vargo, die im Alter von einhundertzwanzig Jahren in Mexiko gestorben ist. Auch sie schrieb die Langlebigkeit dem Genuß von Zwiebeln zu. Seit ihrem fünfzehnten Lebensjahr hatte sie täglich zwölf rohe Zwiebeln, vier zu jeder Mahlzeit, gegessen.

Ferner erwähnt Raymond Dextreit, daß die Hundertjährigen Zentraleuropas fast nie an Rheumatismus leiden, was sich durch die Tatsache erklären läßt, daß nichts so stark dazu beiträgt, Harnsäure auszuscheiden, wie die Zwiebel.

Die Zwiebel ist reich an Vitamin A, B und C; sie enthält Eisen, Kalk, Phosphor, Kalium, Natrium, Schwefel, Jod, Kieselsäure und auch Zucker, der den Diabetikern in keinem Falle schaden kann, da er direkt assimiliert wird.

Ihre diuretische Wirkung ist phantastisch. Sogar bei äußerlicher Anwendung fördert sie die Ausscheidung von Harnstoff und Natrium. Es genügt schon, eine saftige Zwiebel in zwei Hälften zu schneiden, sich die Nieren damit einzureiben, und die Diurese erhöht sich um 25 Prozent.

Wenn auch aus anderen Gründen als der Glaoui, sagte auch schon Joseph Lieutaud, ein berühmter Arzt des 18. Jahrhunderts: „Vier rohe, in Weißwein mazerierte Zwiebeln öffnen die Nieren besser als die stärksten Drogen."

Mein Vater hat dieses alte Rezept wieder aufgegriffen, fügt aber noch Honig hinzu, was dann folgende Mischung ergibt: 100 g geriebene Zwiebeln, 100 g Honig, die mit einem guten naturreinen Wein aufgegossen werden. Man läßt die Mischung zwei Wochen ziehen und gießt sie dann ab. Anschließend trinkt man täglich vier Löffel von diesem „Zwiebelwein", dessen Geschmack einen zwar anfangs erstaunt, der aber unglaublich stärkend und diuretisch wirkt.

Nicht nur der Pascha von Marrakesch, auch mein Vater hat immer wieder betont, daß neben dem Knoblauch die Zwiebel zu den lebenswichtigen und die Gesundheit erhaltenden Gemüsepflanzen zählt. In seinen Büchern hat er ihre guten Eigenschaften ja ausführlich besprochen. Er erinnert daran, daß die Zwiebel anregt, Infektionen bekämpft, diuretisch und gegen Würmer, Skorbut und Rheuma wirkt; außerdem ist sie ein Antibiotikum. Als Antidiabetikum kann sie gelten, weil sie Glukochinin enthält, das den Zuckergehalt im Blut senkt. Und kürzlich hat man in der Zwiebel einen Wirkstoff entdeckt, der die Blutgerinnselbildung verhindert. So ist sie nun zum besten Vorkämpfer gegen Erkrankungen der Herzkranzgefäße, die Geißel unserer modernen Zeit, geworden!

Man kann die Zwiebel auch bei Hexenschuß, Muskelkater und Nierenschmerzen verwenden, indem man 200 g rohe Zwiebeln fein hackt und mit 700 g Weißwein und 100 g Honig püriert, zwei Tage stehen läßt, dann abgießt und täglich morgens auf nüchternen Magen ein Weinglas voll davon zu sich nimmt. Die Zwiebel fördert die Verdauung, vor allem bei stärkehaltigen Speisen, und verhilft außerdem noch zu gutem Schlaf. Wer unter Schlaflosigkeit leidet, sollte beim Abendbrot auf Zwiebeln nicht vergessen.

Schon in den „Hausmütterchenrezepten" gehörte die Zwiebel zu den Heilmitteln bei Erkrankungen der Atmungsorgane. *La médecine du pauvre* (Die Armenarzneikunde) des vorigen Jahrhunderts führt lustige Rezepte zur Bekämpfung von Schnupfen auf: man schneide aus einer Zwiebel zwei kleine Streifen von 2 cm Länge und 0,5 cm Breite, wickle sie einzeln in dünne Gaze und führe sie in jedes Nasenloch ein. Man lasse sie fünf Minuten einwirken, während man mit geschlossenem Mund tief durch die Nase einatmen muß.

Um einen Schnupfen zu heilen, läßt man eine in ein Kohlblatt eingewickelte Zwiebel in glühender Asche garen und verrührt sie dann mit einer Tasse voll warmem Lakritzaufguß. Eine in heißer Asche gegarte Zwiebel, die man mit Butter oder Öl ißt, heilt Heiserkeit.

Man kann auch zwei Zwiebelhälften auf Wunden, Bisse oder Insektenstiche legen. Eine zerquetschte und mit einer Prise Salz verrührte Zwiebel lindert den Schmerz bei Verbrennungen und verhindert Bläschenbildung.

Ferner heißt es in diesem Armenarzneibuch: Hat ein Kind Meningitis, warte man nicht tatenlos das Kommen des Arztes ab, sondern nehme 1,5 Kilo feingehackte Zwiebeln, umwickle damit die Füße des Kindes, und nach 9 Stunden wird die Gefahr gebannt sein. Die gleiche Behandlung, jedoch mit 3 Kilo Zwiebeln, beginnt man beim Auftreten der ersten Anzeichen von Typhus. Dadurch wird übermäßig viel Schweiß ausgeschieden und das Fieber gesenkt.

Heiße Umschläge aus gehackten Zwiebeln beschleunigen die Vernarbung von Furunkeln, Nagelgeschwüren und Phlegmonen.

Die Zwiebelhaut ist ein gutes Pflaster bei Schnitten, Verbrennungen und Geschwüren. Man braucht nur ein Stück Gaze über die Wunde zu legen und mit einer Bandage festzuhalten.

Zahnschmerzen lindert man, indem man auf den kranken Zahn einen in Zwiebelsaft getauchten Wattebausch legt.

Nicht jeder macht es wie unsere Bauern, die immer ihre Arznei bei sich tragen; sie haben entweder eine Knoblauchzehe oder eine rohe Zwiebel in der Tasche, die sie als Brotzeit auf dem Feld mit etwas grobem Salz und einem großen Stück Brot verzehren. Viele Leute ertragen nicht einmal den Geschmack der rohen Zwiebel. Diesen Menschen empfehle ich, die in Streifen geschnittene Zwiebel ein paar Stunden in Olivenöl ziehen zu lassen.

Sollten Sie sich dann immer noch davor ekeln, so hacken Sie am besten eine dicke Zwiebel ganz fein, lassen Sie den Brei anschließend ein paar Stunden in heißem Wasser ziehen und trinken jeden Morgen auf nüchternen Magen von diesem Saft, den man nach Möglichkeit noch mit ein paar Tropfen Zitronensaft würzen sollte.

Ähnlich wie beim Knoblauch, genügen auch nach Genuß von Zwiebeln ein wenig zerkaute Petersilie oder Kaffeebohnen, um den Atem wieder zu reinigen.

Ich erinnere daran, daß die Zwiebel im Juli blüht und daß direkt an der Wurzel runde, hohle, röhrenförmige Blättchen von etwa 30 cm Länge wachsen. In der Spitze tragen sie weiße Blütenschirmchen mit sechs kleinen Blütenblättern. Wir alle kennen die Wurzel, eine mehr oder weniger langgezogene Knolle, an der Fasern hängen und die aus meist weißen Häutchen besteht, scharf und unangenehm riecht und beim Schneiden die Tränen fließen läßt. Die Zwiebel wächst in allen Gemüsegärten. Meistens ißt man nur die Knolle, aber die an Vitamin C reichen Blätter können im Frühling gepflückt und für Suppen verwendet werden.

Die Besprechung der zahlreichen Verwendungsmöglichkeiten der bescheidenen, uns allen bekannten Zwiebel haben uns weit von den nordafrikanischen und orientalischen Harems entfernt. Alles in diesen weiten Besitztümern ist darauf angelegt, das sexuelle Bedürfnis ihrer Bewohner zu steigern.

So hat etwa der Minzen- und Zitronenduft der arabischen Paläste seinen Ursprung in der Kenntnis, daß die Minze auf die Haremsfrauen und ihre Herren stimulierend wirkt.

Diesen Duft fand mein Vater in jenem Land des Vorderen Orients wieder, wo er eine hochgestellte Persönlichkeit zu behandeln hatte, der er Fußbäder gegen allerlei Arten von Störungen empfahl.

Als Dank für die Heilung erhielt er die Erlaubnis, den Harem zu besuchen. Zum allerersten Male trat nun mein Vater in diese geheimnisumwobene Stätte ein. Das Wort allein löst in den Ohren eines Abendländers schon eine Menge Bilder und Bezugsvorstellungen aus.

Kurzum: mein Vater besichtigte also diese Säle und Innenhöfe, nahm alle Düfte Arabiens in sich auf, lauschte dem Lachen der Mädchen und dem Plätschern der Wasserspiele und beobachtete die Gesichter der entschleierten Schönen. Plötzlich entdeckte er eine reizend aussehende Blondine, die melancholisch in einer Ecke am Boden hockte. Er erkundigte sich nach ihrer Herkunft und erfuhr, daß sie Französin sei. (Der Haremsfürst war mindestens achtundsiebzig Jahre alt!)

Sofort geriet das Gascognerblut meines Vaters in Wallung. Das Drama dieses jungen französischen Mädchens, zum Vergnügungsinstrument erniedrigt und der Gier eines orientalischen Satrapen ausgeliefert – dieser Gedanke schien ihm unerträglich. Die ganze Nacht grübelte er darüber nach, und am Morgen wußte er, was zu tun war. Man mußte der Landsmännin unbedingt zur Flucht aus diesen schauerlichen Lebensumständen verhelfen!

So arrangierte er es, daß er nochmals in den Harem Zutritt bekam und mit dem jungen Mädchen unter vier Augen sprechen konnte. „Soll ich Ihnen zur Flucht verhelfen?" flüsterte er ihr zu.

Vor Staunen wurden die schönen Augen der „Demoiselle" noch runder, aber kurz darauf runzelte sie unwillig die Brauen und ließ eine äußerst scharfe Gardinenpredigt auf ihren Gesprächspartner los:

„Warum mischen Sie sich in meine Angelegenheiten? Wer hat Sie aufgehetzt? Was soll ich denn wohl in Frankreich, wo ich fünfhundert Kröten monatlich verdiene, indem ich solche Heinis wie Sie in einer Bar bediene und mich vom Chef noch in den Po kneifen lassen muß, hm?!!!!"

„Aber . . .", stotterte mein Vater.

„Hier bin ich die Königin! Hier bedient man mich! Ich brauche mich nicht einmal selbst abzutrocknen, wenn ich aus dem Bad steige, auch dafür gibt es Dienstboten! Ich geb' Ihnen 'nen guten Rat: kümmern Sie sich um Ihren eigenen Dreck, und lassen Sie mich mit Ihren Ammenmärchen in Frieden!"

Nach diesen Worten entfernte sich das entzückende Geschöpf und ließ meinen Vater völlig verdattert zurück.

Im Laufe dieser Reise erfuhr er auch, daß in vergangenen Zeiten die Einkäufer von Haremsdamen hohe Prämien für Frauen erhielten, deren Wangen sich schon bei Erwähnung stiller Vergnügen und ihrer Riten bereits röteten. „Wenn sie erröten", erklärte eine alte Gouvernante, „dann beweist das, daß sie verwirrt sind. Und somit empfänglich für Liebesspiele. Den Beweis liefern Erregung, Beeindruckung und Reaktion."

Nichts war schlimmer als eine Indifferente, mochte sie auch noch so schön sein!

DER GERUCHSSINN UND DIE LIEBE

Die Haremsgeschichten mit ihren berauschenden Düften geben Hinweis auf ein wichtiges Kapitel der Sexualität, das mein Vater nur am Rande erwähnt hat, obwohl er ihm besondere Bedeutung beimißt, und das ich jetzt etwas ausführlicher besprechen möchte.

Es handelt sich um den Geruchssinn und die Liebe.

Nach Ansicht meines Vaters gehören die Gerüche zu den drei Kategorien von Erregungsmitteln, die auf die Funktion der Sexualdrüsen einwirken. Er rechnet sie zur Familie der chemischen Reizmittel wie Alkohol, Opium und andere Aphrodisiaka, die er jedoch verbietet. Zu den höchst gefährlichen Aphrodisiaka zählen die krankheitserregenden Reizmittel wie Tuberkulose- oder Lepragift. Schließlich gibt es noch die uns inzwischen wohlbekannten physischen Reizmittel, und zwar nicht nur Töne, also Musik, sondern auch Temperatur, Elektrizität, Stellung des Mondes oder Art des Wetters: Gewitter, Südwind, Mistral etc. Mein Großvater Camille Mességué hatte die von seinem Vater überlieferten Beobachtungen hinsichtlich Einfluß des Mondes oder des über unser Gascogner Land hinwegfegenden Südwindes auf die Liebe noch ausführlich ergänzt. Camille beachtete gewissenhaft den Mondkalender und das Eintreten des Südwindes, wenn er seinen Freunden eine Pflanzenkur zur Heilung einer vorübergehenden sexuellen Insuffizienz empfahl. Mein Vater, Erbe dieser kostbaren empirischen Kenntnisse, die für ihn eigentlich nur ein Kapitel im großen Buch der Natur bedeuten, das er wie alle Mességués im Laufe seines Lebens vervollständigt – er behauptet, wenn er auf die Einwirkung der Gerüche auf das menschliche Verhalten zu sprechen kommt, daß das Volk durchaus recht hat, von einer Person, die es nicht leiden kann, zu sagen: „Den kann ich nicht riechen!"

Die Nase spielt nämlich eine sehr wesentliche Rolle im Leben der Menschen und vor allem der Verliebten. Bei allen Tiergattungen kommt der Geruch einer regelrechten Sprache gleich. Der Geruch der Schmetterlingsdamen etwa lockt die Männchen aus einem kilometerweiten Umkreis an. Bei anderen Gattungen wiederum ist das Männchen der Geruchsträger. Die Hummel lockt die Weibchen an, indem sie eine duftende Spur an den Bäumen hinterläßt. Bei allen höherentwickelten Säugetieren findet sich dieses Duftverhalten, warum also nicht beim Menschen?

Jedes Lebewesen verbreitet um sich herum eine Art Atmosphäre animalischer Ausdünstung, die im Lebensspiel ständig erneuert wird.

„Nach Tausenden von Behandlungen konnte ich feststellen, daß der Geruch eines Mannes (oder einer Frau) stärker ist, je animalischer und zugleich gewinnender er (oder sie) ist. Und seit langem habe ich bemerkt, daß dieser Geruch, diese animalische Ausdünstung, die das menschliche Wesen absondert, bei schwächeren Individuen viel weniger ausgeprägt ist. Wie viele Musterexemplare kultivierter Männer habe ich angetroffen, von denen trotz ihres hohen Bildungsgrades und ihres Auftretens keinerlei Ausstrahlung ausging. Da sie langweilig waren, hatten sie bei Frauen sozusagen keinen Erfolg." Und oft auch wenig Erfolg im Leben.

Der Rat, den Napoleon nach seiner Rückkehr aus den Feldzügen seiner Frau Joséphine gab, ist bekannt: „Wasch dich nicht, ich komme!" Ebenso weiß man, daß der äußerst männliche Heinrich IV. viel übrig hatte für die *odor di femina.*

Jungen Frauen und Mädchen, denen die Verführung der Männerwelt einfach nicht gelingen wollte, hat Maurice Mességué zu einem Parfum geraten, das er ihrem Temperament und ihren Bedürfnissen entsprechend zusammenstellte; ja er bot sogar Parfumvarianten an, die nur für eine bestimmte Situation geeignet sind.

Kurz vor Jahresende 1956 ersuchte ein sehr bekannter Parlamentarier meinen Vater um „ungewöhnliche Beratung". Bei einem gemeinsamen Essen mit Freunden trug er ihm folgenden Fall vor:

„Meine Tochter ist zweiundzwanzig Jahre alt, intelligent, selbstsicher in ihrem Auftreten und, ohne eine Miß Universum zu sein, gefällig anzusehen und ausgezeichnet gewachsen. Vor einigen Monaten hat sie den Sohn eines meiner Kollegen geheiratet, einen wirklich patenten jungen Mann, dessen kurze, aber bewegte Vergangenheit auf sexuellen Appetit schließen ließ. Nachdem nun der Rausch der ersten Wochen verflogen ist, wartet meine Tochter vergeblich auf den Beweis einer Leidenschaft, die er in Worten wirklich aufrichtig bekennt. Was tun?"

Mein Vater kannte den besagten jungen Mann gut genug, um sicher zu sein, daß es hier nicht um dessen Virilität ging. Einige Tage später erhielt er in einem sehr freundschaftlichen und offenen Gespräch auch die Bestätigung für seine Annahme.

Was aber die junge Frau betraf, so schien ihr einfach jenes entscheidende „gewisse Etwas" zu fehlen, das die körperliche Konkretisierung einer unbestreitbar beiderseitigen Liebe erst möglich macht.

Was geschah nun? Mein Vater erklärt: „Außer einigen Pflanzen, die enthemmend und auflockernd wirken (Weißdorn, Distel, Geißbart) und Frigidität abbauen sollten (Bärenklau, Schöllkraut, Bockshornklee), empfahl ich der jungen Frau ein Parfum und dem jungen Ehemann ein Toilettenwasser, das nach meinen Angaben von einem mit mir befreundeten Parfumeur aus Nizza hergestellt wurde. Ich wußte, daß Mädchen für Parfums eine stärkere Empfänglichkeit entwickeln, sobald ihre Sinnlichkeit durchbricht. Ich wartete natürlich gespannt auf das Ergebnis. Zehn Tage später ließ mich die Gattin des Abgeordneten wissen, daß ihre Tochter mit einem unternehmungslustigen und temperamentvollen Gatten ihr Glück wiedergefunden hatte, und sie dankte mir aufrichtig dafür. Für mich war dies nur eine Bestätigung, die ich aber gar nicht benötigte, da ich seit langem Gewißheit darüber hatte."

Der übermäßige Gebrauch von Deodorants aller Art könnte bei Männern und Frauen zu einer Umwandlung sehr empfindlicher tausendjähriger Mechanismen führen. Der Schweißgeruch hat aphrodisische Wirkung, und Rasputin, dessen Liebesabenteuer ebenso berühmt sind wie sein abstoßendes Äußeres, stank wie ein Bock!

Bei den kanadischen Eskimos bietet das junge Mädchen ihrem Verlobten zwei Scheiben Seehundsspeck an, den dieser unter seinen Achseln befestigt. Nach einem auf der Jagd oder beim Fischfang verbrachten Tag gibt er sie seiner Verlobten zurück, die ihrerseits die Speckscheiben auf ihrem Busen befestigt. So gewöhnt sich ihre Nase an den Körpergeruch des Mannes, den sie liebt.

Bei einem internationalen Kongreß in Cannes erklärte Prof. Guillot von der Pharmazeutischen Fakultät in Paris, daß die Männer einstimmig den Geruch von natürlichem Moschus als angenehm empfinden, währenddem dieser stark sexuell betonte Geruch bei den meisten Frauen Abscheu errege.

Mein Vater ist der Meinung, daß bei der Behandlung von sexuellen Störungen die Gerüche und Düfte eine große Rolle spielen. Denn sie sind es, die Verlangen oder Abscheu hervorrufen. Eine Frau sollte herausfinden, auf welches Parfum ihr Mann am stärksten reagiert. Und dann müßte sie lernen, wie die Schmetterlingsweibchen diese unwiderstehlichen Duftsignale zu hinterlassen ...

„Es wäre höchste Zeit, daß wir uns die Weisheit der Tiere wieder aneigneten!" sagt mein Vater. „Denn man darf nicht vergessen, daß das Wort *bête*, Tier, von *bios*, Leben, abstammt."

Man sollte sich eben häufiger mit Etymologie befassen!

VOM EINFLUSS DES KNOBLAUCHS AUF DIE VIRILITÄT UND ... DIE FROSTBEULEN

Ich kann dieses Kapitel über Mességué und die Sexualität nicht abschließen, ohne noch über eine Pflanze zu sprechen, die mein Vater sehr häufig verordnet und deren hervorragende, heilkräftige Eigenschaften viel zuwenig bekannt sind – den Knoblauch, der, ähnlich wie die Zwiebel, wegen seines intensiven Geruchs häufig abgelehnt wird.

Für mich, der ich seit frühester Kindheit gewohnt bin, ihn in jeglicher Form zu verspeisen, barg der Knoblauch eigentlich kein Geheimnis mehr. Aber vor einigen Jahren wurde ich Zeuge eines Abenteuers, das mir die Augen öffnete und mich reizte, noch mehr zu erfahren. Ein berühmter Schauspieler war in eine bezaubernde junge Frau verliebt, erzählte mein Vater. „Aber es kann vorkommen, daß selbst Schauspieler ... die Sprache verlieren. Nun erlebte ich, wie er einer Behandlung völlig hilflos und gleichzeitig ablehnend gegenüberstand. Er erklärte mir, daß er in den vorangegangenen Monaten allerlei Experimente unternommen hatte, aber alles ohne Erfolg. Ich bemühte mich, seinen Pessimismus nicht noch mehr zu schüren, und schlug ihm eine Knoblauchkur vor: Knoblauchsuppe, Knoblauchwein und Knoblauch in allen Speisen . . . Und weil ich das Gefühl hatte, daß es ihm Spaß machen würde, empfahl ich ihm obendrein den Genuß von allerlei Meeresfrüchten: Seeigel, Muscheln, Seemuscheln, Krabben und Austern sowie gegrillten, mit spanischem Pfeffer und Aromaten gewürzten Fisch. Der Erfolg war so durchschlagend, daß der unheilbar ängstliche Schauspieler völlig verdutzt und fast schon wieder beunruhigt war."

Es ist nicht das besondere Verdienst meines Vaters, wenn er die stimulierende Wirkung des Knoblauchs kennt. Alle Gascogner seiner Generation wußten seit frühester Kindheit um die Heilkraft des Knoblauchs. In allen Mittelmeerländern ist der Knoblauch, vielleicht noch mehr als die Zwiebel, mit der Vitalität verknüpft; auch Camille Mességué pflegte in seiner heiteren liebenswürdigen Art jene Kindstaufen am Land zu beschreiben, wo man die Zunge des Täuflings mit einer Knoblauchzehe einreibt, damit ihm, nach alter Tradition, „Gesundheit und gute Laune" sicher seien. Einige Monate später flößt man dem Kleinkind, um es zu entwöhnen, eine leichte Knoblauchsuppe ein. Dieser Brauch wurde noch bis vor kurzem gepflegt.

Mein Vater erinnert sich noch daran, daß die „Dorfhähne" seiner Kindheit morgens beim Aufwachen eine Knoblauchzehe aßen, gleichsam als Vorbereitung zu Liebesabenteuern, die einem ja im Laufe des Tages über den Weg laufen konnten. Ebenso erinnert er sich an einen Offizier, einen gefürchteten Garnisons-Don-Juan, der auf hundert Meilen Entfernung nach Knoblauch roch, aber sehr alt wurde und bis zu seinem Tod „den Damen die Ehre erwies".

Mein Großvater Camille hatte von seinem Vater zwei Verwendungsweisen des Knoblauchs gelernt: die eine betraf die Virilität, die andere die Frostbeulen.

Im ersten Fall verordnete Camille Wirbelsäulenmassagen mit lauwarmen Knoblauchzehen. Mein Vater behauptet, damals nicht so von der Heilwirkung überzeugt gewesen zu sein (was selten der Fall bei ihm ist). Aber da die Resultate offensichtlich waren, behielt er dieses Rezept bei.

Bei der Behandlung von Frostbeulen reibt man die Haut mit Knoblauch ein, wodurch sie härter und wesentlich unempfindlicher wird. Ich selbst kenne noch alte Bauern, die ihre Hände und Zehen mit Knoblauch einreiben, um das Schwellen und Aufbrechen der Frostbeulen zu verhindern. Heutzutage sind aufgrund gesünderer Ernährung und besserer Körperpflege die Frostbeulen fast verschwunden; falls dennoch hin und wieder Frostbeulen auftreten, hilft vitaminreiche Kost sicher.

Mein Vater hat schon erzählt, daß die Zauberer der Antillen und lange vor ihnen die Griechen und Römer ihren Kampfhähnen Knoblauch einflößten, um sie kampflustiger zu stimmen. Er berichtete auch, daß die Ägypter mit ihren Sklaven ebenso verfuhren, damit sie beim Bau der Pyramiden besser durchhielten. Nicht so bekannt ist allerdings der Spitzname, den die Griechen dem Knoblauch gaben: „stinkendes Gewand"; dennoch aßen sie ihn in reichlicher Menge. Die berühmten Athleten Griechenlands kauten ihn vor den Wettkämpfen, und das griechische Stadion wird wohl sehr intensiv nach Knoblauch gerochen haben.

Jahrhundertelang haftete dem Knoblauch eine magische Beschützerkraft an. „Knoblauchketten" standen während des ganzen Mittelalters in dem Ruf, Beschwörungen und Verzauberungen abwenden zu können. Die Mönche züchteten Knoblauch in ihren Klostergärten, um den Teufel und seine Kreaturen zu vertreiben. In den von Vampiren heimgesuchten Ländern Mitteleuropas hängte man in allen Häusern Knoblauchschnüre auf.

Wie die Überlieferung berichtet, gelang es einer Diebsbande, ungestraft Häuser zu plündern, während die Pestepidemie von 1726 die Bevölkerung von Marseille und Toulouse heimsuchte. Die Diebe besaßen offenbar einen geheimen Schutz gegen die Ansteckungsgefahr. Als sie schließlich festgenommen wurden, sicherte der Richter ihnen Freispruch zu, sofern sie ihr Rezept preisgaben – was sie natürlich taten. So entstand im 18. Jahrhundert während einer Pestepidemie der antiseptische Essig auf Knoblauchbasis.

Inzwischen haben wir uns von den sexuellen Problemen weit entfernt, aber es lohnt sich doch, alle Eigenschaften dieser wahrhaft phantastischen Pflanze genau zu kennen. Als ich dieses Buch zu schreiben begann, setzte ich mir zum Ziel, „noch mehr über die Pflanzen und über die Geheimnisse Mességués" zu sagen; daher möchte ich darauf hinweisen, daß der Knoblauch außer seiner stärkenden und bekanntlich wurmtreibenden Wirkung auch abführend, diuretisch, antiseptisch, antibakteriell, schleimlösend und fiebertreibend wirkt. Überdies enthält er starke antibiotische Stoffe. Sein Schwefelgehalt macht ihn zu einem ausgezeichneten Lungenantiseptikum. Wie unsere vier Marseiller Diebe, trugen auch die Ärzte früherer Zeiten während Pestepidemien knoblauchgetränkte Masken. Die Statistiken beweisen ferner einen Zusammenhang zwischen Langlebigkeit und Widerstand gegen Karzinome und erhöhtem Knoblauchgenuß.

Auch bei äußerlicher Anwendung vermag der Knoblauch große Dienste zu leisten. Man kann Geschwüre und „bösartige" Wunden mit einem in Knoblauchessig getränkten Tuch verbinden; zur Herstellung von Knoblauchessig läßt man 30 g geriebenen Knoblauch in einem halben Liter Essig zehn Tage mazerieren.

Die „Volksmedizin" empfiehlt Knoblauch gegen Insektenstiche und entstehende Gerstenkörner. In beiden Fällen genügt es, die schmerzende Stelle mit einer durchgeschnittenen Knoblauchzehe einzureiben.

Die Überlieferung berichtet noch, daß die vom Knoblauch ausgehenden Dünste fäulnisverhütend wirken und man daher in den Obstgarten offene Behälter mit geschälten und zerschnittenen Knoblauchzehen stellen soll, um eine bessere Konservierung des Obstes zu gewährleisten.

Die Antike verfügte über ein Rezept, das sie als unerläßlich für die Erhaltung der Gesundheit ansah: man mischte zerstoßenen Knoblauch, Salz, Käse, Koriander, Öl und Essig und aß diesen Brei jeden Morgen.

Es gibt unzählige antike Rezepte auf Knoblauchbasis. Hier noch das gängigste: eine zerquetschte Knoblauchzehe läßt man über Nacht in einem Glas Wasser mazerieren und trinkt morgens auf nüchternen Magen dieses blutdrucksenkende Tonikum.

Mein Vater empfiehlt immer wieder das alte Volksrezept für Knoblauchwein: Geben Sie in eine Literflasche ein Drittel zerstoßenen Knoblauch und zwei Drittel Alkohol. Lassen Sie das Ganze zwei Wochen lang in der Sonne stehen. Dann seihen Sie den Knoblauchalkohol ab und beginnen Ihre Kur mit zwei, drei Tropfen in einem Glas warmem Wasser, das Sie täglich vor dem Essen trinken. Allmählich steigern Sie die Dosis bis zu 25 Tropfen, und dann verringern Sie es wieder täglich um einen Tropfen. Diese Kur kann man mehrmals pro Jahr machen, mit jeweils einigen Wochen Abstand.

Man kann aber ebensogut zwei oder drei Knoblauchzehen in Weißwein zerreiben, die Mischung ein paar Tage ziehen lassen und dann jeden Morgen vor dem Frühstück einen Löffel voll davon trinken.

Nach Ansicht meines Vaters ist es immer noch am angenehmsten und problemlosesten, Knoblauch in der Küche zu verwenden; natürlich muß man den Geschmack mögen. Im Süden Frankreichs ist der Knoblauch unentbehrlich. Mit gekochtem Knoblauch bereitete man unter anderem die wurmtreibende „Kindersuppe“. Sehr würzig schmeckt auch eine Scheibe Brot, die mit zerdrücktem Knoblauch eingerieben, gesalzen und gepfeffert und mit Olivenöl bestrichen ist, und zu der man eine rohe Tomate verspeist.

Dr. Séjournan betrachtet die Knoblauchsuppe als Heilmittel bei Asthma und Bronchitis sowie als Tonikum für Nerven und Kreislauf. Hier das Rezept von Gautron du Coudray:

1. Man rechne pro Gast eine Knoblauchzehe, schäle sie und gebe sie mit Salz und Pfeffer und ein wenig Wasser in einen Topf und lasse sie auf kleiner Flamme kochen.
2. Wenn die Knoblauchzehen weich sind, nehme man den Topf vom Feuer und zerquetsche den Inhalt zu einem sämigen Püree.
3. Nun nehme man frische Eier, wobei man ein Ei für zwei Personen rechnet, und schlage sie mit ein bißchen Wasser sämig.

4. In dieses Omelett rühre man nun unter ständigem Weiterschlagen einen Teil des Knoblauchpürees ein.
5. Nun schütte man das Ganze in den Topf zurück, auf das restliche, noch warme Püree und rühre kräftig um.
6. Dann gießt man mit der notwendigen Menge lauwarmem Wasser auf, decke den Topf zu und bringe alles auf kleiner Flamme zum Sieden.
7. In die Suppenschüssel gibt man mit Knoblauch eingeriebene und in Butter angeröstete Brotstückchen und gieße durch ein Sieb die Brühe darüber.

Was ich bereits im Hinblick auf die Zwiebel gesagt habe, gilt auch für den Knoblauch. Wer den Knoblauchgeruch nicht mag, der kaue nach der Mahlzeit etwas Petersilie oder einige Kaffeebohnen.

Selbst auf die Gefahr hin, jene Leser zu langweilen, die es schon wissen, erinnere ich nochmals daran, daß man Knoblauch auf sonnenbeschienenem Boden zieht. Man pflanzt ihn im Herbst oder Frühling und erntet ihn im Sommer.

Es gibt auch einen rosafarbenen Knoblauch, den Rockenbollen, der weniger scharf schmeckt als der gewöhnliche Knoblauch.

SCHÖNHEITSREZEPTE FÜR DIE DAMEN

Wie soll man ein Kapitel über die Sexualität abschließen, ohne von der weiblichen Verführungskunst, oder genauer, von den Waffen der Frau gesprochen zu haben: von ihrem Körper und ihrem Gesicht.

Weil er die Frauen liebt, hat mein Vater stets außerordentliche Sorgfalt darauf verwendet, seinen Patientinnen bei der Lösung von Problemen, die sich auf ihr Äußeres bezogen und von ihnen besonders schmerzlich empfunden wurden, behilflich zu sein. Er brachte ihnen größtes Verständnis entgegen, hörte ihre Klagen an, ohne je die geringste Ungeduld zu zeigen, und versuchte immer, ihnen zumindest Erleichterung und, wenn möglich, Heilung zu verschaffen.

Aus diesem Grund hat er wahrscheinlich auch so verblüffende Erfolge erzielt.

„Die Krankheit, die ich am besten in den Griff bekommen habe", sagt er, „ist die Zellulitis. Ich bin stolz darauf, in 98 Prozent der Fälle Heilung oder zumindest spürbare Besserung erzielt zu haben. Diese Krankheit – und es ist eine Krankheit! – ist zum Schreckgespenst der Frau geworden, da sie auch in weit höherem Maße als der Mann davon betroffen wird: 95 Prozent Frauen und nur 2 Prozent Männer."

Wie viele hübsche Frauen sind mit diesem Makel behaftet: riesige und verhärtete Schenkel, die die ganze Harmonie des Körpers stören!

Mein Vater hat das Problem der Zellulitis auf einfache Weise, aber wirkungsvoll angepackt. Er hielt sie für das Ergebnis einer chronischen Vergiftung, die auf eine Funktionsstörung der Nieren, der Leber und des Verdauungstraktes zurückzuführen ist.

Daher hat er Pflanzenpräparate zusammengestellt, die diese Organe reinigen und wieder in Bewegung setzen sollten.

Anschließend hat er ein Mittel zur äußerlichen Anwendung zusammengestellt, wobei der Efeu – in Kompressen und Lotionen – eine entscheidende Rolle spielt. Seinem Vater Camille folgend, hat mein Vater den Efeu auf allerlei Arten zubereitet: Cremes gegen Zellulitis, Breiumschläge, Kompressen und so fort, denn der zerriebene und in die Haut eingeriebene Efeu wirkt Wunder!

Sie ist eine merkwürdige und liebenswerte Pflanze, der Efeu, die *Hedera helix* (*hedera*, von lat. *hoerere*, „festhalten"; *helix*, von griech. *heillein*, „einrollen"), die im Pflanzenhaus von Gavarret, wo alle Pflanzen meines Vaters zum Trocknen aufliegen, in mehreren Kästchen zu finden ist.

Die Biochemiker haben zahlreiche Werke über den Efeu veröffentlicht. Sie haben Kalziumoxalat in den Blättern, Jod in den alten Trieben, Fettkörper, Kohlehydrate und stickstoffhaltige Stoffe, deren Gehalt je nach Jahreszeit wechselt, nachgewiesen: im Herbst, Winter und Frühling ist er stärker, im Juni und Juli schwächer. Die Blätter des Efeus enthalten Karotin, während in all seinen Organen auch überaus giftige Stoffe nachzuweisen sind.

Es ist wirklich bezeichnend, daß die meisten Tiere dem Efeu ausweichen, mit Ausnahme von Hammel und Ziege, die, wie man weiß, alles verdauen können.

Vögel, Tauben und Pfauen hingegen fressen ihn gern, und schon Leonardo da Vinci versicherte, daß das Wildschwein seine Krankheiten mit Efeu zu heilen pflege.

Mein Vater ist der Ansicht, daß der Mensch, ein äußerst empfindliches Lebewesen, den Efeu lieber meiden sollte, da er sich mit seinen Beeren leicht vergiften kann.

Schärfen Sie daher Ihren Kindern ein, auf keinen Fall aus Spaß Efeubeeren zu lutschen! Die Blätter jedoch können in gemäßigter Anwendung große Dienste leisten.

Mit einem Wort: seine guten Eigenschaften sind zahlreich und viel zuwenig bekannt!

Schon die alte Medizin kannte den Efeu als Nerventonikum, als Adstringens, als „Feind der Weintraube" (denn im Altertum schützte er vor Trunkenheit und „machte den Wein unschädlich"), als Stärkungsmittel bei Rachitis und kindlicher Atrophie und schließlich als bestes Mittel gegen Ischias.

Maurice Mességué verordnete Arzneitee aus Efeu bei Erkrankungen der Atemwege, da er den Hustenreiz stillt und die Schleimabsonderung fördert.

Für diese Heiltees empfiehlt mein Vater aber eher den „kriechenden Efeu", den Camille Mességué so nett „rundliches Kraut" genannt und das antike Pflanzenvademecum als „sehr geeignet für Pleuritis und Peripneumonie" angesehen hatte.

In diesem Zusammenhang möchte ich auch erwähnen, daß Dr. François Leuret aus Bordeaux eine Efeutinktur gegen Keuchhusten erprobt hat.

Früher bekämpfte man mit Efeu auch Pest, Lymphdrüsenerkrankungen, Hühneraugen, Kopfräude, „eitrige Geschwüre in den Nasenhöhlen", ohne das „geklumpte Blut" nach Stürzen zu vergessen, das das Atmen unmöglich macht.

Damals kümmerte man sich noch nicht um Zellulitis!

Daher wiederholt mein Vater immer wieder: „Machen Sie

sich bitte klar, daß die Zellulitis nichts anderes ist als die Folge einer Vergiftung des Organismus, der aus physischen oder nervösen Gründen die verschiedenen Gifte, die wir ohne unseren Willen einatmen, nicht mehr auszuscheiden vermag.

Durch eine Kombination von äußerlicher und innerlicher Behandlung kann man die Zellulitis jedoch behandeln und Heilerfolge erzielen.

Aber jede Behandlung bleibt unvollständig, wenn Sie nicht gleichzeitig eine Diät befolgen, die nur Naturprodukte enthalten darf, denn alle chemischen Stoffe belasten den Organismus mit gefährlichen Toxinen."

Mein Vater verordnete also Bäder und Kompressen, Efeuabsud und Tees. Manchmal ergänzte er diese Behandlung auch noch durch Massagen mit einer Spezialcreme eigener Herstellung, in der selbstverständlich Efeu enthalten war:

„Lassen Sie Efeublätter zehn Minuten in einem Topf mit Wasser kochen, und benützen Sie dann diesen Absud zu Kompressen, die Sie auf die häßliche ‚Orangenhaut' legen. Diese wird dann sehr schnell geschmeidiger, entspannter, und wenn gleichzeitig eine innerliche diuretische Behandlung erfolgt, werden die Toxine ausgeschieden, woraufhin die Zellulitis zurückgeht."

Grundlage dieser innerlichen Behandlung ist selbstverständlich wieder der Kräutertee.

„Ich persönlich rate allen, die an Zellulitis leiden, vier oder fünf Monate lang jeden Abend einen recht angenehmen Heiltee zu trinken, und zwar abwechselnd – einen Abend Salbeitee (zwei Prisen pro Tasse) – am nächsten Tag Anistee (zwei Prisen pro Tasse).

Natürlich darf man hierzu nur völlig gesunde Pflanzen verwenden, die auf einem von Pestiziden freien Boden gewachsen sein müssen."

Es gibt aber noch zwei andere Heiltees, von denen mein Vater selten spricht, obwohl er sie gern auf dem Küchenzettel jeder Hausfrau sähe, da sie durchaus ihren Platz im Arsenal der weiblichen Verführungswaffen behaupten können, denn sie wirken auf den Teint und verhindern Faltenbildung:

„Der Teint einer Frau ist das getreue Spiegelbild ihrer Gesundheit. Allen, die eine fettige oder Mischhaut haben, rate ich zu folgenden Heiltees, die, wieder abwechselnd, zu trinken sind:

- einen Abend Anistee (zwei Prisen pro Tasse, zwei Minuten ziehen lassen),
- am nächsten Tag eine Tasse Tee aus folgender Mischung:
  eine Prise Lindenblüten,
  eine Prise Orangenblüten,
  eine Prise Rosmarin.

Bei trockener und feuchtigkeitsarmer Haut rate ich zu folgendem Tee:
eine Prise Thymian,
eine Prise Eisenkraut,
(vier Minuten ziehen lassen).

Obwohl lebenslustige Frauen gern behaupten, jede Falte in ihrem Gesicht habe ihre besondere Geschichte, deren Entstehen sie aber dennoch tief bedauern, behandle ich sie mit dem wunderbaren Pfefferkraut, dessen Tugenden man gar nicht genug loben kann.

Es bekämpft nicht nur Frigidität und Impotenz, sondern besitzt die herrliche Eigenschaft, das Altern der Haut zu verzögern und somit die Faltenbildung aufzuhalten.

Wenn Sie nicht wollen, daß das Alter verfrüht seine Spuren in Ihr Gesicht gräbt, dann rate ich Ihnen, jeden Tag einen Tee aus einer Prise Salbei und einer Prise Pfefferkraut (pro Tasse) zu trinken. Schon vor zweitausend Jahren benützten die Schönen diesen Trick, und mit Erfolg!"

Zu dem Kapitel „Schönheitspflege" kann ich natürlich nicht alle Rezepte Maurice Mességués anführen. Aber diese schienen mir allgemein zugänglich und durchführbar.

Noch ein anderes Rezept dient dem Teint: Morgens auf nüchternen Magen sollte man Gemüsesaft trinken. Maurice Mességué empfiehlt einen Kressensaft, gemischt mit dem Saft einer ausgepreßten Zwiebel. Wenn einem der Geschmack zu unangenehm ist, kann man andere Gemüse, etwa Karotten, mit hineinmischen.

Ich möchte an dieser Stelle noch drei weitere Rezepte für die Hautpflege anführen, die mein Vater mit Erfolg angewendet hat. Sie dienen der äußerlichen Pflege.

Das erste Rezept basiert auf der Kresse. Trägt man ihren Saft mit einem Wattebausch auf gereizte oder von Akne oder anderen Dermatosen angegriffene Haut auf, wird man die Wirkung schnell spüren. Frauen mit Sommersprossen verwenden schon seit eh und je mit Honig vermischten Kressensaft! Man trägt die Maske auf das Gesicht auf, läßt sie antrocknen und wäscht sie anschließend mit Regenwasser ab.

Auch in Wasser gekochte Petersilie vermag Ihre Haut und Ihren Teint zu verschönern, denn dieser Absud entspannt das Gewebe, wenn man ihn sorgfältig mit einem Wattebausch aufträgt. Auch bei Augenbrennen nach einer langen Reise oder wenn man Staub in die Augen bekommen hat, wird dieser Petersilienabsud als sehr angenehm und lindernd empfunden.

Schließlich findet auch die Nessel Eingang in alle Präparate von Maurice Mességué, die zur Behandlung von Akne, Ekzemen und Herpes gedacht sind. Auch sie wird als Absud verwendet. Mein Vater hat mehrere seiner Schönheitspräparate mit Nesseln versetzt und viel Erfolg damit erzielt.

Ich bin immer wieder erstaunt, wenn mein für gewöhnlich schon überaus diskreter Vater in bezug auf einige spezielle Fälle in undurchdringliches Schweigen versinkt. Wir haben es beim Duell oder beim Fall Mistinguett bereits erlebt. Dasselbe trifft aber auch auf zwei voneinander völlig unabhängige Episoden seines Lebens zu, wo es ihm vergönnt war, ein Loblied auf seine beiden über alles geliebten Blumen zu hören: die Rose und das Veilchen. Gewiß, beide sind wunderschön, allgemein bekannt und von den Mességués heiß geliebt, die sie immer wieder verwendeten. Auf meine Frage, warum er so einsilbig auf diesbezügliche Fragen reagiere und mir die Anekdoten, die hier zu erzählen ich die Absicht hatte, nicht näher erläutere, antwortete er mir mit dem ihm eigenen Ernst: „Siehst du, dafür gibt es zwei Gründe. Zum einen handelt es sich hier ja nicht nur um nützliche Pflanzen, sondern vor allem um Blumen, die schon für meinen Vater wichtig waren und jetzt auch für mich von großer Bedeutung sind: denn wir betrachten sie als Beschützerinnen. Betaste ich die Blütenblätter der Rose oder betrachte ich die Blume, ob als kaum erschlossene Knospe oder als voll erblühtes Wunder, dann empfinde ich ein übernatürliches, fast physisches Vergnügen. Und bei diesem Grad von Liebe und Intimität kann ich einfach nicht gesprächig sein, ohne den Eindruck zu haben, indiskret zu werden.

Zum anderen handelt es sich um zwei Persönlichkeiten, deren Ruhm in zwei so verschiedenen Bereichen wie dem Gesang und der Politik ihren wahren Kern nicht zu verderben vermochte. Vom Talent der einen und den Taten des anderen an der Spitze einer Nation mag man denken, was man will. Für mich ist nur entscheidend, daß Mireille Mathieu und Präsident Salazar sich beide eine außerordentliche, natürliche Geistesfrische bewahrt haben, eine außergewöhnliche Schlichtheit und Bescheidenheit in Auftreten und Lebensweise."

Um Teint und Haut in ihrer augenblicklichen Frische zu bewahren, hat mein Vater Mireille Mathieu zu einer Lotion aus mazerierten roten Rosen und für abends, nach der Bühnenarbeit, zu einer Mischung aus Rosen und Weißdornblüten geraten. „Mireille hatte mich bezaubert", sagt mein Vater. „Nicht nur, weil sie jung und charmant ist und eine herrliche Stimme hat, sondern weil sie eine eigentümliche Kenntnis der Heilpflanzen besitzt."

Während eines Abendessens an Bord eines Frachters, der in der Seine vertäut war, hatte die hübsche Mireille mit meinem Vater intensiv über Pflanzen diskutiert. Sie erzählte ihm, daß sie als Kind, während ihre Familie noch vor den Toren Avignons lebte, mit ihrer Großmutter oft ausgezogen war, um Heilpflanzen zu sammeln.

In den Kleinstädten und Dörfern der Provence findet man noch Leute, die jahrhundertalte Rezepte kennen. So erzählte Mireille unter anderem, daß bei ihr daheim Klatschmohn als Schlafmittel und Thymian und Lavendel zur Desinfizierung von Wunden verwendet wurden. Wenn eines ihrer zahlreichen Geschwister niedergefallen war oder sich geschnitten hatte, wurde die Wunde mit mazeriertem Lavendel behandelt. Da es zwölf kleine Mathieus in der Familie gab, war natürlich immer eine Wunde oder eine Beule zu versorgen!

Anstelle von Tabletten und Pillen servierte man bei den Mathieus abends einen Anistee, der gegen Luftschlucken oder Magendrücken ausgezeichnet wirkt.

Mein Vater verwendet Anistee ebenfalls bei Verdauungsstörungen. Mireille erzählte meinem Vater auch, daß in ihrer Familie abends immer eine Fleischbrühe oder mit Basilikum gewürzte Kräutersuppe gegessen werde und daß außerdem Unmengen von Sellerie auf den Tisch kamen. „Daher die zwölf kleinen Geschwister“, schloß mein Vater messerscharf!

Mireille Mathieu verwendet die Schönheitspräparate meines Vaters, weil sie aus reinen Pflanzen hergestellt sind.

Auch einer jungen italienischen Prinzessin hatte mein Vater Rosenmazerationen empfohlen. „Eine der hübschesten Frauen, die ich je gesehen habe“, sagt er noch heute bewundernd.

Wie viele sehr hübsche Mädchen, hatte auch die Prinzessin, die übrigens mit einem regierenden Königshaus nahe verwandt ist, schreckliche Angst vor dem Altern.

Daher riet ihr mein Vater, jeden Abend einen mit etwas Rosmarin gewürzten Rosentee zu trinken.

„Die Rose kenne ich“, meinte die bezaubernde Prinzessin, „aber was Rosmarin ist, weiß ich nicht; weil jedoch der Name so hübsch klingt, werde ich den Tee trinken.“

Zwischen den Mességués und der Rose besteht ein sehr altes Bündnis, ja beinahe eine Liebesgeschichte. Schon Camille, der alte „Meister der Pflanzen“, zelebrierte einen Rosenkult. Er stellte Rosenmazerationen für die Haut her, er verwendete häufig gelbe Rosen und hat praktisch alle Präparate und Schönheitsmittel, die seinen Nachkommen zu Reichtum verholfen haben, selbst erfunden.*

Mein Vater, der vor allem die rote und samtige Rose aus Provins liebt, hat ihre Eigenschaften als Heilpflanze hinreichend betont und viele Rezepte weitergegeben, in denen die prachtvolle Blume entweder allein oder in Gesellschaft anderer Pflanzen, wie Eibisch, Lavendel, Kornblume (so wohltuend für die Augen), Kamille und so weiter, auftaucht.

Man weiß zwar, daß die Rose bluthemmend, tonisierend, adstringierend und reinigend wirkt, aber daß man sie früher

* Schönheitspräparate Maurice Mességué: Für den Raum Deutschland Firma Rudi Karcher, Karlsruhe, Werder Platz 41; für den Raum Österreich Interherbes-Reform, Generalvertretung für Österreich, Hans Oswald, Paradeisergasse 6, 9020 Klagenfurt.

auch gegen Verrenkungen, Quetschungen und Verstauchungen, entweder zusätzlich zum Pflaster oder in Rotwein vergoren und abgekocht verwendete, ist weniger bekannt. Angeblich heilt sie auch Gerstenkörner, wenn man sie mit Kornblumen, Kamille und Wegerich ziehen läßt.

Auch dem Veilchen, das in manchen Schönheitspräparaten die Rose ersetzen kann, bringt Maurice Mességué in Anlehnung an seinen Vater eine tiefe Zuneigung entgegen. In den letzten Jahren hat das Veilchen sich für ihn irgendwie mit Portugal verbunden, genauer gesagt, mit Ex-Präsident Salazar.

Ich weiß sehr wohl, daß Salazar zu jenen Männern gehört, über die man in der heutigen Zeit des intellektuellen und politischen Terrorismus besser nicht spricht. Für die geistige Oberschicht repräsentiert Salazar das Böse, den Faschismus, den Paternalismus, den Despotismus, den Obskurantismus und noch viele andere *-ismen*, einer schlimmer als der andere.

Salazar indes scheint ein Mann von ungeheurer charakterlicher Würde und einem gewissen Adel gewesen zu sein. Man kann seine Politik oder seine Sicht der Geschichte schätzen oder ablehnen, die Persönlichkeit Salazar aber war jedenfalls in vieler Hinsicht außergewöhnlich.

Mein Vater hatte ihn über Augusto de Castro kennengelernt, einen Diplomaten und Schriftsteller, Direktor des *Diario de Noticias*, der wichtigsten Tageszeitung Lissabons, und glühender Anhänger von Maurice Mességué, über den er einmal schrieb: „Dieser einzigartige Mann, ein wahrer König der Heilkunst, besitzt eine geheimnisvolle Kraft, die ansteckend und von einem ungeheuren Talent und menschlichen Qualitäten begleitet ist, wodurch sein großartiger Ruhm durchaus gerechtfertigt erscheint. Ich betrachte ihn als meinen Freund und achte und bewundere ihn."

Augusto de Castro, der als Botschafter Portugals in Frankreich und England gewesen war, konnte herrliche Anekdoten über die von kleinen Geschichten erhellte Weltgeschichte erzählen.

So beteuerte er, daß die physische Antipathie zwischen Mussolini, dem Mann aus dem Volk, und Eden, dem Aristokraten, schwer auf den Beziehungen zwischen England und Italien gelastet habe. Er behauptete auch, daß Mussolini sich zu Laval hingezogen fühlte, weil dieser, wie auch er, seine Zigaretten selber drehte.

Salazar lud meinen Vater mehrmals zum Essen ein. Einmal erzählte er mit seiner sanften Stimme, daß er seinen Ministern angeraten habe, jeden Abend einen Veilchentee zu trinken, „damit sie bescheidener werden". So unterwies er von Zeit zu Zeit seine Regierungsmitglieder in Demut.

Er selbst zeigte keinerlei Hang zur Eitelkeit, und Reichtum oder Macht waren ihm völlig gleichgültig.

De Castro erzählte, daß anläßlich eines Empfangs in der amerikanischen Botschaft alle Minister in repräsentativen Wagen vorgefahren wären. Und plötzlich sah man einen kleinen Citroën, der mühsam daherrumpelte. Ihm entstieg Präsident Salazar, der selbst am Steuer gesessen hatte. Es war jedoch keineswegs Effekthascherei, sondern er dachte sich gar nichts dabei, weil er diesen Dingen keinerlei Bedeutung beimaß.

Eines Tages sagte Salazar zu meinem Vater, auf die Fußmatte vor der Tür seines Büros weisend: „Sehen Sie, als ich hier einzog, habe ich diese Fußmatte mitgebracht, und sie wird auch das einzige sein, das ich von hier wieder mitnehmen werde."

Wenn es auch nicht sicher ist, daß Veilchenblüten Eitle bescheiden machen, so wirken sie doch auf jeden Fall erfrischend, abführend, herzstärkend und lungenfreundlich und werden daher bei Husten und Asthma, aber auch bei Verstopfung und sogar, zerdrückt und als Pflaster auf die Stirn gelegt, bei Migräne verwendet.

8

Zurück zu den Quellen

Die Weisen Indiens teilen das Leben in drei Altersgruppen ein:

- die Jugend oder das Alter der Leidenschaften;
- die Reife oder das Alter des Tributs an die Gesellschaft, der Heirat und Vaterschaft;
- das letzte Alter oder die Zeit des Loslösens, der Meditation und der Rückkehr zu den Quellen.

Mein Vater, der zwar kein weiser Hindu, aber im Sinne der alten abendländischen Tradition, der orientalischen durchaus vergleichbar, bestimmt ein Weiser ist, hat diese goldene Lebensregel auch nur geringfügig abgewandelt und seiner Natur angepaßt.

Das Leben meines Vaters hat sich stets um zwei Pole gedreht, die einander eher ergänzen denn widerstreben: die Tat und die Meditation. Diesen Wechsel hat er instinktiv durchgeführt, indem er vom äußersten Energieverschleiß (er war immer und ist auch heute noch ein enorm fleißiger Arbeiter!) zur totalen Isolierung und Beschaulichkeit überwechselte. Hierin ist er so recht der Sohn von Camille, der auch zwischen intensivster physischer Aktivität und totaler Unbeweglichkeit pendelte und so vom Morgengrauen bis zur Abenddämmerung jagen konnte und dann tagelang unbeweglich in Wiesen und Wäldern saß und Bäume, Pflanzen, Insekten und in freier Wildbahn lebende Tiere beobachtete. Deshalb hielten ihn die Bauern für einen „komischen Kauz", was in ihren Augen nichts anderes als Faulpelz bedeutete.

Nach einer turbulenten, mit diversen Vergnügungen ausgefüllten Jugend (in der Gascogne interessiert man sich sehr früh für Mädchen), hat mein Vater das Alter der sozialen Eingliederung und Vaterschaft durchlebt. Er hat seinen sozialen Aufstieg, seine Karriere gemeistert. Selbst das kühnste, wahnwitzigste und undurchführbar scheinende Unternehmen hat er zu einem guten Ende geführt: er wurde reich und berühmt, obwohl er nur ein „Illegaler“ der Medizin ist – aber es gelang ihm, seinen Gegnern Achtung und Respekt abzutrotzen, ohne sich selbst oder seinen Glauben dabei zu verleugnen.

Und nun, auf dem Höhepunkt seines Lebens angekommen, beschloß er, zu den Quellen zurückzukehren, zu seiner heimatlichen Erde, in der die Gebeine seiner Ahnen ruhen, heim in das Land seiner Jugend – aber nicht, um sich in reine metaphysische Beschaulichkeit zu versenken und wie der weise Hindu der Weltillusion zu entfliehen. Denn für ihn ist die Welt eine Realität. Eine Realität, von der er selbst ein Teil ist und in der er handeln kann. Diese Rückkehr zu den Quellen bedeutet für meinen Vater nicht Rückzug und egoistisches Sich-Einigeln: sie ist – wie alles, was er tut – Dienst am Nächsten und Aktion!

Bei dieser Rückkehr in die Gascogne, nach Fleurance, ging es nicht nur darum, das Haus, in dem seine Mutter gedient hatte, wieder zurückzukaufen, einen Park und einen See wieder mit schönen und seltenen Tieren zu bevölkern und sich als Farmer-Gentleman dort zu ergehen, wo die Jagd verboten war. Es galt vielmehr, das Rathaus zu erobern, um als Bürgermeister aus dem Städtchen Fleurance die Modellstadt des Departements zu machen, Arbeitsplätze zu schaffen, eine Fabrik zu gründen, naturreine Lebensmittel auf den Markt zu bringen und Kongresse zum Schutz der Natur zu organisieren. Es war für ihn eine Notwendigkeit, Bücher zu schreiben, die inzwischen zu Bestsellern geworden sind und nun seine Ideen in alle Welt verbreiten; es hieß, Vorträge halten und Journalisten aus aller Herren Ländern zu Interviews empfangen.

Natürlich lag ihm auch daran, wieder in den Wäldern von Gavarret spazierenzugehen, wo der Schritt, das Lachen und die Stimme seines Vaters ihm allein noch vernehmbar sind, wo dieser unvergleichliche Duft von Heidekraut und aromatischen Pflanzen aus den Gräben aufsteigt, trocken und süß in der Hitze der Mittagsonne, feucht und satt im herbstlichen Morgengrauen, wo er dahinzieht, den Hund auf den Fersen, und im rosafarbenen Morgenhimmel den glitzernden Flug der zu den Pyrenäen hin abdrehenden Ringeltauben verfolgt.

Dort kann er sitzen, im dunklen Eck der Feuerstelle, in dem niedrigen Bauernhaus, wo seit fünfhundert Jahren die Mességués das Licht der Welt erblickten. Dort unterhält er sich mit seiner Tante Marie Laurent, Bürgermeister von Gavarret, einer echten Gascogner Bäuerin, die mit allen Fasern ihrer Seele mit dieser Erde verbunden ist.

Dort diskutiert er am Sonntag nach dem Rugbymatch heftig und leidenschaftlich den Verlauf und Ausgang des Spiels.

All dies, und vieles andere mehr, muß man im Auge behalten, wenn man von meines Vaters Rückkehr zu den Quellen sprechen will, Dinge, die nur er selbst zu erklären vermag . . .

Wenige Menschen wurden von Paris so herzlich aufgenommen und akzeptiert wie mein Vater. Wenige aus der Provinz, die in dieser furchteinflößenden Stadt Fuß zu fassen versuchten, hatten das Glück, dieser unerbittlichen Welt, die einen zu erheben oder zu zerschmettern vermag, die sich einen Augenblick an falschen Berühmtheiten erfreut und sie dann erbarmungslos verwirft, zu gefallen.

Merkwürdigerweise gefiel mein Vater von Anfang an den Parisern, womit ich das Tout-Paris, die tonangebende Schicht, meine. In diesem Mann, der mit seinem Languedoc-Akzent kräftige Wahrheiten von sich gab, steckte etwas, das jede Ironie entwaffnete. Auch merkte man bald, daß er heilte, daß er über eine Macht verfügte, die ihn in den Ruf eines Wundertätigen brachte.

Auch die schönste und gewandteste Pariserin, die große Feste gibt, die über den spritzigsten oder vielmehr bissigsten Esprit verfügt, die einen Unbekannten zu lancieren oder zu ruinieren vermag, auch sie fürchtet sich vor Krankheit und Tod wie die ärmste Bäuerin der Karibischen See oder die unzivilisierteste Afrikanerin.

Daher wird der Mensch, der über die bewundernswerte Gabe der Heilkunst verfügt, unumstritten respektiert. Man bringt ihm Achtung entgegen, diesem kleinen Bauern aus der Gascogne, der so komisch das „r“ rollt, dessen Augen aber weit und tief in die menschliche Seele blicken und der in seiner ruhigen Art vergessene Wahrheiten wieder wachruft.

Obwohl dieses Tout-Paris meinen Vater wohlwollend aufnahm und ihn sehr schnell in die Palette der Berühmtheiten einreihte, konnte mein Vater dieser Stadt nie echte Liebe entgegenbringen. Er hat sich in Paris nie wohlgefühlt, nie konnte er sich die Spielregeln dieses Lebenskarussells zu eigen machen.

Sehr bald entdeckte er unter dem schillernden Pariser „Look" die verborgene Wildheit, unter dem mondänen Lächeln die teuflischen Fratzen der Piranhas, die in den Pariser Salons so wie in den Amazonas-Gewässern auf Beute ausziehen.

Und dann noch diese riesige Stadt!

Mein Vater war in einem Dorf aufgewachsen. Er hatte das Glück genossen, in eine „kohärente Gesellschaft" hineingeboren zu werden und sich dort entwickeln zu dürfen, in einem kleinen Städtchen, wo jeder jeden kennt und zwischen persönlichen Ansprüchen und gemeinsamen Bedürfnissen kein Bruch besteht; wo Solidarität herrscht, wo man miteinander spricht und sich gegenseitig hilft.

In den Augen meines Vaters haben diese „Riesen-Metropolen", deren erschreckendes Beispiel Paris ist, die solidarische Gesellschaft zerstört. Von ihnen geht etwas Böses aus, das der Soziologe Durkheim als gesetzlosen Zustand bezeichnet. Sie werden zu „Ballungen von Einsamkeiten", zu riesenhaften Ansammlungen von isolierten und entwurzelten Individuen, die es nicht mehr vermögen, sich selbst zu bezeichnen, mit anderen zu „kommunizieren", und erst recht nicht, sich in einem Glauben oder einer Religion zusammenzuschließen, da für sie ja „Gott tot ist".

Und in der Tat: das alles ist dazu angetan, einen verstandesbegabten, in der Provinz und speziell im Südwesten des Landes geborenen Menschen zu erschrecken. Die großen Metropolen voll Lärm und Hektik häufen unter einem vergifteten Himmel Menschenmassen an, die niemals zu Gemeinschaften werden können. Dem unmenschlichen Rhythmus ausgeliefert, eingespannt zwischen „Metro, Arbeit und Bett", mit Reklamebildern beworfen, die zu Frustration und Spannungen führen, entwickelt die anonyme Menschenmasse ein Klima der Aggressivität, das Städte wie New York zu einem gefährlichen Dschungel werden läßt, wo Vergewaltigung, Verbrechen und

Gewalt zum Normalzustand werden. Die Frauen können es nicht mehr wagen, abends allein mit der Metro zu fahren, vom Central Park gar nicht zu reden, bis es schließlich soweit kommt, daß die Menschen sich in ihren Wohnungen wie in Zitadellen verschanzen.

Dieses Phänomen der Gesetzlosigkeit, das bei allen sich übermäßig ausweitenden Gesellschaften zu beobachten ist, scheint auch für die meisten organisierten „Tiergesellschaften", wie etwa die Ratten, zuzutreffen.

So berichtet mein Vater, daß ein amerikanischer Forscher den Versuch unternommen habe, die Lebensbedingungen einer animalischen Megapolis künstlich herzustellen. Auf engem Raum sperrte er mehrere Rattenfamilien zusammen, die, wenn sie in Freiheit leben, ein natürliches Gleichgewicht herstellen zwischen alten und jungen Männchen und Weibchen. Unter natürlichen Bedingungen der Freiheit regelt eine strenge „Moralregel" das Leben dieser „kohärenten Gesellschaft"; die Alten werden geachtet und die Weibchen geschützt, die ihrerseits echte Monogamie zeigen.

Nun aber, nach kurzem Zusammenleben auf übervölkertem Raum, entstanden die günstigsten Bedingungen für Gesetzlosigkeit. Die „Lebensmoral" brach zusammen. Die jungen Ratten schlossen sich zu Gangsterbanden zusammen, töteten die alten Männchen und vergingen sich an den jungen Rattenweibchen, die sofort polygam wurden. In dieser künstlichen Stadt herrschten also plötzlich Verbrechen, sexuelle Ausschweifung und Gewalt.

Wenn die Gegenwart den modernen Menschen mit dem sogenannten „verlorenen Paradies" konfrontiert, dann wird er sich plötzlich der Abwegigkeit seiner materiellen Lebensbedingungen und der Verarmung seines Innenlebens allzu deutlich bewußt.

Auf den Philippinen, im Süden der Insel Mindanao, haben Anthropologen einen Volksstamm, die Tasasay, entdeckt, die noch im Steinzeitalter leben. Diese „braven Wilden" sind glücklich, gut genährt, gesund, friedfertig und schützen instinktiv ihre Umwelt, die ja ihr Glück ausmacht – ein Wunder an Ökologie und freier Symbiose. Bei ihnen findet man keine Spur von Gewalttätigkeit, Aggressivität oder Gewinnsucht. Sie leben in und mit der Natur in vollkommener Harmonie. Sie lieben und achten einander, wie sie auch ihre göttliche Mutter, die Mutter Natur, achten und lieben.

Mein Vater, der das harmonische Gleichgewicht und die Selbstgenügsamkeit der kleinen Dörfer kennengelernt hat, konnte sich nie an Paris gewöhnen. An die schon pathologische Aggressivität der Autofahrer, die sich Schritt um Schritt in dieser selbstverschuldeten Giftwolke vorwärtsschieben und einander haßerfüllt aus den Augenwinkeln beobachten. Niemals konnte er sich an diesen tödlichen Rhythmus der Stadt gewöhnen: schnell essen, schnell trinken, schnell lieben, schnell laufen.

Mit Entsetzen erinnert er sich an die reizende blutjunge Schauspielerin, eine der charmantesten Frauen von Paris, mit der er eines Tages ausgegangen war.

Sie war wirklich bezaubernd anzusehen in ihrem weißen Nerzmantel, mit ihrem herrlichen blonden Haar und den großen Augen. Sie fuhr einen sehr teuren, erdbeerfarbenen Sportwagen. Sie lächelte, während sie mit ihrer sanften Stimme erzählte, und mein Vater, der neben ihr saß, berauschte sich an dem betörenden Duft, der von ihr ausging. Plötzlich überholte sie ein anderer Wagen und schnitt sie. Im Nu hatte sich das reizende Gesicht in eine entsetzliche Fratze verwandelt. Die hübschen weißen Zähnchen entblößt, Wut im Blick, setzte die bezaubernde junge Frau zur Verfolgung des „Feindes" an, den sie auch bald einholte und mit häßlich kreischender Stimme, eine Litanei von ordinärsten Flüchen von sich gebend, überfiel.

Nie mehr in seinem Leben hat mein Vater dieses wildgewordene, zum Beißen und Töten bereite Weibchen vergessen können, das urplötzlich unter der glatten Maske der superzivilisierten Schönen im weißen Nerz sichtbar wurde.

Denn mein Vater hat sich bis zum heutigen Tag den Respekt vor der Frau bewahrt. Die Brutalität zwischen den Geschlechtern, die angeblich eine Errungenschaft und ein Sieg der neuen Generation ist, schockiert ihn zutiefst und erfüllt ihn mit Kummer. Er hat eine hohe Vorstellung von der Stellung und der Rolle der Frau in der Geschichte der Menschheit. Wie Michelet ist er der Meinung, daß sie Zentrum und Angelpunkt der Entwicklung ist; daß sie über größere Macht verfügt als der erobernde Mann, über eine magische Kraft, die ihr schon die ersten Menschen zuschrieben, als sie in ihr die Fruchtbarkeit, also das Leben, vergöttlichten.

Der große Psychoanalytiker C. G. Jung hat diese Macht der Frau als geheimnisvolles, naturgewaltiges Prinzip definiert, indem er von seiner Mutter sagt:

> „Am Tage war sie eine liebende Mutter, aber bei Nacht erschien sie mir fürchterlich. Da glich sie einer Seherin und zugleich einer Priesterin in der Höhle eines Löwen, archaisch und ruchlos. Ruchlos wie die Wahrheit und die Natur. Da war sie die Inkarnation dessen, was ich mit *Natural Mind* bezeichne. *Natural Mind* ist der Geist der Natur, der mit Büchern nichts gemein hat. Von der Natur des Menschen geht so etwas wie eine Quelle aus, die aus dem Erdinneren emporschießt, und so verkörpert er die Weisheit der Natur. Denn dann sagt er die Dinge ungeschminkt und ohne Umschweife."

Der Kampf um gleiche Bezahlung bei gleicher Arbeitsleistung, um Gleichheit vor dem Gesetz und vor Berufsständen, die früher den Frauen verschlossen waren, scheinen meinem Vater eine Notwendigkeit und die logische Beseitigung einer langen, gewollten und vom „Gesetz des Stärkeren" bestimmten und aufrechterhaltenen Ungerechtigkeit. Es ist gerecht und natürlich, daß auch eine Frau Richterin, Botschafterin, Generaldirektorin und, wenn sie Lust hat, Polizistin sein kann. Es ist nur gerecht, daß auch sie Premierminister wird wie Indira Ghandi oder Golda Meir. Es wäre nur gerecht und billig, daß auch sie bald in die französische Akademie Eingang findet!

Bedauerlich wäre es nach Ansicht meines Vaters nur, wenn sie ihre *Natural Mind*, diese archaische Macht ihrer Natur, verlieren würde. Die androgyne Frau, die uns als fehlgeleitete Kopie des Mannes vor Augen tritt, ist ein tragischer Irrtum. Die militante Streiterin von *Woman's Lib*, die sich selbst wiedererobern glaubt und der „Knechtschaft" des Mannes zu entfliehen wünscht, indem sie sich selbst wie ein Mann benimmt – das heißt mit der gleichen Brutalität, der gleichen

Vulgarität, der gleichen sexuellen Gewalt –, sie beraubt sich des wesentlichen Teils der Natur und wird im Endeffekt nichts anderes als ein katastrophales Plagiat. Durch sexuelle Attacken auf die Männer, durch Fluchen wie ein Bierkutscher und Pfeiferauchen wie ein Besessener wird sie nie zur wirklich „freien Frau", sondern nur zu ihrem profanen Abklatsch.

„Genau das wollen wir ja", schreien diese Damen, „wir wollen endlich entsakralisiert werden! Diese Verherrlichung ist uns ja in der Seele zuwider! Hure oder Heilige, das ist die Alternative, die die Männer uns seit zweitausend Jahren vorschlagen: Kurtisanen oder Matronen! Wir wollen menschliche Wesen sein, das ist alles!"

Aber die Frau ist seit eh und je eben dieses mit einer heiligen Macht ausgezeichnete „menschliche Wesen". Selbst wenn sie sich hundertmal in einen Catcher oder Gendarmen verkleidet, wird sie dennoch daran nichts ändern. Sie wird immer Träger dieser Macht und wesentlichen Funktion bleiben, dieses Bild aus den Anfängen der Zeiten, das Prinzip der Liebe und des Lebens, in dem sich das Schicksal der menschlichen Rasse verwirklicht. Die alten Bäuerinnen haben es verstanden, wie wir bei uns daheim noch sehen können, sich diese Würde und Autorität zu bewahren, die auf dem Dorf noch herrscht.

Mein Vater erzählt gern von seiner Großmutter, der unfehlbaren Schützin. Sie stand im Morgengrauen vor den Männern auf, arbeitete auf den Feldern bis kurz vor zwölf Uhr mittags, dann ging sie nach Hause, um das Essen zu kochen, aß stehend hinter dem Pater familias, wie es die Sitte in Südfrankreich wollte, und ging anschließend wieder hinaus, um bis zum Abend zu arbeiten.

Diese kleine, aufrechte und unermüdlich arbeitende Frau war die wirkliche Autoritätsperson in der Familie; sie hielt die Tradition aufrecht, sie sicherte den Fortbestand der Familie und sie gab das gute Beispiel.

Allein die Vorstellung, daß diese alte Bäuerin ihr Leben lang nur stehend aß, wie ein Mann arbeitete und daneben noch ihre Kinder aufzog, würde den Frauenrechtlerinnen Entsetzensschreie entlocken. „Sie ist das lebendige Beispiel für Knechtschaft und tausendjähriges Opfertum, das es endlich abzuschaffen gilt!"

Nie aber werden die lauthals nach Emanzipation schreienden Frauen verstehen, daß diese Dienerin eine Königin und große Priesterin war. Sie herrschte über ihren eigenen Herd und die Ihren; ihnen zu dienen, war für sie nicht Knechtschaft oder Demütigung. Ihre Stellung und ihre Arbeit empfand sie nicht als Frustration und Unterdrückung, sondern als Adel und Würde.

Aber um das zu verstehen, muß man auf dem offenen Land geboren sein, das von der Industrialisierung noch nicht überrollt wurde und wo Tradition und menschliche Werte noch ihre Gültigkeit haben. Hier gibt es noch keine Elendsviertel, kein Proletariat, keine Wohnsilos; diese „rückständigen" Gegenden kennen noch keine urbanen Ballungen; hier ist der Bauer, als Produkt einer sehr alten Landzivilisation, noch der Herr.

Aus all diesen Gründen hat mein Vater eines Tages beschlossen, Paris wieder zu verlassen und nach Hause zurückzukehren.

Er wußte, daß er nur auf seiner Heimaterde wirklich glücklich sein würde, bei den Menschen, die die gleiche Sprache sprechen wie er und die gleiche Einstellung zu den Dingen des Lebens haben wie er.

Er hatte das Bedürfnis wieder einzutauchen in das reine Quellwasser seines Ursprungs. Und wie glücklich wäre er, könnten alle es ihm gleichtun!

„Ich wünsche mir, daß der Mensch der Städte zur Erde zurückkehrt und aus ihr seine Kräfte schöpft. Ich glaube an eine direkte Verbindung zwischen Boden und Menschen. In meiner Familie hat sich eine Art Magie vom Vater auf den Sohn vererbt, und ich selbst habe oft genug die Vibrationen der Erde gespürt – auch ohne Wünschelrute. Die beste Behandlung für einen Menschen, der seinen Schwung verloren hat, ist vielleicht wirklich das Tautreten am frühen Morgen, barfuß durchs feuchte Gras."*

Die von ihm seit siebenundzwanzig Jahren gepredigte Rückkehr zur Natur – die er die „große Versöhnung" nennt –, diese Rückkehr zu den guten alten Lebensgewohnheiten, zu gesunder und ausgewogener Ernährung, zur Vorsicht mit chemischen Übertreibungen in jeder Form, zur Wiederentdeckung verges-

* Die Natur hat immer recht, S. 308.

sener Rhythmen des Lebens und der Jahreszeiten – auch die Wissenschaft ist inzwischen überzeugt, daß sie nötig und dringend ist! Ihr ist bewußt geworden, daß künstliche Existenz, künstliche Ernährung, künstliche Getränke und künstlicher Rhythmus im Begriff sind, den Menschen mit Sicherheit zu zerstören.

„Nehmen Sie sich die Zeit, zu leben", rät mein Vater. „Vereinen Sie sich mit der Natur, legen Sie sich in ihr Bett – selbst wenn es mit ebenso vielen Brennesseln wie Rosen bestückt ist –, folgen Sie ihr Schritt um Schritt wie einer Geliebten und betrügen Sie sie nicht. Lernen Sie, mit ihrem Atem zu atmen und den Rhythmus ihrer Jahreszeiten zu befolgen. Fahren Sie langsam die kleinen Straßen entlang, um die Vögel auf den Bäumen und das Blühen in den Feldern wahrzunehmen. Kauen Sie andächtig den vom Baum gepflückten Apfel, und trinken Sie ebenso langsam den jungen Wein. Und halten Sie jeden Augenblick inne, um wieder an den Vogel, die Blume, den Apfel und den jungen Wein zu denken, denn dies sind heitere Gedanken, die Ihnen guttun."*

In einem Buch: „*Le temps des corps*", das mein Vater sehr schätzt, hat Gay Gaer Luce dieses Problem der „Biorhythmen", das man so töricht verachtet hat, analysiert. Der Autor erklärt, daß der moderne Mensch die Zeit in Fetzen gerissen hat und wir jetzt in einem Rhythmus leben müssen, der unseren inneren Bedürfnissen gar nicht entspricht.

Wir handeln nicht mehr in Einklang mit den natürlichen Zyklen, wie es unsere Vorfahren jahrtausendelang getan haben: sie arbeiteten am Tag, ruhten in der Nacht, lebten im Rhythmus der Jahreszeiten und bewegten sich im Tempo ihrer Tiere oder der Segel ihrer Schiffe.

„Heute bewegen wir uns mit Schallgeschwindigkeit. Doch unsere Gehirne und Körper unterscheiden sich kaum von denen unserer Vorfahren, und dennoch gelingt es uns, uns ständig wechselnden Bedingungen anzupassen. In den biologischen Systemen wird die Zeit durch einen zyklisch ablaufenden Stoffwechselprozeß dargestellt, in dessen Zeitraum wir essen und verdauen, ein- und ausatmen, Energie speichern und

* Die Natur hat immer recht, S. 315.

verbrennen, und das alles geschieht nach festgesetzten Rhythmen."

Diesen Prozeß, betont Maurice Mességué, haben wir gestört, und daran sind wir erkrankt. Die Medizin kennt spezifische Leiden von Piloten und Stewardessen, den „Desynchronisierten". Die Arbeitsmedizin untersucht die mangelnde Fähigkeit zur Adaption, die bei Schichtarbeitern in Fabriken auftritt. In den großen Städten nimmt die Zahl an Schlaflosen und Nachtwandlern zu, an Menschen, die jedes Zeitgefühl verloren haben.

Wir sind den geliebten Pflanzen meines Vaters nämlich gar nicht so unähnlich. Auch wir unterliegen dem Wechsel von Tag und Nacht, von Licht und Dunkel. Die Pflanzen brauchen diese Rotation. Manche gehen ein, wenn man sie ständig dem Licht aussetzt. Sie haben ein Zeitgefühl, das mit dem Wechsel von Hell und Dunkel eng verknüpft ist.

Ebenso die Insekten. Sie brauchen Schlafpausen, die man Diapausen nennt und in denen ihr reduzierter Stoffwechsel dafür sorgt, daß sie Kälte und Hitze überstehen und einen Wachstumszyklus vorbereiten können, dem, je nach Fall, Paarung oder Entwicklung folgt.

Dieser Jahresrhythmus kennzeichnet den gesamten Zyklus der tierischen und pflanzlichen Ökologie.

Auch Vögel und Säugetiere haben ihren Zyklus, ihren Biorhythmus, der mit der Dauer der Tage oder der Jahreszeiten verknüpft ist.

Der Mensch ist nichts anderes als ein Tier mit großem Gehirn, biologisch aber an die gleichen Zyklen gebunden wie die anderen Gattungen. Auch er hat seinen Biorhythmus und seine innere, von der Sonne abhängige Uhr.

Während der ganzen Menschengeschichte hat er seine Arbeits- und Schlafzeiten sowie all seine Aktivitäten im Hinblick auf diesen Tag- und Nacht-Wechsel eingestellt. Aber dann erfand er eines Tages das künstliche Licht, schuf Riesenstädte, zerfetzte die Zeit und . . . begann, verrückt zu werden.

Die Biorhythmen der Jahreszeiten sind für uns Menschen von ungeheurer Bedeutung. Sie manifestieren sich bei uns in Energieschwankungen, Gemütsveränderungen und Krankheiten. In der Antike sprach man vom „Frühlingsfieber", von „Herbstmelancholie", von „Sommerblutwallungen". So sprach man sogar von Meteor-Soziologie und versuchte, die Geschichte der Nationen mit diesen Biorhythmen auf Völkerebene zu erklären. Wie wir wissen, brechen Kriege häufig während des Sommers aus.

Daher müssen wir lernen, unsere eigenen Rhythmen, unseren ganz persönlichen Rhythmus, zu erkennen und die großen Zeitrhythmen zu respektieren. Wir müssen lernen, mit ihnen zu leben, so wie die Pflanzen und die Tiere.

Am meisten wären wohl die Bauern aus der Gascogne erstaunt, wenn man mit ihnen über diese Biorhythmen des gelehrten Gay Gaer Luce spräche. Sie würden ihre Mütze nach hinten schieben und nachdenklich und schalkhaft sagen: „Ahaaa . . ."

Denn sie, die Bauern aus der Gascogne, befolgen diese Biorhythmen ja seit fast dreitausend Jahren ununterbrochen, seitdem sie Getreide pflanzen, Weinreben beschneiden und Obst ernten.

Mein Vater hat seine Philosophie im abschließenden Passus seines Buches „Die Natur hat immer recht" folgendermaßen resümiert: „All meine ‚Magie' besteht darin, daß ich keine habe. Meine ‚Tricks' sind nur aus gesundem Menschenverstand geboren. Aber wir müssen sie so wie alte Familienmöbel sorgfältig unter unserem Dach aufbewahren und uns nie von ihnen trennen, denn sie bringen dem Hause Glück!"*

Als mein Vater bei der Bürgermeisterwahl in Fleurance kandidierte, waren drei gegnerische Listen aufgestellt: eine sozialistische, eine kommunistische und eine U. N. R.-Liste (Union nationale republicaine), insgesamt zweiundneunzig Kandidaten. Und alle riefen in schöner Einmütigkeit zur Abstimmung gegen den aus Paris millionenschwer zurückgekehrten Heilpraktiker auf.

Diese Millionen vor allem wurde ihm von seinen Gegnern zum Vorwurf gemacht; darüberhinaus rieten ihm die Parteistrategen noch, sein Vermögen so gut wie möglich zu verbergen.

* Die Natur hat immer recht, S. 357.

„Fahren Sie auf die Wahlreise doch nicht mit Ihrem Wagen. Er ist viel zu luxuriös. Wenn sie die Leute nicht vor den Kopf stoßen wollen, müssen Sie in einem 4 CV angefahren kommen. Hier im Gers liebt man nämlich die Prahlerei nicht."

Dabei empfindet gerade mein Vater vor Angeberei und Lüge größten Abscheu. Er spricht aus, was er sich denkt, und verheimlicht auch nicht, was er besitzt.

Daher ließ er den guten Rat der „Spezialisten" unbeachtet und fuhr im Bentley auf seine Wahlreisen. Und anstatt seinen Wählern zu sagen:

„Sehen Sie, ich bin arm und möchte Ihnen helfen", sagte er:

„Da ich im Leben Erfolg gehabt habe, werde ich Ihnen vielleicht helfen können."

Meinungsumfragen ergaben zweihundert Stimmen für ihn. Beim ersten Wahldurchgang erhielt seine Liste 72 Prozent der Stimmen, während die Liste seiner Gegner, die seit mehr als fünfzig Jahren das Rathaus besetzt hielten, auf der ganzen Linie geschlagen wurde.

Während des Wahlkampfes hatte mein Vater zwei Dinge versprochen: Arbeitsplätze zu schaffen und seine Heimat dem Tourismus zu erschließen.

„Bürgermeister sein, das heißt für mich nicht, in meinem Büro zu sitzen und Papiere zu unterzeichnen", sagte er. „Gewiß, das Rathaus von Fleurance ist ein ehrenwertes Gebäude; die Kühle der alten Mauern ist angenehm in diesem heißen Gascogner Land, und der Blick vom Balkon auf die Straße und die Häuser ist höchst reizvoll. Aber ich bin kein Mann, der auf dem Balkon lebt."

Mein Vater ist tatsächlich vom Balkon heruntergestiegen und hat Arbeitsplätze geschaffen; zweihundertunddreißig in eineinhalb Jahren. Dann hat er einen weltbekannten deutschen Industriellen für unser Gebiet interessiert: Herrn Grundig; im Industrieviertel von Fleurance ist eine Fabrik der Firma Grundig im Bau!

Auch der Tourismus hat sich seit seinem Amtsantritt beinahe verachtfacht, und der Campingplatz wird eigentlich nie leer. Dabei hatte man seit Menschengedenken noch keinen Touristen in Fleurance Station machen sehen! In diesem Jahr wird ein ungeheurer Zustrom erwartet, denn meinem Vater ist es gelungen, Fleurance zu einem Etappenziel der Tour de France zu machen. Eine bessere Reklame kann man sich kaum denken!

Schließlich hat er die Bewohner von Fleurance aufgefordert, ihre Stadt mit Blumen zu verschönern und Blumenkästen an den Fenstern anzubringen.

„Blumen sind wichtig im Leben. Man darf nie auf Blumen verzichten unter dem Vorwand, daß man zu arm sei. Man hat zwar nicht immer die Mittel, sich ein schönes Haus zu bauen, aber für eine schöne Blume – und wenn es auch nur eine ist – reicht es immer."

Dieser Bürgermeister, der Arbeitsplätze schuf, Touristen anlockte und wie ein Dichter von Blumen zu sprechen vermochte, dieser tatkräftige und zugleich lyrische Bürgermeister mußte natürlich blinden Neid erwecken.

Denn Erfolg und Glück werden selten verziehen. Also kamen die berühmten Millionen wieder zur Sprache.

„Das ist doch klar!" riefen die Neider und die Geschlagenen. „Er hat es ja leicht, mit seinem Geld und seinen Beziehungen! Und übrigens, die Arbeitsplätze hat er sicher nur geschaffen, damit sie ihm etwas einbringen."

Ich möchte indes nochmals erwähnen, daß die Fabrik, die unsere in Paris hergestellten Schönheitspräparate verpackt, diese anschließend wieder in den Raum Paris zurückschickt, was Monat für Monat ein kleines Vermögen kostet.

Mein Vater kann daher als Bürgermeister mit anderen Stadtvätern gar nicht verglichen werden. Sein Ruhm, seine Legende vom erfolgreichen Landkind, das als Heilpraktiker Könige geheilt und mit Präsidenten zu Mittag gespeist hat und das über „Beziehungen in Paris" verfügt, all das untersagte ihm, so zu sein wie andere Bürgermeister.

Sein Wartezimmer wird auch heute nie leer.

Man muß das Schauspiel einmal gesehen haben. Sie alle warten auf den „Herrn Bürgermeister", den sie um Hilfe bitten wollen.

Der eine kommt wegen seiner Scheidung, der andere hat einen Sohn, der zum Militärdienst muß, wieder ein anderer möchte eine Baugenehmigung, der vierte fühlt sich von seiner Frau betrogen, der fünfte möchte einen Tabakladen aufmachen oder einen Orden, eine Pension, einen Krankenzuschuß, eine

Stellung, einen Rat, Geld oder ein Empfehlungsschreiben bekommen.

Aber es gibt auch andere, jene ganz Schlauen und Einflußreichen, die mit gedämpfter Stimme hinter vorgehaltener Hand sagen: „Lieber Freund, wenn Sie mir diesen Auftrag zukommen lassen . . ."

Aber diese Sorte Besucher kennt sicherlich jeder Bürgermeister, und in den meisten Fällen werden sie bestimmt auch abgewiesen, denn in der Mehrzahl der Amtsstuben sitzen glücklicherweise ehrenhafte Männer.

So hat er durch die Praxis die Wichtigkeit der Funktion des Bürgermeisters im wirtschaftlichen und administrativen Leben des Landes erkannt. Und weil er sich der Rolle als Führer und Beschützer seiner Gemeinde bewußt war, hat mein Vater auf das ihm angebotene Amt eines Abgeordneten verzichtet.

Lange Zeit hatte er ein parlamentarisches Mandat als Ziel und logische Ergänzung seiner Bürgermeistertätigkeit angesehen; deshalb zögerte er auch lange, bevor er das Angebot ablehnte.

Er weiß, daß er mit seinem Entschluß viele enttäuscht hat; ich selbst konnte im Winter 1972/73 sehen, mit welcher Vehemenz ihn das Volk von Fleurance in diese Abgeordnetenrolle drängen wollte. So sah ich Politiker jeder Couleur, Delegationen von Kaufleuten oder jungen Landwirten, Industrielle, Freiberufliche oder unabhängige junge Leute, die ihn ernsthaft baten, sich doch bei den Abgeordnetenwahlen als Kanditat aufstellen zu lassen.

Ich bin sicher – und die Meinungsumfragen bestätigen dies –, daß mein Vater größte Erfolgschancen gehabt hätte. Er war bestimmt einer der bestmöglichen Kandidaten im Departement, wo eine starke Mehrheit – nämlich der dynamische Teil der Bevölkerung – auf seiner Seite stand. Sein „Gütezeichen" reicht ja über die Grenzen seiner engeren Heimat hinaus. Der Name Maurice Mességué löst ja in der nationalen und internationalen Meinung eine Welle von Sympathien aus. Jeweils nach seinen berühmten Plaudereien für Radio Luxemburg ging eine wahre Flut von Briefen ein (Hunderttausende aus aller Welt), so daß die Direktion monatelang siebzehn Sekretärinnen zur Beantwortung aller Schreiben anstellen mußte.

Im Gers weiß man, daß mein Vater fähig ist, dieses Departement in der ganzen Welt bekannt zu machen. Er ist der einzige, dessen Name sich im Bewußtsein der meisten Menschen sofort mit den Problemen der Umweltverschmutzung, der naturreinen Ernährung und dem Schutz der Natur verbindet. Die Jugend, die die Zukunft der Welt in Händen hält und sie vor den Irrtümern ihrer Eltern wird zu retten haben, diese Jugend, die die Natur und die Tiere liebt, erkennt sich in ihm. Die Stimme Maurice Mességué ist eine der wenigen, die gehört wird von der unzählbaren Menge derer, die die Welt „verbessern" und das „Leben auf friedfertigem Wege ändern" wollen und die Totalitarismus und ideologischen Zwang, der die Menschen zu ihrem Glück zwingen will, ablehnen.

Ja, ich bin überzeugt, daß mein Vater für den Gers ein idealer Abgeordneter gewesen wäre!

Leider aber ist ein Abgeordneter eine Person, die ein „Berufsleben" hat, und dieses spielt sich zu einem nicht geringen Teil in Paris ab. Der Abgeordnete muß ganz in der Politik aufgehen. Er kann einfach nicht apolitisch bleiben, wie dies einem Bürgermeister möglich ist. Er muß seine ganze Kraft einsetzen, um den Forderungen und Interventionen gerecht zu werden und die notwendigen Maßnahmen zu treffen. Er irrt durch die Flucht der Ministeramtsräume. Er wird sich bald im Ballett der Parlamentarier einfügen und die Schrittfolge lernen müssen, sich die Technik des Volksvertreters aneignen, dessen Aufgabe es ist, zu betteln, um etwas zu bekommen, zu geben, um etwas zu erreichen, und gut plaziert zu sein, um wirken zu können.

Ein Parlamentarier, der dieses Spiel nicht mitmacht, ist ein Niemand, und wenn er keine wertvolle Arbeit leistet, vergeudet er nur das Geld seiner Gönner.

Mein Vater aber ist unfähig, dieses Spiel zu spielen. Er ist zu unabhängig, zu frei und zu geradlinig in seinen Gedanken und Äußerungen. Er spricht aus, was er denkt, und tut, was er sagt. Und diese Eigenschaft ist nichts für Parlamentarier, die Karriere machen wollen!

Mein Vater ist ein „Vollblutgascogner", er ist lebhaft, leidenschaftlich, begeisterungsfähig, ja sogar streitsüchtig, wenn er eine Sache oder einen Gedanken, von dem er überzeugt ist, durchsetzen will.

Es ist nun einmal nicht zu ändern, daß Maurice Mességué nie anpassungsfähig und kühl sein kann. Daher überläßt er jenen seinen Platz, die sich in die Avenuen der Macht und in die Vorzimmer des Hofes drängen . . .

Für meinen Vater ist Gott nicht tot.

Ja, er glaubt sogar, daß „Gott wiederkommt", um den Titel einer kürzlich erschienenen Studie zu übernehmen. Auf unvorhergesehenen und manchmal merkwürdigen Wegen wird er wiederkommen. Auf Umwegen über die pseudo-orientalische Religion, über bizarre Sekten und Laiengemeinschaften, die alle danach streben, die Reinheit der Urkirche wiederzufinden.

Die Hippiebewegung mit all ihrem Flitter, ihren Tätowierungen, ihren Glasperlengehängen, ihren Gitarren und dummen Gebräuchen ist nichts anderes als eine naive und kindliche Gottsuche. Diese jungen Leute, die unsere übertechnologisierte, zerstörerische Welt ablehnen, wollen das Angesicht Gottes in seiner Schöpfung wiederentdecken. Denn Anbetung der Natur ist Anbetung Gottes. Der Mensch des Mittelalters sah in Flüssen, Meeren und Wäldern das Werk des Schöpfers, das er respektierte. Erst als der Mensch im Glauben an Gott ein „prae-wissenschaftliches Gefühl" sah, begann er, die Natur zu vernichten.

Aber der kollektive und obligatorische Atheismus ist nur ein Wort. Man kann nicht mit einem Federstrich das Bedürfnis nach Geistigkeit auslöschen, das so alt ist wie der Mensch, der „nicht vom Brot allein lebt". Die kommunistischen Länder können tun, was sie wollen, die Anzahl der Gläubigen bleibt konstant. Dem Staatsatheismus ist es noch nie gelungen, die Kirche zu leeren!

Auch bei uns ist es nicht anders; nach dem intellektuellen und aristokratischen Atheismus des 18. Jahrhunderts, nach den „Enzyklopädisten", nach dem positivistischen und dem historischen Materialismus marxistischer Prägung, nachdem Sartre und Camus den Menschen der Absurdität und Lächerlichkeit einer ausweglosen Existenz ausgeliefert haben, findet man auch bei uns noch ein religiöses Gefühl, selbst wenn sich die Priesterseminare leeren.

Die Kirchen sind in eine Krise geraten, nicht aber Gott! André Malraux schrieb:

> „Die moderne Zivilisation ist im Begriff, das Gefühl der Abhängigkeit zu ertränken – und was ihr gar nicht bewußt ist, sogar im Whisky –, welches aber viel stärker ist als sie selbst; und sie glaubt sogar, dies könne so bleiben. Ich aber bin überzeugt, daß es so nicht bleiben kann. Entweder wird die Menschheit sich eine neue Transzendenz suchen, d. h. eine neue Übereinstimmung von Abhängigkeitsgefühl und – sagen wir es mal – Kosmos – (aber das kann man nennen, wie man will) –, oder es wird eine neue Religion entstehen, was aber eigentlich aufs gleiche hinausläuft."

Darin liegt nämlich das Problem begründet. Eine Umfrage in den amerikanischen Universitäten hat ergeben, daß 80 Prozent der Studenten ein Bedürfnis nach Glauben empfinden.

Die Wochenzeitung *Times*, die am 8. April 1966 ihr Titelblatt der Frage „Ist Gott tot?" gewidmet hatte, stellte schon 1969 die gegensätzliche Frage: „Ist Gott wieder auferstanden?"

Eine Umfrage des *Spiegel* in Deutschland ergab, daß 85 Prozent der Erwachsenen beten.

Die jugoslawische Zeitung *Borba* kommt nach einer Umfrage zu dem Ergebnis, daß 30 Prozent der Erwachsenen sich als gläubig bekennen.

Sovietskaia Rossia in der UdSSR erklärt, daß 20 Prozent der Gläubigen Jugendliche sind, und Solschenizyn und Sinjawskij beweisen, daß auch in Rußland Gott noch immer Meisterwerke inspiriert.

Die Kirchen selbst haben erkannt, daß ihre inneren Krisen nur ihre eigene Unfähigkeit zur Erneuerung widerspiegeln. Die Probleme, vor die sich die katholische und evangelische Kirche gestellt sehen, beweisen die Glaubensstärke, die in den alten Strukturen gärt.

Man hat erstaunliche Gemeinsamkeiten festgestellt. Die Benediktinermönche der Abtei Pierre-qui-Vire bei Quarré-les-Tombes haben nach einem gemeinsamen Seminar mit Anhängern des Zen festgestellt, daß die Meditationsmethoden des Zenbuddhismus den christlichen Mönchstraditionen nahe verwandt sind. Der Prior meinte sogar, daß in den orientalischen Methoden des Zen eine „Antwort auf den Anruf der Seele“ zu sehen sei.

Der Triumphalismus der apostolischen und römischen katholischen Kirche liegt weit zurück! Und wenn die dogmatische Starre, der den Geist tötende Buchstabe, zurückweicht, ist man wieder berechtigt zu hoffen.

„Nie bin ich aufgestanden oder schlafen gegangen, ohne mein Gewissen zu erforschen“, sagt mein Vater oft. Aber die Priester interessieren ihn nicht. So fügt er noch hinzu: „Wenn ich Priester wäre, dann wäre ich ein rebellischer, ein militanter Priester!“

Für Riten, Zeremoniell und religiösen Formalismus hatte er nie viel übrig. Der Gedanke, Gott in Gewohnheiten, in Kirchen, in Formeln und Dogmen einzuschließen, war ihm stets unverständlich. Für ihn ist Gott überall, und der Wald ist die schönste Kathedrale der Welt. Mein Vater ist wahrscheinlich Pantheist. Für ihn ist Gott in allen Dingen.

Im Grunde ist mein Vater unbewußt der pythagoräischen Doktrin sehr nahe, die die Antike beherrschte und fünfhundert Jahre vor Christi Geburt bereits einen hohen Grad an Weisheit erreicht hatte.

Pythagoras, der auf Sokrates und Platon ungeheuren Einfluß ausgeübt hat, formulierte eine großartige Lehre, die die Botschaft des Evangeliums und die buddhistische Moral bereits vorwegnimmt.

Pythagoras riet zu einem Leben in Weisheit, das allein Glück bringen könne. Seine Vorschriften waren: Verehrung Gottes, Liebe zu den Eltern und dem Nächsten, Toleranz, gesunde und ausgewogene Ernährungsweise, Körperertüchtigung und Bereitschaft zur Freude; die Belohnung für ein solches Leben werde eine allein glücklichmachende Weisheit sein.

Selbstverständlich hält sich mein Vater weder für einen Weisen noch für einen Mystiker! Dafür liebt er das Leben in all seinen Erscheinungsformen viel zu sehr. Jedem erklärt er: „Ich bin kein Tugendapostel und habe niemals Kasteiung gepredigt!“

Und das stimmt. Er hat immer schon das gute Essen seiner Heimat und den guten Wein geliebt, und hübsche Mädchen haben in seinem Leben immer eine Rolle gespielt, was er offen zugibt. Für diesen im besten Sinne „sinnlichen“ Menschen sind Aussehen, Geruch und Geschmack der Dinge von äußerster Wichtigkeit.

Hören Sie nur seinen Rat, den er Städtern zu geben pflegt, wenn sie für einige Zeit aufs Land kommen:

„Und glauben Sie nicht, daß nach Ihrer Rückkehr in die Stadt die mit der Erde geknüpften Bande gleich wieder abgerissen sind. Es gibt Tausende von Möglichkeiten, sie zu erhalten. Als Mittler können Ihnen die Päckchen, die man Ihnen vom Lande schickt, oder all die Schätze, die Sie im Kofferraum des Wagens mitführen, dienen. Hängen Sie Schinken und Würste in Ihrer Küche unter der Decke auf und betasten und beschnuppern Sie sie oft, um ihren wohltuenden Duft einzuatmen. Genauso sollten Sie mit den Knoblauch- und Zwiebelbüschelchen, den Thymian-, Lorbeer-, Salbei- und Rosmarinsträußchen verfahren* . . .“

Bei meinem pantheistischen Vater kann man Gott auch in einem schönen Schinken oder einem Knoblauchbüschel und in allen Pflanzen- und Gemüsesorten verehren!

Denn der Gott meines Vaters ist kein eifersüchtiger Gott; er ist ein fröhlicher Gott, ein liebenswürdiger Gott, trotz Schmerz, Leid und Tod.

Zwar sind auch ihm Krankheit, Leid und Tod schrecklich. Sein Leben lang hat er sie bekämpft und zurückzudrängen versucht. Aber er weiß, daß sie auch Teile vom Mysterium des Lebens sind. Daß der Tod in uns lebt wie ein Schatten; daß der Mensch vergeht, daß die Blätter fallen, daß die Schönheit erlischt, daß geliebte Menschen uns verlassen – und daß aber gerade die Würde und Größe des Menschen darin besteht, trotzdem zu leben und zu lieben. Und lachen zu können, trotz allem!

„Pflegen Sie also das Lachen, jene lebensspendende Pflanze, die in Ihren inneren Garten gehört. Pflegen Sie aber auch die Kunst zu lieben. Sollte ich eine Devise wählen, würde ich vermutlich sagen: ‚Ich liebe die Liebe.‘ Dinge wie Menschen muß man lieben. Man darf die Leidenschaft nicht fürchten

* Die Natur hat immer recht, S. 308.

unter dem Vorwand, daß sie auch Kummer bereiten kann. Ich habe mir oft genug die Finger blutig gestochen, wenn ich meine roten Rosen – meine Lieblingsblumen, das Symbol der Leidenschaft – gestreichelt habe. Und trotzdem umgebe ich mich mit ihnen. Und ich streichle sie auch weiterhin, denn der Blutstropfen, der an meinem Finger herunterrinnt, ist ja geradezu lächerlich im Vergleich zu dem heißen Blutandrang, der mir zum Herzen steigt, wenn ich sie berühre*."

Das ist mein Vater, der neue „Meister der Pflanzen", und dies ist sozusagen sein „Testament eines Ehrenmannes". So sieht seine Moral aus, das System seiner Werte und sein Glaubensinhalt. So habe ich ihn stets leben, sprechen und träumen sehen; ich habe es miterlebt, wenn er bewegt war oder sich erregte; und ich bin mir bewußt, daß er auf mein Leben einen ebenso dauerhaften wie tiefgreifenden Einfluß ausgeübt hat; wie Camille Mességué, sein Vater, der frühere „Meister der Pflanzen" aus Gavarret, ihn geprägt hat, so wurde auch ich durch ihn, was ich bin.

Ich weiß, daß ich mein Leben lang seine warme, unvergleichliche Stimme hören werde, die auf ausgedehnten Spaziergängen durch die Wälder rings um das Haus zu mir sagte: „Siehst du, mein Kleiner (er nannt mich ‚mein Kleiner', wie sein Vater ihn), wenn ich die Luft meiner Heimat atme, überkommt mich das Bedürfnis, meinem Gott dafür zu danken, daß er mir die Liebe zu diesem meinem Erdenfleckchen eingegeben hat. Das hat mich vor vielen Irrtümern bewahrt. Gewiß bin ich kein Heiliger, denn auch ich habe mich ja in verständlichen Eitelkeiten gesonnt. Der Erfolg ist eine beängstigende Sache. Aber die Tatsache, daß ich mich nur daheim wohlfühle, hat meinen Ehrgeiz gebändigt. Oft habe ich in Gedanken Rückschau gehalten und mir dieses Abenteuer, das mich aus meinem Heimatdorf zum Ruhm geführt hat, zu erklären versucht. Ich glaube, daß die Gründe sehr einfach sind: ich hatte Glück und verfüge über eine gewisse Intuition . . ., aber trotzdem bin ich immer mit beiden Beinen auf der Erde geblieben."

* Die Natur hat immer recht, S. 310.

Zweiter Teil

KLEINE PFLANZENARZNEIKUNDE
ODER
VADEMECUM DER HEILPFLANZEN

9

Wichtige Vorbemerkung

In seinen beiden Werken „Von Menschen und Pflanzen“ und „Die Natur hat immer recht“ hat mein Vater zu Kenntnis und Gebrauch der Heilpflanzen einen erklärenden Teil beigefügt. Ein breites Publikum, von der Phytotherapie begeistert, wollte mehr darüber erfahren und sich über die Kunst, die Art und die Bedingungen des Anbaus dieser Pflanzen sowie das Pflücken und die Herstellung der Präparate informieren.

Daher erscheint es mir nützlich, Ihnen eine „kleine Pflanzenarzneikunde“, ein Vademecum der zu verwendenden Pflanzen, von meinem Vater empfohlen und ausgewählt, vorzulegen.

Es ist ungeheuer tröstlich, in der gesamten abendländischen Welt das wachsende Interesse der Völker an der uralten Wissenschaft von den Heilkräutern festzustellen, denn sie basiert auf einer langen Tradition und entstand aus der Volksweisheit.

Einen Beweis dafür sehe ich auch, unter anderem, in dem Aufschwung, den der ehrenwerte Beruf eines Botanikers in Europa nimmt. In Frankreich war er schon im Schwinden, und ein Vichy-Dekret hätte ihm beinahe den Todesstoß gegeben. Das Gesetz von 1941 zur Berufsorganisation hatte schlicht und einfach das von der Pharmazeutischen Fakultät verliehene Diplom für Botaniker, das immerhin auf den 21. Germinal des Jahres XI zurückging, gestrichen. So blieben nur noch einige wenige Botaniker in Frankreich, und die waren auch nicht mehr ganz jung. Mit ihnen wäre dieser Beruf also ausgestorben.

Glücklicherweise wird die Europäische Wirtschaftsgemeinschaft nun eine Revision dieses törichten Gesetzes verlangen. In Deutschland (16.000 Inhaber eines staatlichen Diploms) und Holland (4000) erfreut sich die pharmazeutische Botanik eines guten Rufs. Auch die Italiener können ein Universitätsdiplom erwerben. Und wenn wir vermeiden wollen, daß in Zukunft ausländische Botaniker ihre nicht mehr vorhandenen französischen Kollegen ablösen, dann muß der Gesetzgeber bald das alte Gesetz wieder in Kraft treten lassen.

Die Ärzte entdecken heute so manches „Kräuterweiblein-Rezept" von neuem, das heißt, ein Mittel auf der Basis von Heilpflanzen. Sie wissen aber vielleicht nicht, daß diese *remèdes de bonne femme* auf ein *remède de bonne fame* (lat. *fama*, „guter Ruf") zurückgehen. Erst viel später hat man mit dem Hochmut der triumphierenden Wissenschaft diesen Begriff umgeprägt!

Ich muß auch noch erklären, warum mein Vater während seiner aktiven Zeit als Phytotherapeut die Behandlung durch Osmose so intensiv betrieben hat. Zunächst einmal war er zutiefst überzeugt von der Wirksamkeit einer Absorbierung durch die Haut. Er glaubte daran, weil sein Vater mit dieser Methode so viel Erfolg hatte und weil er in allen Abhandlungen und auch im Ausland die Wirksamkeit einer solchen Behandlungsweise erkennen konnte.

Aber sehr bald schon überkam ihn die Furcht vor übler Nachrede, vor gemeinen Prozessen und vor der Notwendigkeit, immer und überall Beweise zu liefern, und dies nicht nur für seine Ehrlichkeit, sondern auch für die wohltuenden Eigenschaften seiner Naturbehandlungen und deren völliger Unschädlichkeit.

„Sehr, sehr schnell habe ich begriffen", erzählt er, „daß allzu viele Neider mir auflauerten und nicht zögern würden, mich zu verleumden und zu ruinieren, indem sie die Probleme verfälschten.

Einer meiner Freunde, der wie ich Krankheiten mit Pflanzen zu behandeln pflegte, und zwar ausschließlich mit Pflanzen, hatte einer jungen, an Leberbeschwerden leidenden Patientin zu verschiedenen, durchaus angemessenen pflanzlichen Teeaufgüssen und verschiedenen Pflanzenextrakten geraten. Wie es sich gehört, hatte er die Herstellung sowohl der einen als auch der anderen aus nächster Nähe überwacht; außerdem stellte er diese Aufgüsse und Extrakte schon seit vielen Jahren her und behandelte damit seit langem mit großem Erfolg. Nachdem eine

Periode deutlicher Besserung eingetreten war, kam eines Tages die Mutter der Patientin wutschnaubend und völlig aufgelöst zu meinem Freund und beschimpfte ihn auf übelste Weise, nannte ihn Betrüger, Nichtsnutz, Scharlatan und drohte ihm mit gerichtlicher Verfolgung.

Nachdem sich der erste Wortschwall über ihn ergossen hatte und er endlich nach der Ursache des Wutausbruches fragen konnte, teilte ihm die Besucherin mit, ihre Tochter habe einen schweren Rückfall erlitten und zeige alle Symptome einer beginnenden Gelbsucht: Ihre ekelhaften Pflanzenextrakte haben meine Tochter vergiftet! Der Phytotherapeut wehrte sich gegen diese Anschuldigungen und wollte Beweise für seine Unschuld erbringen, aber die Frau, deren Kummer in blindwütigen Zorn umgeschlagen war, ließ sich durch nichts von ihrer Meinung abbringen. So kam es zur Anklage und zum Prozeß. Mein Freund wurde wegen illegaler Ausübung medizinischer Tätigkeit verurteilt. Was aber diesen verständlichen Zorn der betroffenen Eltern und den strengen Urteilsspruch der Richter ausgelöst hatte, war die Tatsache, daß seine für den äußerlichen Gebrauch gedachten Arzneimittel auf oralem Wege eingenommen worden waren. Dazu kam, daß die Sachverständigen die Verantwortung der Behandlungsweise für den verschlimmerten Zustand zwar nicht beweisen konnten, aber auch nicht formell zurückgewiesen hatten."

Einige Monate später bemühten sich mein Vater und einige Freunde, denen die Erklärungen nicht ausreichend schienen, mehr über die ganze Angelegenheit zu erfahren. So entdeckten sie schließlich auch noch, daß die Kleine während der Behandlung sich überdies noch mit Buttercremetorten vollgeschlagen hatte! Das war zwar eine moralische Genugtuung, aber vor Gesetz und Öffentlichkeit blieb der Makel an dem Freund haften.

Dieser Zwischenfall bekräftigte meinen Vater in seinem Entschluß, mehr und mehr orale Behandlungsweisen zu verordnen. Außderdem schien ihm seine Furcht vor leichtsinnigen Sachverständigengutachten gerechtfertigt.

In dem Aufschwung, den Kenntnis und Verwendung von Heilpflanzen genommen haben, kommt meinem Vater eine entscheidende Rolle zu.

Die Pflanzen kommen also wieder in Mode, was allerdings nicht ganz gefahrlos sein wird, denn Anbau und Verwendung von Heilpflanzen sind eine heikle Angelegenheit und erfordern eine gewisse Vertrautheit und Kenntnis der jahreszeitlichen Zyklen, des Bodens, des Klimas, der Anbaumethoden und -techniken, des Pflückens und der Herstellung von Präparaten. Mein Vater hat nicht alle seine Rezepte und Methoden preisgegeben. Man ist nicht Kind von schlauen Eltern aus Gavarett im Gers, ohne bei Verbreitung von „geheimen alleinigen Kenntnissen" eine unbewußte Scheu an den Tag zu legen, die zu Unrecht als Berechnung ausgelegt wird, da sie meist in Schamhaftigkeit und Zurückhaltung ihren Ursprung hat; dazu kommt noch der ererbte Sinn für Sparsamkeit, der dazu führte, daß unsere Großeltern „sich immer etwas für spätere Zeiten zurücklegten".

Wenn man aber aufgefordert wird, den Generaldirektor einer großen pharmazeutischen Firma gegen Kopfschmerzen zu behandeln, dann beweist das doch schließlich, daß man über Kenntnisse und Kräfte verfügt, die andere nicht besitzen.

Seit mein Vater Bürgermeister von Fleurance ist, hat er trotz wiederholter eindringlicher Bitten seine Praxis fast ganz aufgegeben, mir aber gestattet, soviel wie möglich über seine geliebten Pflanzen zu erzählen, da er möchte, daß sie von allen geliebt werden.

Er bestand aber darauf, daß diesem praktischen Lexikon eine kurze Liste von Empfehlungen und Beobachtungen vorangestellt werden sollte.

„Es ist oberstes Gesetz, daß alle Pflanzen in einem Boden gezogen werden, der niemals mit Chemikalien in Berührung gekommen ist. *Denn Pflanzen, die in chemisch bearbeiteter Erde wachsen, sind gefährlich!* Der sorgfältig vorbereitete Boden darf weder mit Kunstdünger, noch mit Pestiziden, künstlichen Hormonen oder Insektiziden behandelt werden. Die tödliche Chemie ist in allen ihren Erscheinungsformen dem Boden fernzuhalten. Benützen Sie ausschließlich Naturdünger.

Zweitens müssen Sie die Gesetze der Physio-Soziologie beachten: das ist die Kunst des Zusammenlebens der Pflanzen.

Eine Wiese gleicht nämlich einer Lebensgemeinschaft. Daher muß man sich bemühen, in seinem Garten oder auf seinem Rasenstück eine natürliche Wiese herzustellen, eine ‚wilde, vielgestaltige und bunte Wiese', auf der sowohl hohe, in den Himmel aufragende Pflanzen stehen, deren Wurzeln tief in die Erde reichen, als auch kleine, die sich im Schatten der anderen in die anheimelnde Feuchtigkeit schmiegen und ihre Nahrung direkt von der Erdoberfläche beziehen. Man braucht auch ‚Polizeipflanzen', die Parasiten fernhalten, sowie kleine, schüchterne, die auf den Schutz der anderen vertrauen. Sie brauchen stark riechende und neutrale Pflanzen, ‚Sonnenanbeterinnen' und ‚Wasserratten'. Das wichtigste ist, daß es Ihnen gelingt, ein günstiges Mikroklima herzustellen."

Hat man, wie Maurice Mességué, sein Leben damit zugebracht, die Pflanzen zu beobachten und zu befragen und mit ihnen einen seltsamen Dialog zu führen, dann spricht man schließlich über Kräuter und Gemüse wie andere eine fremde Sprache.

Wie schon seine Vorfahren, so liebt es auch mein Vater, sich in Sentenzen und Aphorismen auszudrücken. Er sagt, sie seien das Resümee jahrhundertealter Erfahrungen und Beobachtungen, und in ihnen habe sich die geduldige Weisheit abgelagert wie Sand in einem Flußbett.

„Die Menschen sind für mich wie die Pflanzen. Sie haben Gutes und Schlechtes in sich. Sogar das beste meiner guten Kräuter kann gefährlich werden und Böses tun. Die römische Kamille etwa, die in vielen Familien als Allheilmittel gilt und die den guten Ruf hat, die Verdauung zu fördern, und die man auch gegen nervöses Erbrechen empfiehlt, kann in zu hoher Dosis erst recht zum Erbrechen reizen. Die Lindenblüten, das ideale Schlafmittel, führen bei zu hoher Dosis zu Schlaflosigkeit. Und sogar das Schöllkraut, dessen gute Eigenschaften ich überaus schätze, kann in zu hoher Dosis so toxisch wirken, daß es zum Tod führt."

Wie bei allen Dingen, müssen auch bei Pflanzen gewisse Lebensregeln beachtet werden. Man muß es einfach lernen, sie zu verstehen, wie man sich ja auch um das Verständnis der Menschen bemühen muß.

Gute Kräuter werden zu gefährlichen, wenn man nicht mit

ihnen umzugehen weiß; ebenso wie eine falsche Erziehung aus einem jungen Menschen einen Asozialen machen kann. Manchmal bedarf es nur eines winzigen Anlasses, und schon wechselt das Kind seine „Vorzeichen". Auch bei der Pflanze genügt eine Winzigkeit.

Dieser Rat ist vor allem bei der Ernte zu beobachten. Stengel, Blätter und Blüten sollten in aller Morgenfrühe nach Verdunsten des Taues gebrochen werden. Weißdornblüten sollten gepflückt werden, wenn sie noch „jungfräulich" sind, das heißt, bevor die Natur sie zu „Frauen" gemacht hat. Das ist sehr wichtig! Die Blüten des Besenginsters etwa, eines unserer besten Diuretika, können zu Magenbeschwerden führen, wenn sie erst gepflückt werden, sobald ihre Umwandlung in Schoten begonnen hat. Die Wurzeln müssen abends gebrochen werden, dann sind sie saftiger.

Maurice Mességué bestätigt, was seiner Meinung nach alle Bauern sehr wohl wissen, nämlich daß „es in Gemüsegärten Regeln guter Nachbarschaft gibt. Dies muß man gewissenhaft respektieren, denn die Gemüse haben ein Eigenleben mit Abneigungen und Vorlieben. Einige vertragen sich sehr gut: so Zwiebeln und rote Bete, Porree und Sellerie, Möhren und Erbsen, Tomaten und Petersilie. Andere stehen auf Kriegsfuß miteinander: Tomaten und Fenchel etwa, oder Tomaten und Kohlrabi. Andere wieder sind beeinflußbar, wie der Rettich, und übernehmen schließlich den Geschmack ihres unmittelbaren Nachbarn. Ein von verschiedenen Pflanzen eingerahmtes Rettichbeet ergibt daher auf allen Seiten ein unterschiedliches Ergebnis. In der Nähe der Kresse werden Sie den besten Rettich ziehen! In der Nachbarschaft des Kerbel wird er pikant, anderswo aber, in Ermangelung eines anziehenden Nachbarn, kann er sehr fad im Geschmack werden".

Nach Ansicht meines Vaters sollte man nicht versuchen, ausländische Pflanzen zu akklimatisieren: „Sie werden im fremden Land nicht glücklich sein; nur glückliche Heilkräuter können auf andere Wesen einwirken und ihre Eigenschaften mitteilen (wie die Frauen!)."

Er sagt auch: „Nichts ist schlichter als die schlichten Heilkräuter. Unsere Vorfahren kannten ihre Geheimnisse, ohne Botanik oder Medizin studiert zu haben. Daher braucht man gar keine Komplexe zu haben. Sie lassen sich leicht wiederfinden, diese schlichten Wahrheiten, die früher jede Hausfrau besaß, die selbst Heiltees, Gurgelwässerchen und Umschläge herstellte, um ihre Familie zu kurieren." Wichtig ist, daß die Pflanzen *innerhalb von drei Monaten nach dem Pflücken verwendet werden!*

Daher lehnt mein Vater es auch ab, aus Ungarn oder der Tschechoslowakei Heilpflanzen einzuführen, wie dies manche Kräuterhändler tun; für bestimmte Präparate braucht er sie täglich frisch oder eben luftgetrocknet in der frischen Luft seiner Heimat.

„Bei den Kräutern darf man sich nie mit einfachen Lösungen zufriedengeben, sonst rächen sie sich mit Gleichgültigkeit. Manche Tees, die man in Päckchen kauft, sind längst abgestorben, weil sie in ihren sargähnlichen Verpackungen viel zu lange herumgelegen haben. Andere sind schädlich, weil sie an Straßenrändern oder auf chemisch gedüngten Feldern gesammelt worden sind. Meine erste Bedingung lautet also immer wieder: Überlassen Sie niemandem andern das Sammeln Ihrer Heilkräuter!

Das Pflücken der Pflanzen ist eine Kunst, die Fingerspitzengefühl und Geduld erfordert, denn das Grundprinzip besteht darin, Blüte, Blatt oder Wurzel zu jener Stunde, an jenem Tag oder zu jener Zeit zu pflücken, wo ihre Wirkstoffe den Höhepunkt erreicht haben. Das nennt man die ‚Balsamzeit' der Pflanzen."*

Für eine gewisse Anzahl von Pflanzen liegt die Balsamzeit naturgemäß im Sommer. Die antike Tradition, die die Sonnenwende für einen ungeheuer günstigen kosmischen Zeitpunkt hielt, lehrt, daß man die Pflanzen am Johannestag pflücken soll, woraus sich die Bezeichnung „Johanniskraut" für alle wohltätigen Pflanzen erklärt, die bei den Bauern üblich ist.

„Die besten Tageszeiten", erklärt mein Vater, „sind für gewöhnlich der frühe Morgen und der späte Nachmittag. Der Tau muß trocken sein, aber die Sonne darf die Pflanze noch nicht verbrannt haben. An Regentagen sollte man aufs Sammeln verzichten, denn die feuchten Gräser würden nur schimmeln.

* Die Natur hat immer recht, S. 116 f.

Da die Blüte empfindlich ist, muß sie bald im Frühling gepflückt werden, vor der Befruchtung durch den Pollen. Manchmal braucht man nur die Blütenblätter (Rose, Mohn, Veilchen . . .), ein anderes Mal nimmt man die ganze Blüte, wenn sie sehr klein ist (Holunder, Ehrenpreis etc.). Manche Pflanzen haben eine sehr kurze Blütezeit. Andere wiederum blühen mehrere Monate lang – wie z. B. die Kamille – und lassen einem dadurch mehr Zeit.

Die Blätter nimmt man für gewöhnlich vor dem Auftreten der Blüten ab, denn diese schwächen den Rest der Pflanze. Die größten reißt man am Stengel ab (Malve, Eibisch, Borretsch . . .), bei den Kleineren faßt man den ganzen Stiel, d. h. alles, was frisch ist, den ‚blühenden Gipfel' der Pflanze, wobei man den holzigen Teil des Stengels im Boden läßt. Bei den Aromaten und manchen Heilpflanzen hat man festgestellt, daß ihre Wirkung auch zur Blütezeit sehr stark ist. Daher kann man einige Aromapflanzen fast das ganze Jahr über pflücken: Petersilie, Thymian, Rosmarin, Lorbeer . . .

Die Stengel sind sehr saftreich im Herbst, wenn der Rest der Pflanze nicht mehr an ihnen zehrt. Das ist vor allem bei der Angelika der Fall.

Aber auch die Wurzeln sind fleischig und saftig im Frühling und im Herbst, wenn die Pflanze nicht den ganzen Saft hochpumpt. Das ist der Augenblick, wo man sie aus dem Boden holen muß, indem man an der Pflanze zieht."*

Sobald das Sammeln der Pflanzen beendet ist, muß man sofort mit dem Aussortieren beginnen, um faulige Wurzeln, welke Blätter und beschädigte Pflanzen zu eliminieren. Die gesunden Pflanzen werden dann auf Weidensieben ausgelegt und häufig geschüttelt, damit sie Luft bekommen und so unter besten Bedingungen trocknen können.

Dazu genügt ein luftiger Speicher; hat man diesen nicht, kann man auch oben auf dem Schrank Papier auflegen und die Pflanzen darauf ausbreiten. *Im Backofen dürfen Sie Ihre Heilkräuter allerdings auf keinen Fall trocknen! Diese barbarische Methode würde ganz gewiß alle Wirkstoffe der Pflanze töten!*

* Die Natur hat immer recht, S. 117 und 118.

Zupfen Sie die Heilkräuter mit der Hand, denn jede Berührung mit dem Messer oder irgendeinem anderen Metall verletzt sie. Zerreiben Sie die getrockneten Pflanzen zwischen den Handflächen, und lassen Sie das Hackbrett beiseite!

Manche Gegenden sind von der Natur besser ausgestattet als andere, so daß man das ganze Arzneibuch meines Vaters vor der eigenen Tür zusammentragen kann. Aber unabhängig davon, wo Sie wohnen: Sie können in jedem Fall Ihren Winter schon im Frühling vorbereiten, indem Sie die Pflänzchen selber ziehen. Die gezüchteten Pflanzen sind in ihrer Wirkung vielleicht nicht so stark wie die wild gewachsenen, aber ihre Kräfte werden dennoch ausreichend sein.

Lassen Sie aber Vorsicht walten beim Gebrauch von Heilkräutern! *Die Verwendung bestimmter Pflanzen kann schädlich sein!* Die Mazerationen sind nicht automatisch unschädlich, weil Sie diese ja nicht trinken. *Osmotische Behandlung kann ebenso gefährlich sein wie jede andere.*

Zur Herstellung der von meinem Vater empfohlenen Mischungen ist es wichtig, daß Blüten, Knospen, Kapseln, Stengel und Blätter der getrockneten Pflanzen zunächst einmal sorgfältig zerrieben werden.

Getrocknete Wurzeln werden zerbröselt; verwendet man aber nur leicht angetrocknete Wurzeln, muß man sie reiben.

Pflanzen, die man in frischem oder nur leicht angetrocknetem Zustand verwenden sollte, wie Wegerich, Schöllkraut, Nessel, Kresse, Kohl, Mangold, müssen gehackt werden.

Knoblauch sollte immer zerdrückt werden.

Die in den Rezepten angegebene Dosis bezieht sich auf zehn Liter oder eine Prise pro Liter.

Lassen Sie ein Liter Wasser fünf Minuten lang kochen und dann abkühlen. Sobald die Flüssigkeit nur mehr lauwarm ist, gießen Sie sie in ein Gefäß aus Email oder Plastik um. Dann schütten Sie Ihre zerriebene oder gehackte Pflanzenmischung hinein und lassen sie, vor Staub geschützt, vier bis fünf Stunden mazerieren. Schließlich gießen Sie dieses Präparat in ein absolut sauberes Litergefäß.

Zur Aufbewahrung dieser Mazeration sollten Sie niemals Metall verwenden!

Je nach Art Ihrer Behandlung, wird Ihnen dieser Liter

Flüssigkeit zu Fuß-, Hand- oder Sitzbädern, zu Vaginalspülungen, Kataplasmen, zum Gurgeln oder zu Kompressen dienen.

Schöllkraut, Klatschmohn, Butterblume und Kamille können gegenteilige Wirkungen haben, wenn man die angegebene Dosis nicht beachtet. (Beispiel: Die römische Kamille, die auf den Magen beruhigend wirkt, kann zu Erbrechen führen, wenn die Dosis zu hoch war!)

Gehen Sie immer vorsichtig mit den Heilkräutern um! Sie sind heftig in ihrer Wirkung. Vergessen Sie nie, daß ein Zuviel ein böser Feind des Guten ist!

Mein Vater sagt oft, daß das reizende gelbe Wiesenschöllkraut, das in homöopathischer Dosis in vielen seiner Präparate enthalten ist, in Wirklichkeit sehr gefährlich ist und niemals innerlich angewendet werden darf.

Dem Phytotherapeuten-Lehrling rate ich, die Tiere zu beobachten, denn sie sind Experten im Umgang mit Heilkräutern. Kühe und Katzen wissen, was sie bei Verdauungsstörungen fressen müssen. Erschöpfte Tiere suchen sich stärkende Pflanzen: Löwenzahn, Flockenblume, Pimpernell . . . Gesunde Tiere aber meiden sie. Zur Zeit der Begattung schwelgen Milchkühe und junge Stiere in Bockshornklee, wildem Fenchel, Herbstzeitlosen, die die Geschlechtsdrüsen anregen. Lernen Sie wie unsere angeblich „geringeren Brüder“ die guten Kräuter erkennen, die, welche der heilige Franz von Assisi so nett „meine kleinen Schwestern der Felder“ nannte.

10

Spezereien, Gewürze, Aromate

Für gewöhnlich pflegt man keine Unterscheidung zwischen Spezereien, Gewürzen und Aromaten vorzunehmen, obwohl es sich um recht verschiedene Dinge handelt.

Seit dem 12. Jahrhundert machen *Spezereien* von sich reden. Mit diesem Namen bezeichnet man exotische Substanzen, die stark, aber auch sehr apart duften und aus dem märchenhaften Orient, dem sich das Abendland zuzuwenden begann, nach Europa kamen. Neben der „Seidenstraße" gab es auch eine „Spezereienstraße", auf der die seltene und daher kostbare Ware hergebracht wurde und so manchen Händlern aus Venedig, Marseille oder Genua zu Reichtum verhalf.

Aromate sind süßduftende Substanzen.

Unter *Gewürzen* versteht man alle Arten von einfachen Pflanzen, mit denen man fade Gerichte schmackhaft macht.

So ist Pfeffer eigentlich eine Spezerei, Vanille ein Aromat und Knoblauch ein Gewürz!

Auch in der Antike finden wir schon Spezereien und Aromate. Herodot erwähnt sie des öfteren. Im Werk Theophrasts (5. Jahrhundert vor Christus) findet der Pfeffer Erwähnung. Und griechische und römische Ärzte wie Dioskurides, Galenus und Plinius erwähnen Muskat, Ingwer und Nelke.

In Karthago und in anderen Städten des Phönizierreiches tauchten Unmengen von Spezereien auf den Märkten auf. Salomon bediente sich ihrer, und unter den Geschenkartikeln, die die mesopotamischen Könige einander überbrachten, nahmen sie einen Ehrenplatz ein. Vom zweiten Jahrtausend v. Chr. an kauften die Ägypter von den Indern Spezereien, die auf dem Seeweg herüberkamen, und im Mittelalter stieg ihr Handelswert in Europa in unglaubliche Höhen an. Sie waren nämlich plötzlich außerordentlich rar geworden, da die Barbareninvasionen von der einen Seite und die arabische Eroberung im Süden die beiden Teilstrecken der „Spezereienstraße", See- und Landweg, abgeschnitten hatten.

In dieser Zeit glaubte man, die Spezereien wären übernatürlichen Ursprungs, wobei die Phantasie in einer von Legenden und Sagen bevölkerten Welt ein wenig nachhalf. So tauften venezianische Importeure etwa den Pfeffer „Paradieskorn". Ein Pfund Pfeffer oder Ingwer erzielte den Kaufpreis eines Kalbes. Auch als Hochzeitsgeschenk bot man Spezereien dar.

Der Meerweg lief in Ceylon aus, wo Händler aus Arabien, Persien und Ägypten mit den Kaufleuten aus Malaysia und Indochina zusammentrafen. Schiffe aus Genua und Venedig beförderten anschließend die kostbare Fracht nach Europa.

Spezereien, Aromate und Gewürze sind für das klaglose Funktionieren des Verdauungsapparates wichtig. Die Physiologen haben dieses Problem eingehend untersucht und unterscheiden zwischen „Appetit-Säften", „Reiz-Säften" und „psychischen Säften". Denn man weiß ja, daß die Verdauung eng verbunden ist mit der Freude am Essen und der Intensität des Appetits.

Hören Sie hiezu meinen Vater: „Ich sage immer wieder, daß gute Bohnen mit Speck, die man mit Freunden verspeist, besser zu verdauen sind als eine traurige Diätbrühe, die man allein in der Küche löffelt, oder als ein fades Sandwich, das in einer Snack-Bar hastig im Stehen hinuntergeschlungen wird. Natürlich müssen die ‚Bohnen mit Speck' sorgfältig vorbereitet sein und nur Naturprodukte enthalten; Bouillon und Sandwich sind häufig tote und somit schädliche Nahrungsmittel. Wichtig ist aber vor allem, daß die Bohnen unter Gelächter und in Gesellschaft guter Freunde gegessen werden und somit von einem entspannten, friedlichen und durch die Speichelbildung des Feinschmeckers bereits vorbereiteten Magen auch freundlich aufgenommen werden."

Daher sind Spezereien, Aromate und Gewürze nicht nur „Gaumenkitzler" oder überflüssige Raffinessen. Dr. Binet erklärt, daß sie „nicht nur bei gesunden Menschen nützlich wirken, sondern sich gerade bei appetitlosen und schlecht assimilierenden Kranken als eminent wichtig erweisen und besonders kostbar sind für jene, die eine salzlose Diät einhalten müssen".

Die Liste der Aromate und Gewürze ist lang. Bisher lieferten unsere Gärten und Felder aromatische Pflanzen, mit denen man Speisen parfümieren und abrunden konnte, um ihnen Pfiff und Kraft zu verleihen.

In den letzten Jahren hat sich mein Vater mehr und mehr Aroma- und Gewürzpflanzen zugewandt. Er rät zu ständigem und ganz einfachem Gebrauch. Das ist um so leichter zu bewerkstelligen, als diese Pflanzen leicht zu beschaffen sind; sie müssen nur auf naturgedüngtem Boden gewachsen sein.*

Dazu sagt Maurice Mességué: „Ich empfehle keine Diät, sondern eine gesunde und ausgewogene Ernährungsweise, damit die von allzu viel angeblich ‚modernen' Nahrungsmitteln eingeschleusten Toxine sich nicht ohne Ihr Wissen in Ihren Organismus einschleichen und dort Verwüstungen anrichten, die zu erkennen und aufzuklären man erst begonnen hat.

Meine Ratschläge sind so einfach wie alles, was ich bisher empfohlen habe. Sie fordern keine barbarische Disziplin, gegen die sich schon meine eigene Natur auflehnen würde; sie sollen auch nicht dazu führen, daß Familien sich in ‚Allesfresser' und normale Esser aufspalten und dadurch alle lobenswerten Entschlüsse wieder ins Wasser fallen und man schließlich doch wieder zu jener Ernährungsweise zurückkehrt, die vielleicht im Augenblick schmackhafter erscheint, aber in jedem Falle schädlich ist.

Es ist wichtig, daß Ihre Umgebung zu einer vernünftigen Ernährungsweise findet, selbst wenn sie nicht das dringende Bedürfnis darnach empfindet."

Um uns oder seine Umgebung zu überzeugen, stellt mein Vater, sobald nur das Gespräch darauf kommt (was sehr häufig der Fall ist), seine Lebensregeln und Ratschläge schematisch dar, die er seinen Patienten gegeben oder in Vorträgen und Büchern verbreitet hat.

* Suchen Sie nicht chemisch behandelte Aromapflanzen, schreiben Sie an: „Fleurance chez soi", 32500 Fleurance.

Meist fügt er dann noch hinzu: „Ich selbst liebe die Dinge des Lebens viel zu sehr, um nicht alles daranzusetzen, daß ich sie noch so lange wie möglich genießen kann. Und ich nehme an, daß es allen normalen und mit einem Minimum an seelischem Gleichgewicht ausgestatteten menschlichen Wesen ebenso geht wie mir.“

Seine Ratschläge für eine den Gefahren unserer Zeit angepaßte Ernährungsweise faßt Maurice Mességué folgendermaßen zusammen: „Meiden Sie Brot und ersetzen Sie es durch salzlose und naturreine Zwiebäcke. Kaufen Sie nur solche Produkte, die die Aufschrift tragen: ‚Hergestellt ohne Verwendung von Chemikalien und frei von künstlichen Farb- und Konservierungsstoffen.‘ In fast allen großen Städten müßten sich solche Produkte finden lassen.

Einmal pro Woche sollten Sie ausschließlich eine salzlose Bouillon, in der Suppe gekochtes Gemüse und gegrilltes Rindfleisch zu sich nehmen. Das Fleisch muß aber unbedingt von Tieren stammen, die nicht mit künstlichen Hormonen gespritzt wurden. Wenn Sie Kalbfleisch kaufen, müssen Sie auf der Erklärung: ‚Nur mit Muttermilch aufgezogen‘ bestehen. Alle redlichen Metzgereien führen solches Fleisch. In vernünftigen Mengen sollten Sie also essen: Fleisch (immer gegrillt), nicht fermentierte Käse, Milch, Joghurt, zwei bis vier Eier pro Woche (vom Bauernhof, nicht von der Geflügelfarm!), Geflügel (mit Körnerfutter aufgezogen!) und keine anderen, mit Antibiotika oder Hormonen behandelten Tiere!

Die folgenden Nahrungsmittel sollten Sie ruhig mehr in den Vordergrund rücken: grüne und rohe Gemüse (ohne Kunstdünger gewachsen!), Obst (nicht mit Chemikalien gespritzt!) und ganz frischen Fisch.

Sie sollten entweder salzlos oder nur mit Meersalz kochen. (Wer an Harnverhaltung oder Zellulitis leidet, muß Salz ganz vom Speisezettel verbannen.) An Fetten verwenden Sie nur Olivenöl aus erster Kaltpressung mit 0,5 Prozent Säuregehalt. Die Marke ist unwichtig, nur auf den Hinweis: ‚Maximal 0,5 Prozent Säuregehalt‘ sollten Sie achten, der auf Flaschen und Kanistern vermerkt sein muß.

Verzichten Sie auf Aperitifs, Weißwein, Essig (den Sie durch Zitronensaft ersetzen), Saucen, gebräunte Butter und im Prinzip auf alle tierischen Fette wie auch auf weißen Zucker, den man durch naturreinen Honig ersetzen kann, wobei man aber darauf achten muß, daß er von Blüten und Pflanzen stammt, die auf einem chemikalienfreien Boden gewachsen sind.

Als Getränk wählen Sie Rotwein, den Sie mit reinem Quell- oder Mineralwasser verdünnen."

Um die Wirkung von Gewürzen und Aromaten zu erkennen und zu verstehen, haben Physiologen und Pharmakologen jene Pflanzen und „guten Kräuter" in Laboratorien untersucht, die Karl der Große in allen Kloster- und Schloßgärten sehen wollte.

Französische und jugoslawische Forscher fanden heraus, daß Fenchel-, Lavendel- und Rosmarin-Essenzen auf das zentrale Nervensystem einwirken. Es ist auch viel zu wenig bekannt, daß der Meerrettich appetitanregend ist und daher in der Küche häufiger Verwendung finden sollte. In Deutschland und Rußland dürfte dies kein Problem sein, denn dort wächst er reichlich. Er bekämpft Skorbut, fördert den Harnfluß und ist bei Asthma zu empfehlen, weil er das Aushusten erleichtert. Der deutsche Bundeskanzler Adenauer hat einmal meinem Vater erzählt, er streiche Rettich, gerieben und mit Butter vermischt, aufs Brot.

Hat man leider nicht auch schon vergessen, daß die Pimpernelle, ein auf feuchten Wiesen wildwachsendes Kraut, das auch „*sanguisorba*" heißt, weil sie „ein Freund des Blutes" ist, „Appetit und Genußsucht" verleiht?

Mein Vater verwendet sehr viele Aromapflanzen, weil sie „das Vergnügen der Tafel steigern und die Magensäfte anregen", wie Brillant-Savarin vermerkte. Darüber hinaus besitzen sie aber auch eine oft ausgezeichnete therapeutische Wirkungskraft.

Maurice Mességué hat nun für Sie einige Aromapflanzen zusammengestellt, die er schon seit langem kennt und schätzt und die er vor allem dem Bewußtsein des heutigen Menschen wieder näherbringen will. Diese Pflanzen müßten regelmäßig auf Ihrem Tisch erscheinen:

ANIS: Angenehm im Geschmack und stimulierend. Grüner Anis hilft bei Blähungen, beruhigt den Magen und wirkt schmerzstillend. Mit Anis behandelt man Erkrankungen des Verdauungstraktes, Verstopfungen, die Nieren, den Kreislauf und allzu langsame Verdauung.

BASILIKUM: Dieses duftende und beruhigende Gewürz gibt man in Salate und Rohkostgerichte. Es fördert die Verdauung, hilft bei Migräne und nervösen Schlafstörungen, Angstzuständen und bei epileptischen Anfällen.

KERBEL: Er tut der Leber gut, enthält Vitamin C und bewahrt vor Zellulitis und Rheumatismus.

FENCHEL: Bringt ein angenehmes Parfum in ihre Küche und regt den Appetit wie auch die Verdauungstätigkeit an.

NELKE: auch „Liebesnägel" genannt. Macht Saucen und Marinaden pikanter und ist ein aphrodisisches Stimulantium.

WACHOLDERBEEREN: Schmackhafte und adstringierende Beeren, die herrlich zu Kohl, Sauerkraut und Wurstwaren passen, Gicht und Rheumatismus heilen und zur Bereitung von Arzneiwein unerläßlich sind.

LORBEER: Eines der besten Gewürze. Unter anderem auch bei der Behandlung von Rheumatismus, Arthritis und chronischer Bronchitis zu verwenden.

MUSKATNUSS: Stimuliert den Allgemeinzustand und die Verdauungsfunktionen und macht fade Speisen pikanter.

MINZE: Die Arzneibücher unserer Ahnen definierten sie als „süß-sanft und sehr geeignet bei Liebesspielen". Stärkendes und anregendes Aphrodisiakum, aber auch Antiseptikum. Wirksam bei Fällen schwieriger Verdauung, Erbrechen, Luftschlucken und Schwindelgefühlen.

MAJORAN: Wirkt bei Migräne, nervösen „Ticks", Schlaflosigkeit und verleiht „Lebensfreude"; kurz: beruhigende Wirkung eines angenehmen Sedativums.

PAPRIKA: (süßer Piment). Ich empfehle ihn bei Gedächtnisschwund, vor allem jenen Menschen, die durch zu viel Streß das Gedächtnis für Namen, Zahlen und Personen verloren haben.

PIMENT: (scharf; schwarzer Pfeffer). Stärkend, anregend, bekämpft Schlafzustände und Müdigkeit.

ROSMARIN: Ein gutes Stimulantium, das bei Rheumatismus, Nervenstörungen, Atembeschwerden, Leber- und Blasenbeschwerden Wunder tut.

BOHNENKRAUT: Gehört zu den „Glückskräutern", was bedeutet, daß es der Liebe förderlich ist. Es hat tatsächlich aphrodisische und revitalisierende Eigenschaften. Es verhindert das Altern der Haut und führt bei Kreislaufstörungen zu erstaunlichen Ergebnissen.

SALBEI: Das „heilige Kraut" der Römer. Man empfiehlt es den Männern zur Potenzsteigerung und den Frauen gegen Schmerzen und Beschwerden in den Wechseljahren.

QUENDEL: genannt „Hirtentee". Wie Thymian ist auch der Quendel das „Antibiotikum der Armen". Allgemein stärkend und heilsam bei Schnupfen und Angina. Außerdem hervorragend für das Gedächtnis. Bei Arthritis und Schmerzen aller Art erzielt man erstaunliche Erfolge.

THYMIAN: Macht sicher und wirkt auf Kreislauf, Nerven und bei Allergien verschiedenen Ursprungs (Asthma, Ekzeme etc.). Vorbeugend gegen Grippe und heilend bei Stirnhöhlenkatarrh.

Maurice Mességué möchte auch die Arzneitees wieder in Mode bringen, die früher in allen Haushalten bereitet wurden und heute arg vernachlässigt werden, obwohl der Mensch ihre Heilwirkungen nie so nötig gehabt hat wie gerade heutzutage. Hierzu gehört das Quartett von Kamille, Orangenblüten, Lindenblüten und Eisenkraut. Jeder kennt sie, aber wer erinnert sich, daß:

KAMILLE stärkend und anregend wirkt, aber auch das Auge stärkt;

ORANGENBLÜTEN Angstzustände beseitigen;

LINDENBLÜTEN zur Behandlung von Nervenerkrankungen und Arteriosklerose dienen und als Augenkompressen die schwarzen Ringe beseitigen, da es kaum ein besseres Beruhigungsmittel gibt;

EISENKRAUT die Verdauung fördert und Menschen, die an Herzflattern und Neuralgien leiden, Erleichterung verschafft?

„Diese vier", sagt mein Vater, „müßten in allen Haushalten vertreten sein. Sie sind die Pflanzen des modernen Lebens, einfache und wirksame Mittel, angenehm im Geschmack und leicht einzunehmen; jeder, der den Nervenstrapazen unserer verrückten Zeit ausgesetzt ist, sollte sie in seinen Küchenplan aufnehmen. Aber leider sind sie in Vergessenheit geraten, und die guten alten Hausmittel aus Großmutters Zeiten sind von dem gefährlichen Zyklus ‚Beruhigungsmittel – Aufputschmittel' abgelöst worden."

Vielleicht muß man gerade um ihre Rehabilitation besonders intensiv kämpfen!

Um ihre Solidarität untereinander noch zu unterstreichen, kann man herrliche Mischungen herstellen: Linden- und Orangenblüten etwa oder Lindenblüten und Kamille. Mein Vater, der aus verschiedenen, bereits bekannten Gründen nur selten orale Anwendung empfiehlt, rät hier, mit Gewürzen, Aromaten oder Kräutern alle Speisen zu überstäuben, zu denen sie passen, oder sie als Arzneitees zu bereiten, wobei man zwei Prisen pro Kaffeetasse rechnet und kurz ziehen läßt.

Nachdem ich nun summarisch ihre wichtigsten Eigenschaften genannt habe, möchte ich Ihnen noch mitteilen, was man über die einzelnen Pflanzen wissen sollte:

ANIS

In der Familie der charmanten Mireille Mathieu wurden auf Anraten der Großmutter Aufputschmittel durch Anistee ersetzt.

Jeder sollte dieser sympathischen Familie nacheifern, die alte Traditionen und Tugenden in Ehren hält. Abgesehen von ihrer herrlichen Stimme, mit der Mireille Mathieu Millionen begeistert, ist ein Teil ihres Publikumserfolgs wahrscheinlich auf diese Frische und Schlichtheit des gesunden Mädchens zurückzuführen; das beweist, daß man sehr wohl ein Gesangsstar sein und dennoch seine Eltern lieben, seine Geschwister verwöhnen und Anistee dem LSD oder Heroin vorziehen kann.

Anis ist ein mit der Geschichte der Medizin engverbundenes und sehr altes Medikament, das laut Maurice Mességué schon bei Plinius erwähnt wird.

Die Therapeuten der Antike schrieben ihm herzstärkende und verdauungsfördernde Eigenschaften zu und hielten ihn für einen Feind von Gasen und Blähungen. Sogar Kindern gaben sie dieses Verdauungsmittel ein. Ihrer Meinung nach regte Anis den Kreislauf an, reinigte die Bronchien und beruhigte bei Katarrhen die Schleimhäute.

Ferner wurde er Ammen und jungen Müttern empfohlen, da er milchtreibend ist. 100 g pro Tag wurden auch in das Futter der Kühe gemischt, während 30 g für eine Ziege ausreichten.

Auch hieß es, daß er Schulter- und Nackenschmerzen heilen könne.

Wegen seines aparten Duftes verwendete man ihn auch in der Pharmazie.

„Er widerstand Gift, war gegen Blähungen, Schluckauf und Atembeschwerden einzusetzen", reinigte den Atem und „gehörte zu den vier großen, warmen Arzneisamen".

Zahlreiche Laboruntersuchungen mit wissenschaftlichen Experimenten haben die empirischen Kenntnisse der Antike nur bestätigt.

So wurde bewiesen, daß Anis Magenkrämpfe wie auch Koliken bei Säuglingen stillt. Mein Vater verordnet ihn gegen Luftschlucken. Anis wirkt stimulierend und bekämpft allgemeine Müdigkeitserscheinungen sowie Migräne. Bei Bronchialleiden mit nervösen Krämpfen ist er ein ausgezeichnetes Beruhigungsmittel.

Mein Vater zählt Anis automatisch zu den „Gesundheitspflanzen"; das sind jene, deren regelmäßiger Gebrauch gute Gesundheit garantiert und mit denen man unbeschadet durch den Winter kommt, wo Schnupfen und Grippe einem auflauern.

Es gibt mehrere Sorten Anis: Vogesenanis oder *kummel;* grünen Anis oder Pimpinelle; und Sternanis, der das Anisöl liefert.

Es gibt auch einen falschen Anis, den sogenannten scharfen Anis oder *Kümmel.*

Hier interessiert uns der grüne Anis oder *anisum officinalis.* Er wird für Heiltees, Gebäck, Aperitifs, Liköre verwendet; die Anisessenz darf aber trotz ihrer guten Eigenschaften nicht zu stark sein, da sie sonst tödlich wirken kann, wie etwa beim Absinth, der „grünen Fee", die dem so genialen Verlaine das Leben kostete.

Beschreibung

Der grüne Anis erreicht etwa 50 cm Höhe. Seine Stengel sind gerade, zylindrisch und verzweigt, die Blätter stark ausgezackt und nicht sehr zahlreich, die Früchte oder Körner sind klein, länglich, intensiv grün oder grünlich. Die Früchte verbreiten einen angenehmen aromatischen Duft. Sie werden auch in der Pharmazie und in der Heilmedizin verwendet, da sie ätherische Öle enthalten.

Anbau und Ernte

Dem Anisanbau kommt auch heute noch kommerzielle Bedeutung zu. Glaubt man den Zollbehörden, so führen wir Franzosen sehr viele Aniskörner ein. Früher wurde Anis in der Provence, dem Languedoc, der Gegend um Bordeaux und in der Touraine in großen Mengen gezüchtet.

Der Anis braucht trockenes und warmes Mittelmeerklima; er gedeiht am besten in leichter, frischer, durchlässiger, sauberer und fruchtbarer Erde. Auf kalten, lehmigen und zu feuchten Böden wird er niemals sein volles Aroma entfalten können.

Auch schattigen Boden und vom Nordwind heimgesuchte enge Täler sollten Sie meiden.

Die Aussaat beginnt, je nach der Gegend, kurz nach dem Frost, von Februar bis Mai. Dazu verwendet man die Körner der letzten Ernte. Man sät sie in zwei Meter breiten Furchen und sollte, wenn der Boden trocken ist, ab und zu gießen und die Reihen häufeln.

Er blüht dann im Juli und erreicht seine Reifezeit im August/September. Die Ernte erfolgt am besten in aller Morgenfrühe; man schneidet die Dolden mit der Schere ab, sobald die Früchte eine grünlichbraune Färbung annehmen.

Auf einem Tuch oder in einem offenen Gefäß läßt man die Früchte in der Sonne trocknen. Dann schlägt man die Dolden auf dem Tuch mit Stöckchen, schüttelt sie etwas durcheinander und legt sie erneut zum Trocknen in die Sonne.

Altes Arzneirezept

Lassen Sie zwei geschälte Sennesschoten, ein halbes Gros Rhabarber und zwei winzige Prisen Anis in fünf Unzen Brunnenwasser ziehen; in dieser Mischung lösen Sie dann eine Unze Mannaschoten und ebensoviel Zichoriensirup auf, und schon haben Sie ein ideales Getränk bei Winden und Koliken.

Rezept meines Vaters

Aufguß für Verdauungstee: Rechnen Sie einen Kaffeelöffel Anis pro Tasse. Lassen sie ihn zwei Minuten kochen und anschließend zehn Minuten ziehen.
Anistinktur: Lassen Sie vier Tage lang 500 g Anis an 2,5 kg achtzigprozentigem Alkohol kalt mazerieren, gießen Sie dann ab und filtrieren Sie die Flüssigkeit.

Milcharme Ammen oder stillende Mütter können alle vierundzwanzig Stunden zehn bis zwölf Eßlöffel eines Aufgußtees aus 20–30 g Anis pro Liter Wasser trinken.

BASILIKUM

Sein Name leitet sich von *gr. basilikos*, d. h. „königlich" ab, weil sein süßer Duft und seine Tugenden an königliche Eigenschaften denken lassen.

Andere sahen seinen Ursprung in der Sagenschlange, deren Blick angeblich tödlich war und die sich selber töten konnte, wenn sie in einen Spiegel sah – was man wohl für den Gipfel an Dummheit halten muß!

Bei uns ist Basilikum unter dem Namen „*pistou*“ bekannt, denn die provenzalische Pistousuppe hat ganz Frankreich erobert. Das Gewürz hat aber auch noch andere Namen: „Königskraut“ oder „Orangenbaum der Flickschuster“ und so weiter.

Das aus Indien stammende Basilikum hat sich in den Mittelmeerländern ausgezeichnet akklimatisiert. In den provenzalischen Häusern kann man sehen, wie man es am besten aufbewahrt: man hängt ganze Büschel, mit den Köpfchen nach unten, an die Decke. Auf diese Weise bleibt der Saft in den Blüten am Ende der Stengel.

In der Antike genoß das Basilikum einen sehr unterschiedlichen Ruhm. Galenus behauptete, es schade dem Magen, weswegen er eine innerliche Anwendung streng verbot; es enthalte, wie er sagte, „eine gewisse Feuchtigkeit“.

Dioskurides behauptete, die Verwendung dieser Pflanze schwäche die Sehkraft, mache den Leib schlaff und produziere Würmer. Clusius ging noch weiter und gab vor, es mache den Menschen zum Toren und unterbinde die Harnabsonderung, wobei er als Beweis auf die Ziegen verwies, die kein Basilikum fressen! Andere wiederum waren der Meinung, es führe zu Wurmbildung, sobald es der Sonne ausgesetzt und anschließend gegessen würde.

In der Neuzeit hingegen schrieb man ihm völlig gegensätzliche Eigenschaften zu: es stärke den Magen, vertreibe die Winde, sondere Gift ab, rege die Harnausscheidung an und wirke beruhigend bei Augenentzündungen; es wirke reinigend, appetitanregend, magenberuhigend, verdauungsfördernd, stärke die Denkkraft und rege die weibliche Menstruation an.

Im 17. Jahrhundert verordnete man Basilikum bei Epilepsie und manischem Irresein. Mein Vater empfiehlt jedoch, die Epileptiker zu Neurologen und die manisch Depressiven zu Psychiatern zu bringen und keinesfalls im Alleingang Heilungsversuche zu unternehmen. Bei Angstzuständen, Schwindelanfällen und Schlaflosigkeit rät er indessen zu einer ausgezeichneten Basilikum-Suppe.

Bei der Zubereitung von Geflügel kann man ebenfalls einige Blättchen Basilikum ins Innere des Bratens stecken, wodurch nicht nur Geschmack und Duft verfeinert, sondern das Fleisch auch verdaulicher wird, denn Basilikum desinfiziert den Darm und verhindert Magenkrämpfe.

Auch Salaten und Rohkostgerichten kann man Basilikum beigeben, das immer und überall seine krampflösenden und beruhigenden Eigenschaften entfaltet.

Mit Basilikumwein, der mit reinem Öl vermischt wird, können Sie der hartnäckigsten Verstopfung zu Leibe rücken!

Bei Ohrenentzündungen träufeln Sie einfach ein paar Tropfen Basilikumsaft ins Ohr; bei Stirnhöhlenkatarrh stecken Sie gehackte Basilikumblättchen in die Nasenlöcher. Als Busenkosmetik empfiehlt mein Vater Kataplasmen aus Basilikumblättern.

Wie mit den anderen aromatischen Kräutern können Sie auch mit Basilikum duftenden Arzneitee bereiten, der abends dem Schlaf nur förderlich sein wird.

Hier allerdings warnt Maurice Mességué vor einer Verwechslung der anregenden und der beruhigenden Arzneitees:

„Wie Sie ja auch nicht Lindenblütentee zum Frühstück und Kaffee vor dem Schlafengehen trinken! Achten Sie also genau auf die Eigenschaften Ihrer Heilkräuter! Trinken Sie lieber den anregenden Salbeitee am Morgen und den beruhigenden Basilikumaufguß am Abend. Wenn Sie aus Versehen das Gegenteil tun, laufen Sie Gefahr, einen völlig umgekehrten Tagesablauf zu erleben."

Beschreibung

Die Basilikumpflanze hat ein angenehmes Grün. Sie besitzt mehrere zarte, weißliche, etwa 15 cm hohe Stengel mit knotigen Verästelungen, an denen eine Vielzahl kleiner, glatter, grüner, länglicher, spitz zulaufender Blättchen sitzen.

Die in Trauben aneinander sitzenden Blüten sind weiß. Die Wurzel ist hart, holzig und faserig.

Anbau und Ernte

Basilikum wächst hauptsächlich in Gegenden mit Mittelmeerklima und reichem und lockerem Boden. Dort zieht man es im Garten oder sogar in Blumentöpfen vor den Fenstern.

Man erntet zwischen Juli und September, vor dem völligen Aufblühen der Blüten.

Man sät zwischen Februar und März und muß dann im Mai pikieren.

Alte Arzneirezepte

Für den Basilikumaufguß mische man je eine Handvoll Basilikum, Thymian, Anis, Wacholderbeeren und trinke diesen Tee, den man mit einem Löffel Honig süßt, dreimal täglich.

Basilikumwein

Man lasse eine Handvoll Basilikum drei Tage lang in einem Liter Süßwein mazerieren. Dieser Wein behebt jede Art von Verstopfung, wenn man die gleiche Gewichtmenge Salatöl zugibt.

DER KERBEL

Kommt mein Vater auf den Kerbel zu sprechen, pflegt er zu sagen: „Nach Aussehen und Eigenschaften ist er der Bruder der Petersilie. Manche Leute ziehen ihn der Petersilie sogar vor, da er weniger leicht mit dem gefährlichen Schierling zu verwechseln ist."

Die Griechen nannten ihn „das Freudenblättchen". Bei den Apothekern des Mittelalters stand er in sehr gutem Ruf, denn er „regte zur Liebe an und weckte den Appetit".

Der Kerbel enthält eine Essenz, die einem hellgelben Öl gleicht und wegen seines leichten Anisduftes an die Essenz des Estragon erinnert, der als Hauptbestandteil Estragol enthält. Da das Aroma aber sehr schnell verfliegt und durch Hitze und Trockenheit zum größten Teil zerstört wird, muß man den Kerbel ganz schnell pflücken und sofort roh verspeisen, wenn man noch in den Genuß seines Duftes und Geschmackes kommen will.

Der Kerbel gehört zu den Pflanzen, die überreich an Vitamin C sind. Wie sein Bruder, die Petersilie, wirkt er hervorragend bei allen Lebererkrankungen und insbesondere bei Gelbsucht.

Er ist erfrischend, appetitanregend, blutreinigend, abführend und diuretisch; im Übermaß genossen, kann er aber auch überreizen.

Bei Leberkoliken sollten Sie sich zu folgendem ausgezeichneten Rezept entschließen: man presse gleiche Mengen Kerbelblätter, wilde Zichorie, Kopfsalat und Löwenzahn und trinke 120 g von diesem Saft regelmäßig jeden Morgen auf nüchternen Magen.

Kerbel galt immer schon als Heilmittel bei Bindehaut- und anderen Augenentzündungen. Eine Kompresse aus Kerbelabsud verschafft den Augen Erleichterung und strafft die von Sonne oder Staub gereizten Lider. Man muß die Augen dabei jedoch fest schließen, damit die Flüssigkeit nicht nach innen dringt.

Hämorrhoiden-Schmerzen lassen sich durch ein Sitzbad mit Kerbelabsud in Milch besänftigen.

Ammen können Kerbel, ebenso wie die Petersilie, zu Brustumschlägen verwenden, um die Milchproduktion zu stoppen.

Die gekochten Blätter haben die gleiche Wirkung. Mit ihnen kann man Insektenstiche ausbrennen. Mit Salz oder Essig vermischt, verwendet man sie zu Umschlägen auf Frostbeulen, Geschwüren und Hautverhärtungen. Mit Milch vermischt, wirkt der Kerbelsaft gegen Stimmverlust, Bronchialkatarrh und feuchtes Asthma.

Plinius sagte: „Kerbel ist immer gut. Man esse ihn roh oder gekocht zum Wohle des Magens. Er wird auch die zutiefst sitzenden Launen dieses Organs zu tilgen verstehen.“

Mit Kerbel kann man die Haut geschmeidig machen und das Auftauchen von Falten verzögern. Dazu braucht man nur eine Handvoll Kerbel in einem Liter kochenden Wasser ziehen zu lassen und sich morgens und abends mit einem in diese Flüssigkeit getauchten Wattebausch das Gesicht abzureiben.

Aber vor allem in der Küche kommt dem Kerbel, neben der Petersilie, ein Ehrenplatz zu. Verwenden Sie ihn ruhig zu allen Gerichten: zu Salaten, Suppen und Omeletts auf jeden Fall. Im Winter greifen Sie zu getrocknetem Kerbel, der den größten

Teil seiner guten Eigenschaften beibehält. Zu einer Bouillon rechnen Sie eine Handvoll Kerbel auf ein Liter Wasser.

Mein Vater erinnert noch daran, daß Sie sich mit Kerbelsträußchen und Tomatenblättern vor Ameisen schützen können; die kleinen Insekten werden unverzüglich die Flucht ergreifen, weil ihnen der Geruch der Pflanzen zuwider ist.

Beschreibung

Der Kerbel erreicht eine Höhe von etwa 40 cm. Seine Stengel sind rund und hohl und stellenweise rötlich.

Seine angenehm duftenden und schmeckenden Blätter sind nicht sehr hart und viel tiefer eingekerbt als die der Petersilie. Die fünfblütigen Blumen sind weiß und bilden Schirmchen. Die Wurzel ist hart, weiß und faserig.

Anbau und Ernte

Am besten gedeiht der Kerbel auf humusreichem und frischem Boden. Allzu starke Sonnenbestrahlung mag er nicht. Zwischen Februar und September sät man ihn im Gemüsegarten aus, entweder frei aus der Hand oder gezielt in Reihenaussaat. Man kann auch in zeitlichen Abständen säen: alle drei Wochen zwischen dem 1. Mai und dem 15. September. Er blüht im Juni und Juli.

Obwohl es ratsamer ist, ihn frisch zu verzehren, kann man ihn auch getrocknet verwenden, da er einen großen Teil seiner wohltuenden Eigenschaften bewahrt.

ALTE ARZNEIREZEPTE

Gegen Wassersucht

Nehmen Sie zwei Hände voll Kerbel; nachdem Sie das Kraut sorgfältig zerrieben haben, lassen Sie es in einem Liter Weißwein ziehen; mit der abgegossenen Flüssigkeit behandle man die Wassersucht so regelmäßig wie nur möglich.

Um die Milch zum Versiegen zu bringen

Man nehme zwei Hände voll Kerbel, erwärme ihn in der Pfanne und übergieße ihn mit Rosenöl; um die Milch zum Versiegen zu bringen, mache man Kerbelumschläge auf die Brustwarzen.

Arzneiwein

Man nehme 175 g Kerbel und 150 g Centaurea, die man mit Honig vermischt in Weißwein mazerieren läßt. Somit erhalten Sie einen hervorragenden Appetitanreger für Rekonvaleszenten.

DER FENCHEL

In der Antike, wo man es liebte, sich mit einer Welt von Gottheiten zu umgeben, erfand man auch für die bescheidensten, ja sogar die alltäglichsten Funktionen des Organismus eine Gottheit.

Die Zwiebel-, Grüne-und-dicke-Bohnen-Esser, die für alle stärkehaltigen Speisen ein Faible hatten, erfreuten sich an „dröhnenden Gedärmen", was auch erklärt, warum in Volksschwänken, die dem Pöbel zur Zerstreuung dienten, dem Publikum zum Ergötzen „das Dröhnen gefüllter Bäuche" immer wieder geboten wurde. Denn das war das Zeichen einer wenn auch nur drittklassigen kleinen Gottheit, der das Volk huldigte: Crepitus, der Gott wohltönender Verdauung!

Logischerweise hätte man dem Standbild dieses Crepitus Fenchel als Opfergabe darbringen müssen, denn Fenchel verfügt über einmalige „carminative" Gaben, das heißt, er vertreibt die Gase aus dem Verdauungstrakt.

Man sagt auch dem berühmten „Pétomane", der gegen Ende des vorigen Jahrhunderts für das Gelingen der Abendveranstaltungen im Alkazar verantwortlich war, einen beachtlichen täglichen Fenchelverbrauch nach, was diesen kaum bekannten und leider ohne Nachfolger verstorbenen Künstler in die Lage versetzte, brillante Variationen über so verschiedene Weisen wie *Ulanenpolka, Faszination* oder *Ihr Weinenden* zu bieten.

Auch der große Rabelais, den die „Fettleibigkeit“ zu tiefsinnigen medizinischen und philosophischen Betrachtungen anregte, findet ein besonderes Vergnügen an der Beschwörung des Fenchel und seiner guten Eigenschaften. Er empfiehlt im übrigen, schwerverdaulichen Gemüsen wie dicken und grünen Bohnen oder Kohl Fenchel beizugeben . . . Da er tatsächlich die Kontraktion der Darmmuskeln fördert, treibt der Fenchel die Winde aus.

Man unterscheidet zwei Arten: den milden und den süßen oder Florentiner Fenchel.

Den milden Fenchel kann man roh als Vorspeise essen, und zwar im Frühling, wenn die Blattstiele noch jung und zart sind. Mit Beginn des Sommers eignet sich auch der süße oder Florentiner Fenchel als Vorspeise, entweder roh oder wie Stengelsellerie gedünstet, dem er übrigens auch im Geschmack ähnelt, wenn er auch süßer und aromatischer ist. Beim Kochen verliert er allerdings einen Großteil seiner Würze, da seine Aromaessenzen verfliegen. Fenchel ist reich an Vitamin A, B und C sowie an Phosphor und Kalk.

Beschreibung

Er erreicht eine Höhe von etwa zwei Meter. Sein Stengel ist rund und gezackt. Seine Blätter sind braungrün und stark ausgezackt; ihre Verästelungen tragen Schirmchen mit gelben Blüten, deren Blütenblätter zu fünft ineinander verschlungen sind, wobei sie aber köstlich duftenden und wohlschmeckenden Samenkörnern Platz lassen. Die Wurzel ist lang und gerade. Die grün-weißen, stark ineinander verschachtelten, dichten Blattstiele bilden im Kern eine harte, weiße Knolle, deren Größe zwischen der eines Eies oder einer geballten Faust schwankt.

Anbau und Ernte

Der Fenchel wächst auf trockenem und steinigem Boden, vor allem in südlichen Breiten. Man trifft ihn in Weinbergen und auf Wiesen an.

Im Frühling kann man die Blättchen pflücken, um sie roh zu essen; man kann aber auch den Sommer abwarten, bis die Blattstiele kräftiger werden und an ihrem unteren Ende die Knolle bilden. Sobald diese weiße Knolle Eigröße erreicht hat, gräbt man sie zur Hälfte ein, indem man Erde aufhäufelt. Nach zirka zehn Tagen beginnt man mit der Ernte der ausgewachsenen Strünke und nimmt nach und nach, was man braucht.

Zwischen Juli und August erntet man die nun gelbgefärbten Samenkörner, indem man die Schirmchen abschneidet. Sie werden auf einem Weidensieb zunächst getrocknet und dann fest gerüttelt. Im September reißt man die Fenchelwurzeln aus der Erde. Um sie zu konservieren, schneidet man sie in kleine Stücke, die man im Backofen trocknen kann.

In der Küche verwendet man die Fenchelknolle und in der Pflanzenheilkunde die Samenkörner. Da der Fenchel diuretisch und appetitanregend wirkt, wird er bei Rheumabehandlung und zur Ausscheidung von Darmwürmern angewendet.

Da er außerdem ein gutes Tonikum ist, kann man ihn Asthenikern, Menschen mit schwächlichem Körperbau, nur empfehlen. Auch Ammen verwenden Fenchel gerne, da er milchtreibend wirkt.

Die wildwachsende Fenchelart kann wegen ihres durchdringenden Parfums und ihres starken Anisgeruchs durchaus zu den Gewürzkräutern gerechnet werden. Diesen Duft verdanken wir einem dem Kampfer verwandten Keton, dem Fenchon, das neben dem Anethol im Fenchel enthalten ist. Diese Essenz wirkt anregend auf die Muskelmotorik.

Ferner wirkt der Fenchel regulierend auf unregelmäßige und stimulierend auf zu schwache Menstruation. Da er das Gleichgewicht wiederherstellt, hat er einen günstigen Einfluß auf die weibliche Fruchtbarkeit.

In Grippezeiten könnte man Fenchelsamen kauen. Aus diesen Samen, die man zerreibt und zu gleichen Teilen mit Pappelkohle und Chinarindenextrakt vermischt, läßt sich ein Zahnpulver herstellen, das das Zahnfleisch stärkt und den Zahnschmelz strahlender macht.

Die frisch gepflückten Fenchelblätter verwendet man als Abschwellungskataplasmen bei Geschwülsten und Quetschungen.

Dioskurides empfahl die wenn möglich frische Fenchelwurzel all jenen, die „nur tröpfchenweise zu urinieren vermögen". Bei Harnverhaltung bereitet man daher einen Absud aus 25 g frischer Wurzel pro Liter Wasser.

Die ältere Heilkunst empfiehlt gegen Darmblähungen und Nierenkoliken einen Julep*. „Man nehme von Fenchel- und Anissamen je ein halbes Gros sowie eine halbe Handvoll Fenchelblätter; dies alles lasse man in einer ausreichenden Menge Brunnenwasser kochen; auf vier Unzen dieser Flüssigkeit kommen dann zwei Unzen Süßmandelöl."

DER LORBEER

In Epidemiezeiten brannte man früher riesige Lorbeerfeuer ab, um sich vor Ansteckung zu schützen. Auf dem Land räuchert man auch heute noch den Schinken über einem Lorbeerfeuer, wodurch er haltbar gemacht wird und einen ganz besonderen Geschmack bekommt.

Besonders kostbar ist Lorbeer in Grippezeiten. Für gewöhnlich verwendet man ihn in Marinaden und im berühmten Grünzeugbüschel.

Mein Vater erzählt, daß Großvater Mességué mit Lorbeeren Lungenentzündungen und „alten Husten" zu behandeln pflegte. Nachem er die Schale entfernt hatte, zerstieß er die Beeren und mischte sie mit Honig und einem süßlichen Wein. Die Blätter dienten ihm gegen Magenkrämpfe und zur allgemeinen Verdauungsförderung.

Die alte Pflanzenheilkunst verwendete die „Lorbeermandel" zur Herstellung eines sehr fettigen, grünlichen und dicklichen Öls, das akute Rheumaanfälle, Lähmungserscheinungen und Gelenkstarre heilen sollte.

* Mit Julep bezeichnete man früher ein Gemisch auf der Basis von Zucker und Orangenblütenwasser, dem man eventuell Knospenansätze beigab und das in der alten Pharmakopöe als Grundessenz für Arzneitränke diente. Allgemeiner wurde der Begriff dann für durchsichtige, d. h. klare und süßschmekkende Arzneitränke angewandt.

Wenn man einer getreuen Überlieferung Glauben schenken mag, so wurde noch nie ein Lorbeerbaum vom Blitz getroffen!

Man darf aber nicht vergessen, daß es neben dem edlen Lorbeer Apollos noch seine Vettern gibt: den Rosenlorbeer, den Kirschlorbeer und den Alexandrinerlorbeer. Wenn sie auch über lobenswerte Eigenschaften verfügen, so sind sie doch in höchstem Maße giftig. Mein Vater rät bei ihrer Verwendung zu höchster Vorsicht und hat auch uns von Kindheit an davor gewarnt.

Der *Rosenlorbeer* oder *Nerium oleander* ist ein Zierstrauch, dessen Blätter Adynerin enthalten, was neben Digitalis und Oleandrin zu den äußerst gefährlichen toxischen Substanzen zu zählen ist. Eine Anhäufung dieser Sträucher in den Gärten sollte man lieber vermeiden und aus den Wohnungen seine Blüten verbannen. Den Rosenlorbeer oder Oleander hat man auch für den Tod napoleonischer Soldaten verantwortlich gemacht, die angeblich Fleisch auf Oleanderästen aufgespießt und gebraten hatten, wobei das Gift in ihre Körper gelangte.

Der *Saucenlorbeer* erreicht die Höhe eines kleinen Baumes. Er hat viele mit einer harten Schale überzogene Zweige, an denen längliche, recht breite, harte Blätter wachsen, die an ihrer Oberfläche glatt und unten faserig sind. Die Blätter sind immergrün und laufen spitz zu. die weißlichen Blüten, zu fünft oder sechst gefächert, wachsen zwischen den Blättern entlang der Zweige. Dann erst tauchen die ovalen, anfänglich grünen und später schwarzen Beeren auf, die die Größe von kleinen Oliven erreichen. Unter ihrer Schale verbirgt sich ein knochenharter Kern, der in zwei Teile auseinanderfällt. Die Lorbeerwurzel ist holzig und vielverzweigt.

Die Blüten erscheinen im Frühling und die Beeren im Herbst. Die Blätter kann man das ganze Jahr über ernten, denn der Lorbeer behält seine Blätter. Man findet diesen Saucenlorbeer in Gärten, in Hecken oder unauffällig in einer Ecke wachsend. Er ist kräftig und hat auch nichts gegen Frost.

Der *Kirschlorbeer* ist ein Strauch von etwa fünf Meter Höhe mit nicht abfallenden, lorbeerartigen, aber leicht ausgezackten Blättern. Seine weißen Blüten hängen in Trauben herab.

Die kleinen, schwarzen, einen Kern enthaltenden Früchte des Kirschlorbeers können unbesorgt gegessen werden, aber im

Kern steckt ein gerüttelt Maß an Giftstoffen: Destilliert man die frischen Blätter, so erhält man ein ätherisches Öl, welches eine sogar in schwacher Dosis tödliche Zyanhydridverbindung enthält. In homöopathischer Dosis könnte der Kirschlorbeer gegen Husten verwendet werden, wenn er nicht viel zu gefährlich wäre, um vom Laien benützt zu werden. Daher rät mein Vater strikte ab: „Lassen Sie die Finger davon! Gehen Sie kein Risiko ein!"

Der kleinere *Alexandrinerlorbeer* produziert eine runde Frucht, die der der Linde gleicht. Man spricht ihr schmerzstillende Eigenschaften zu. In Altweiberrezepten wird der Alexandrinerlorbeer zur Verwendung anempfohlen, und zwar in Pulverform (Blätter oder Wurzeln, die zerstoßen werden); weil er angeblich auf die Gebärmutter wirkt, soll er Geburten erleichtern. Auch bei Eingeweidebrüchen wirkte dieser Lorbeer angeblich Wunder; hierzu verordnete man vier Gramm pro Tag in einem Absud aus Beinwurz.

Einigen Freunden hat mein Vater ein Rezept verraten, das er von Madame Suzanne Floinard hat, deren bemerkenswerte Pflanzenstudien hier Erwähnung finden sollen. Es handelt sich um das Öl des Saucenlorbeers, mit dem man von Rheuma befallene Gliedmaßen einreiben kann und das sogar bei gewissen Lähmungserscheinungen gute Resultate zeitigt: zerdrückte Beeren und Blätter läßt man in Schweineschmalz mazerieren. Das aus den Beeren austretende Öl wird damit noch verstärkt.

DIE GEWÜRZNELKE

Über die „Gewürzstraße" wurde die Gewürznelke aus dem Orient nach Europa gebracht. Zweitausend Jahre vor Christi Geburt gehörte es bei den Han-Dynastien bereits zur Hofetikette, sich durch Kauen von Gewürznelken den Atem zu erfrischen, bevor man es wagen durfte, mit dem Herrscher zu sprechen. Inder und Araber haben schon seit eh und je allen Speisen Nelken beigegeben; über die Phönizier gelangten diese Rezepte zu den Griechen und Römern.

Erst gegen Ende des 12. Jahrhunderts erhielten die Abendländer durch die Araber Kenntnis davon. Und erst im 14. Jahrhundert entdeckten die Portugiesen den Nelkenbaum in seinem Ursprungsland, auf den Molukken. Daraufhin sicherten sich die Portugiesen fast ein Jahrhundert lang das Verkaufs- und Handelsmonopol dieses in Europa sehr geschätzten Gewürzes.

Heute wachsen auf den Molukken kaum noch Nelkenbäume. Die Nelkenkultur hat sich vielmehr in Afrika und Amerika, in San Domingo, Cayenne, Martinique, auf den Bourbon- und Mauritius-Inseln, auf Sansibar und Madagaskar ausgebreitet.

Die pikante Gewürznelke fördert die Verdauung kalter Speisen. In der allgemeinen Arzneikunde hat sie lange Zeit eine bedeutende Rolle gespielt. Arabische Ärzte verwendeten sie zur Bereitung des „koheul", einer berühmten Augensalbe.

Gegen rasende Zahnschmerzen benützte man früher auch in Europa Gewürznelkenessenz.

Die Nelke stimuliert und stärkt auch die Uterusmuskeln während des Geburtsvorgangs. Daher mischt man in einigen asiatischen Ländern den Frauen während der Schwangerschaft Nelkenpulver in jede Mahlzeit.

Die Gewürznelke wirkt auch wurmtreibend, magenbesänftigend und antiseptisch. Gewisse Speisen, vor allem aber Suppen, sollte man mit Nelkenpulver überstäuben.

Anbau

Der Nelkenbaum gedeiht nur im gleichmäßig warmen und feuchten Klima der Äquatorialzonen. Daher brauchen Sie es gar nicht zu versuchen, diesen Baum der Tropen in Ihrem Garten anzusiedeln.

DIE WACHOLDERBEERE

Als der Knabe Maurice Mességué an der Seite seines Vaters Camille noch durch die Wiesen und Wälder der Gascogne streifte, um Heilpflanzen zu sammeln, gesellte sich ab und zu ein Mann zu ihnen, der sich in der Welt der Heilkräuter auszukennen schien.

Die Gascogner hatten ihm einen reizenden und zugleich lustigen Spitznamen verliehen. Sie nannten ihn „Caoulet“, was im Gascogner Dialekt „Kohlköpfchen“ oder „Liebling“ bedeutet. Hiermit bezeichneten sie aber eine seiner Eigenschaften und auch eine seiner spezifischen Gaben: Caoulet nämlich hatte „grünes Blut“, das heißt, er kannte und liebte die Pflanzen. Er verstand es wie kein anderer, sie zu pflanzen, zu ernten oder aufzupfropfen.

Oft hat mir mein Vater erzählt, wie er beim ersten Besuch im Hause Caoulet „auf dem Tisch des Hauses als einzigen Schatz einen Krug mit klarem Wasser, ein Büschel roter Zwiebeln und unter den Deckenbalken aufgehängt Büschel von Kräutern entdeckte: Rosmarin, Thymian, Majoran, Kerbel, Salbei und ... Wacholderbeeren“. Und sogleich verkündete mein Vater die Moral von der Geschicht: „Caoulet lebte bescheiden und wurde sehr alt.“

Caoulet hatte nämlich nichts anderes getan, als seine Vitalität durch Hygiene und natürliche Ernährungsweise zu entfalten und zu erhalten gesucht.

Denn was ist schon Vitalität? Das Lexikon definiert: „Intensität der Lebenskraft“. Damit ist also der Lebensschwung gemeint, der Elan. Alles, was dazu beiträgt, diesen Elan zu steigern, ist daher gut; alles, was ihn beeinträchtigt, ist schlecht.

Und der gute Caoulet hatte nichts anderes getan, als in Unschuld und mit natürlichem Instinkt seine Vitalität mit dem Krug Quellwasser, dem Leben in frischer Luft, einer chemikalienfreien Nahrung und all den Gesundheitskräutern aufrechtzuerhalten.

Zu diesen den Lebenselan bewahrenden und steigernden Kräutern gehört unbedingt auch der Wacholder. Seine diuretische Wirkung ist geradezu fabelhaft: er steigert die Harnabsonderung und wirkt daher Wunder bei allen Harnleitererkrankungen. Aber auch gegen Rheuma und Gicht ist er sehr zu empfehlen.

Aus Wacholderbeeren hat man auch Arzneiweine hergestellt, die gerade wegen ihrer diuretischen Eigenschaften verordnet werden.

Im *Veni mecum* findet sich folgende Definition der Wacholderbeeren:

„Geeignet zur Stärkung des Herzens und des Magens, zur Beseitigung von Leber- und Milzdruck; *idem* gegen Hitzewellen, Asthma, hartnäckigen Husten und andere Erkrankungen des Brustkorbes, gegen Darmwinde und Nierenkoliken. Als Dosis rechne man sechs bis zwölf Beeren.

Das Holz des Wacholderstrauches ist schweißtreibend, nerven- und gehirnstärkend. Man verwende es als Absud und verbrenne es in den Zimmern gegen Pest, schlechte Luft und ansteckende Ausdünstungen.

Der Wacholderteer ist bei Lähmungen, Katarrh und Nervenerkrankungen zu empfehlen. Aus Wacholderbeeren stellt man destilliertes Wacholderwasser, Sirup, Essenzen und Extrakt her, wobei man eine Minimaldosis von einer Prise und zwei Beeren höchstens beachten muß; man gewinnt auch Öl aus seinem Holz, Salze durch Kalzinieren seiner Beeren, seines Holzes und seiner Rinde; dies wirkt gegen Pilzflechte und Krätze."

Beschreibung

Der Wacholder ist ein Strauch mit verknorpeltem und kriechendem Stamm, der mit einer aufgeplatzten und rauhen Rinde überzogen ist. Sein Holz ist hart, harzig und wohlduftend. Seine stacheligen Blätter sind immergrün. Er gehört zu den Koniferen. Seine Beeren sind dunkelviolett. Die Wurzel ist holzig und windet sich durch den Boden.

Anbau und Ernte

Es gibt mehrere Wacholderarten. Den gemeinen Wacholder trifft man in Gebirgswäldern an.

Um ihn daheim anbauen zu können, braucht man nur ein paar wilde Schößlinge im Wald zu holen, sie mit einem Klumpen Erde auszuheben und sie zu Hause wieder einzusetzen. Man kann aber auch gegen Ende des Sommers Beeren aussäen, die zum Teil im Frühling treiben werden. Die Beerenernte ist im Oktober/November. Nach der Ernte legt man die

Beeren in dünnen Schichten zum Trocknen aus, wobei man sie häufig durcheinanderschütteln muß. Ihre Heilkräfte verlieren sie allerdings relativ schnell.

ALTE ARZNEIREZEPTE

Wacholderwein

Zur Bereitung von Wacholderwein läßt man einen halben Liter Beeren und einige Blätter Anis in einem Liter Wein einen Monat lang mazerieren. Dieser Wein wirkt diuretisch und stärkend.

Wacholderwasser und -Tee gegen Steine und Nierenkoliken

Man nehme eine Unze zerdrückter Wacholderbeeren, eine halbe Unze Lilienwurzel und ebenso viel Eibischwurzel, zwei Gros Leinsamen, eine Prise Tausendkornspitzen und lasse das Ganze eine Viertelstunde lang in fünf Liter Brunnenwasser kochen; in diesen konzentrierten Pflanzenauszug gieße man anschließend ein Pfund guten Weißwein.

Verwahren Sie diesen Arzneitrank in einem gut verschlossenen Fayence-Gefäß, damit Sie ihn gegen Steine und Nierenkoliken zur Hand haben.

Appetitanregende Pillen

Man nehme fünfzehn Wacholderbeeren, ein halbes Gros Aloe und eine ausreichende Menge frischer Kassia und stelle daraus Pillen her, die bei Appetitverlust einzunehmen sind.

MAJORAN ODER ORIGANUM

Eine deutsche Sage berichtet von einem jener kleinen Fürstentümer, in denen das Mittelalter sich einzunisten schien. Dort regierte einst ein wahrhaft großartiger Fürst, musikalisch, gutmütig, gelehrt und ein blendender Reiter. Ja sogar Griechisch und Latein vermochte er zu lesen!

Er hätte also der glücklichste aller Fürsten sein können, hätte ihn nicht ein Übel geplagt, das das Leben eines Menschen zu vergiften vermag. Er litt nämlich an einem entsetzlichen chronischen Stirnhöhlenkatarrh.

Der unglückliche Herrscher versprach dem, der ihn zu heilen vermöchte, die Hand seiner Tochter. Sofort eilten alle Ärzte und die berühmtesten Köpfe der großen Universitäten herbei. Aber vergeblich. Die fürstliche Nase lief weiterhin. Da tauchte plötzlich ein junger Bauer auf, dessen Tasche prall gefüllt war mit Heilkräutern. Er nahm einige getrocknete Blättchen heraus und bereitete einen Arzneitee. Der Fürst trank ihn und ward geheilt ... Und der Heilkundige beglückte seine Gattin, die junge Fürstin, mit vielen, vielen Kinderchen (denn selbstverständlich benützte er auch Glückskräuter!) ...

Diese Wunderblüten, die den Fürsten von seinem chronischen Schnupfen heilten, waren Majoranblüten.

Tatsächlich ist Majoran ein wirksames Beruhigungsmittel, das mein Vater in all seinen Formen für die Küche, zum Gurgeln, zum Inhalieren, zu Bädern und Umschlägen verordnet. Den an Rheuma Leidenden rät er zu Kompressen aus Majoranaufguß auf die schmerzenden Stellen. Wer wie der deutsche Fürst an hartnäckigem Schnupfen leidet, sollte über Majoranaufguß zunächst inhalieren und ihn dann trinken. Sänger, die die Stimme verläßt, sollten einen Löffel Honig in den Majorantee geben.

„Aber Vorsicht", fügt mein Vater gleich hinzu. „In hoher Dosis kann Majoran zu einem Aufputschmittel werden."

Die alte, empirische Medizin definierte Majoran als „warm, austrocknend, bazillentötend und adstringierend". Sie verwendete ihn „gegen Lungen-, Leber- und Gebärmutterbeschwerden, gegen Husten, Asthma und Gelbsucht; zur Steigerung der Milchtätigkeit der Ammen sowie zum Schwitzbad".

Damit er nicht säuert, hängte man früher Majoran in Bierfässern auf. Das ätherische Öl des Origanums beruhigte auch Zahnschmerzen. Bei Spannungen in den Brüsten und Geschwüren trockneten die Frauen Majoran in einer Pfanne und legten ihn sich warm auf die Brust.

Beschreibung

Die Origanumstengel sind verzweigt, rot und pelzig und erreichen etwa eine Höhe von 50 cm. Seine Blätter sind recht klein, oval, ausgezackt und schwach behaart. Die Blüten werden purpur- oder rosarot, stehen in Büschelchen beieinander und haben einen intensiven Duft. Die Wurzel ist schmal, schwarz, holzig und mit ein paar Fasern besetzt.

Anbau und Ernte

Origanum ist eine perennierende Pflanze, die sich in Mittelmeerzonen wohlfühlt, vor allem auf den Höhen, auf steinigem und sonnenbeschienenem Boden, der warm und leicht sein muß. Feuchtigkeit mag er gar nicht.

Man sät ihn zwischen April und Mai in 40 cm Abstand aus. Während der Blütezeit im Juli/August erntet man. Eventuell auch noch im September. Die Zweige bindet man zu kleinen Büscheln und hängt sie mit den Blütenständen nach unten auf einem Strick auf, der an einem luftigen Platz gespannt wurde.

ALTE ARZNEIREZEPTE

Gegen Wasserbruch

Man nehme zwei Handvoll Origanumspitzen; Ziest-, Rosmarin-, rote Rosen-Blüten, je eine halbe Unze; das Ganze koche man in drei Liter Weißwein; diesem Perkolat gebe man eine Unze Weingeist zu, und man erhält eine Arznei gegen Wasserbruch.

Gegen Rheumatismus in der Halsgegend

Gegen Rheuma und Schwellungen in der Halsgegend, die die Bewegungsfähigkeit beeinträchtigen, hacke man frisch gepflücktes Origanum, erwärme es und rühre es trocken um, am besten in einer Eisenpfanne, auf der Feuerstelle; dann lege man die warmen Kräuter auf die schmerzende Stelle, die man vor dem Schlafen noch mit warmen Tüchern bedeckt.

DIE MINZE

Mein Vater nennt sie: „Die Blume mit den hundert Tugenden.“ Bei all seinen Reisen in die arabischen Länder, wohin ihn Staatsoberhäupter, milliardenschwere Emire und Herrscher eingeladen hatten, überall, in den Mosaikpalästen oder Strohhütten hatte er den berauschenden Duft der Minze wahrgenommen. Auch der geheiligte Ritus des Minzentees hat seinen Ursprung in alten empirischen Erkenntnissen. In den von Epidemien noch immer heimgesuchten Ländern, in den Städten und Dörfern mit den von Fliegen übersäten Märkten, bietet der ständige Gebrauch von Minze wenigstens einen gewissen vorbeugenden Schutz.

Die Minze war auch wichtige Ingredienz im berühmten „Vier-Räuber-Essig“, dessen Geschichte als Schutz vor Pest ich bereits erzählt habe.

Wenn die Araber also stets ein Büschelchen Minze in der Hand halten und daran riechen, tun sie es nicht nur aus spielerischem Vergnügen.

Überall im Orient trifft man auf die Minze: in Getränken, in allen Speisen, in Gebäck und Konfekt.

Die Aufzählung der „hundert Tugenden“ der Minze wäre zu lang; begnügen wir uns daher mit der Erwähnung ihrer wichtigsten Eigenschaften, die meinem Vater bedeutsam erscheinen:

- Sie ist antiseptisch durch das Menthol, das die Bakterien ausrottet;
- Sie ist verdauungsfördernd; ein wahrer Balsam, der während des langen Weges durch die Eingeweide die Funktionen von Magen, Leber, Galle und Darm reguliert; sie bekämpft Luftschlucken wie auch Magenkrämpfe, Leberbeschwerden, Darmparasiten und Dickdarmentzündungen;
- Der Minzenalkohol regt Herz und Nervensystem an; alle Intellektuellen sollten stets Minzentee trinken!
- Wollen Sie abends schnell einschlafen, machen Sie sich einen Linden-Minzen-Tee, den Sie sehr heiß nach dem Abendessen trinken; er garantiert Ihnen gute Verdauung und eine friedliche Nachtruhe;

- Sie wirkt auch stark schmerzlindernd; Zahnschmerzen kann man besänftigen, indem man einen in Minzenalkohol getauchten Wattebausch auf die schmerzende Stelle drückt;
- Eine Kompresse aus Minzenaufguß ist gut gegen Migräne;
- Auch bei Rheuma sollten Sie die Minze nicht vergessen.

Jungen Müttern empfiehlt mein Vater Kataplasmen aus frischer Minze, die in kochendem Wasser eingeweicht wurde. Diese Brustwickel lösen die durch den Milchandrang heißen Spannungen in der Brust.

Sie ist aber auch ein Aphrodisiakum, was vielleicht den regen Gebrauch bei den Orientalen erklärt. Und wenn alle arabischen Paläste und Strohhütten nach Minze duften, dann vielleicht auch daher, weil die Liebeskunst in südlichen Zivilisationen eine lange Tradition hat.

„Es ist unbestreitbar", sagt mein Vater, „daß sie die Sexualfunktionen bei Mann und Frau reguliert und allerlei Liebesspiele begünstigt. Seit eh und je findet die Minze daher in jedem Liebestrank Verwendung."

Es gibt mehrere Minzensorten: Die grüne Minze, die krause Minze und die wild wachsende und stark duftende Poleiminze. Sie alle haben die gleichen Eigenschaften, wenn auch in verschieden starker Ausprägung.

Die im Handel erhältliche Minze ist eine aus England stammende gezüchtete Sorte mit einem besonders starken Aroma, bekannt als Pfefferminze. Die Engländer verfeinern übrigens viele ihrer Speisen mit Minze.

Beschreibung

Die Minze hat viereckige, behaarte, rötliche Stengel, an denen kleine grüne, leicht behaarte oder auch rötliche Blättchen wachsen, die zu je zwei angeordnet, am Rand ausgezackt und spitz zulaufend sind.

Am Ende der Stiele wachsen büschelförmig die malvenfarbenen Blüten. Die Wurzel ist faserig. Die Minze verbreitet einen angenehmen und erfrischenden Duft.

Anbau und Ernte

Die Minze liebt feuchte und schattige Plätze, einen leichten und fruchtbaren Boden. Sie gedeiht am besten, wenn sie die Blätter und Blüten im Schatten und die Stengel in der Sonne hat.

Im Frühling oder Herbst sollten Sie einen Wurzelstock einsetzen, den sie entweder an einer wild wachsenden Pflanze abnehmen oder im Topf bei Ihrem Gärtner kaufen können. Gießen Sie ihn häufig und in ausreichendem Maß, damit er schnell Fuß faßt, aber dann brauchen Sie sich nicht weiter um ihn zu kümmern, denn diese Pflanze wuchert von allein weiter.

Gegen Ende des Sommers treibt die Minze Blüten.

Am besten pflücken Sie die Blätter, bevor die Blüten kommen. Sie sind sehr leicht zu trocknen.

ALTES VOLKSREZEPT

Julep gegen Schluckauf

Man nehme zwei Unzen Minzenwasser, eine halbe Unze Theriakwasser, ein halbes Gros *confectio Alkermes*, ein Korn Laudanum sowie sechs Gros Minzensirup und vermische das Ganze.

DIE MUSKATNUSS

Ebenso wie die Nelke, stammt auch die Muskatnuß von den Molukken. Der Muskatnußbaum erreicht etwa zehn Meter Höhe, ist wie ein Orangenbaum dicht belaubt und hat eine braune Rinde. Sein Saft wird rot, sobald er aus dem Stamm austritt und der Luft ausgesetzt ist.

Seine glänzendgrünen Blätter sind oval, und die Maiglöckchen ähnelnden Blüten hängen traubenförmig herunter.

Die Frucht erreicht die Dicke einer Nuß und enthält nur einen fleischigen, sehr aromatischen, braunen Samenkern, der mit einem dickflüssigen Öl gefüllt ist. Muskatnuß verleiht reinen Atem, fördert die Diurese und wirkt gegen Durchfall und Herzflattern.

Früher benützte man Muskat, um einer Fehlgeburt vorzubeugen; in alten Arzneibüchern hat mein Vater entdeckt, daß man ihr die gleichen einzigartigen Eigenschaften zuschrieb wie der Nelke: auch sie stärkte angeblich den Uterus.

Gegen Seekrankheit und jede Art von Erbrechen wurde sie ebenfalls empfohlen. Mit dem aus ihr gewonnenen Öl verordnete man Einreibungen bei Lähmungserscheinungen.

Das alte Rezept zur Verhinderung von Fehlgeburten und zur Stärkung des Fötus lautete folgendermaßen: Man nehme ein Stück Brot, tauche es in Schnaps oder Malvasierwein, reibe Muskatnuß darüber und lege es dann auf den Leib der werdenden Mutter.

Das gleiche Mittel sollte angeblich auch hervorragende Wirkung bei „Bauchfluß" und Übelkeit erzielen.

Muskatnuß war schließlich auch noch das erfolgreichste Heilmittel bei einer Erkrankung, „bei der man die Speisen ebenso von sich gab, wie man sie zu sich genommen hatte". Dazu mischte man Muskatnußpulver in ein Eigelb.

Forestus schildert den Fall eines von dieser Krankheit Befallenen, der bereits völlig abgemagert und verzweifelt war und „der durch ein mit Muskatnuß überstäubtes Eigelb, das in heißem Öl gegart wurde, bevor er es, noch heiß, zu sich nahm", geheilt wurde.

Bemerkenswert ist vielleicht noch die Tatsache, daß die Orientalen speziell gegen Darminfektionen, die in diesen heißen Ländern grassieren, Muskatnuß wie Piment oder Nelken verwenden.

DER PIMENT

Aus der Neuen Welt wurde der Piment zu uns gebracht. Die Konquistadores brachten ihn in ihren „weißen Koggen" zusammen mit dem Gold der Inka und den Juwelen der Maya.

Heute schwelgen Millionen von Touristen an der Costa Brava in „chorizo"; ihnen haben sie's zu verdanken!

Von Chile bis Mexiko, ja sogar bis zu den Antillen, verspeisten die Indios Piment.

Über Spanien hat er nun ganz Europa erobert, und bereits Ende des 16. Jahrhunderts taucht er in der Türkei auf.

Der rote Piment wirkt darmreinigend und anregend. Man benützt ihn gegen Durchfall und Uterusblutungen.

In den Tropen ißt man ihn frisch zu Reis- und Fischgerichten. Auch in Currygerichte gehört er. In Nordafrika bildet er einen Hauptbestandteil des berühmten Kuskus.

In England ißt man ihn in den *Pickles*, wo er mit anderen Gemüsen in hellem Senf mazeriert.

In Frankreich und Italien zieht man ihm den süßen Piment oder die „peperoni", die Paprikaschote, vor.

Ob rot oder grün, immer ist der Piment reich an Chlorophyll, an Vitamin P (gefäßstärkend) und Vitamin K (blutstillend). Man kann ihn als Salat bereiten oder roh kauen, ihn ausbacken oder in Essig einlegen.

Auch in das berühmte ungarische Gulasch gehört Piment, meist allerdings in Form von rotem Paprikapuder.

Es gibt aber noch eine andere Sorte Piment: den perennierenden Piment. Während der einjährige eine krautartige Pflanze ist, wächst der perennierende Piment als kleiner Strauch mit roten und glänzenden Früchten, die sehr herb und brennend im Geschmack sind. Man nennt ihn auch Cayenne oder Karibischen Piment.

In den meisten tropischen Ländern findet sich der perennierende Piment. Getrocknet und gehackt, wird er ebenso wie der einjährige Piment als Pfeffer verwendet.

Um die Geschichte der Pikanterien abzurunden, wäre noch zu erwähnen, daß er zur Herstellung der berühmten Pfeilgifte in Japan, Südostasien, Borneo und bei den Amazonasindianern verwendet wird.

Der einjährige Piment hat viele gute Eigenschaften: er ist anregend, wirkt desinfizierend und antiseptisch. Früher fand er bei der Behandlung von Brusterkrankungen Verwendung.

Beschreibung

Der Stengel des einjährigen Piment ist gerade und trägt grüne, ja gelbgrüne Blätter, die sich samtig anfühlen und ebenso ausgezackt sind wie die des Kreuzkrauts. Die Wurzel ist hart, weiß oder rötlich und mit Fasern bewachsen.

Anbau

Der Piment wächst in kleinen Sträuchern in feuchter Umgebung, meist in der Nähe von Bächen. Gegen Ende des Sommers trägt er Blüten. In feuchter, lockerer Erde kann man ihn auch im Garten aussäen. Am besten gefällt es ihm an schattigen Mauern.

ALTES VOLKSREZEPT

Pimentsirup gegen Brustbeschwerden

Man nehme drei Handvoll traubigen Gänsefuß (Pimentkraut) sowie die gleiche Menge Nesseln und Erysimum und Rotkraut (anderthalb Handvoll) und lasse alles in Regenwasser kochen. Mit diesem Perkolat stelle man dann den Sirup her.

ROSMARIN

Eines Tages erschien der alten Königin von Ungarn (72 Jahre alt), die an Gicht, Rheumatismus und ihrem Witwenstand litt, ein guter Engel. Nachdem er ihr sein Arzneirezept ins Ohr geflüstert hatte, flatterte er wieder zufrieden in das Paradies zurück.

Die alte gichtkranke Königin ließ das Rezept des Engels gleich von ihrem Hofapotheker bereiten. Rosmarin gehörte hinein sowie einige andere Kräuter, darunter Majoran und Lavendel, die in starkem Alkohol destilliert wurden.

Wenige Monate später tanzte und jagte eine nicht mehr wiederzuerkennende Elisabeth von Ungarn, die an Lebenslust und Beweglichkeit jedes junge Mädchen übertraf. Der König von Polen erblickte die erstaunliche Siebzigerin, entbrannte in Liebe zu ihr und heiratete sie schließlich. So wurde das Rezept des Engels, „das Wasser der Königin von Ungarn", zu Recht berühmt.

Alle alternden Hofdamen Europas benützten es fortan in Übermaß, und auch unsere gute Marquise de Sévigné, die sich morgens und abends damit abrieb, schrieb begeistert an ihre Tochter, Madame de Grignan:

„Ich bin verrückt danach! Das ist *die* Erleichterung bei jeder Art von Kummer!"

Inzwischen benützte man das „Wasser von Ungarn" außer für Rheumatismus, Gliederschwäche und Lähmungen auch gegen Hitzewallungen, Schwindel, Unlustgefühle, Gefühlskälte – ja sogar gegen Impotenz!

Mußte erst ein Engel vom Himmel heruntersteigen, um die Antirheumawirkungen des Rosmarin bekanntzumachen? Gewiß nicht! Dieser ebenso wie Thymian und Pfefferkraut einen starken Duft verbreitende Lippenblütler war schon immer bekannt und sehr beliebt, und das Volk brauchte nicht erst den Abstieg des Engels abzuwarten und auf den ungarischen Königshof zu blicken, um ihn gegen Verdauungsstörungen und Gelenkschmerzen zu benützen.

Im *veni mecum* wird Rosmarin gegen Epilepsie, Lähmungen, Schwindel, Krämpfe, Gelbsucht, Augenschwellungen und auch gegen Hysterie verschrieben.

In seiner „Abhandlung über die Arzneiweine" empfiehlt Arnault de Villeneuve Rosmarin: man lasse Blätter und Blüten in hochprozentigem Alkohol mazerieren, denn „wenn man regelmäßig Hände und andere gelähmte Gliedmaßen mit diesen mazerierten Blättern und Blüten einreibt, regt man die natürliche Körperwärme an und erzielt häufig eine Heilung des Kranken".

Vergessen wir nicht, daß auch der „Essig der vier Diebe" Rosmarin enthielt.

Mein Vater empfiehlt Rosmarinkompressen direkt auf die schmerzenden Stellen. Man braucht nur eine Viertelstunde lang eine Handvoll Rosmarin in einem Liter Wasser zu kochen und dann diesen warmen Absud zu Umschlägen zu verwenden.

Er rät auch zu einem Rosmarinbad, wozu man einfach ein Büschelchen ins Badewasser gibt. Man sollte jedoch besser morgens baden, da das Rosmarinbad sehr anregend ist und nicht gerade den Schlaf fördert (man bezeichnet es ja auch als Aphrodisiakum!).

Er empfiehlt es vor allem schwächlichen Kindern und müden alten Leuten.

Früher benützte man die Rosmarinwurzel zur Bereitung aromatischer Weine.

Waschungen mit Rosmarinwasser erhalten die Schönheit und Frische der Haut. Mit Kapuzinerkressensamen und Brennesselwurzel vermischt, fördert Rosmarin übrigens auch den Haarwuchs.

Beschreibung

Rosmarin ist ein Strauch, der einen Meter Höhe erreichen kann. Seine Blätter fallen nie ab. Die Stengel sind holzig und aschfarben.

Die Rosmarinblätter sind klein, lang und schmal, oben glänzend und unten weiß, riechen gut und schmecken herb. Die Blüten sind blau und kelchartig nach oben geöffnet.

Die Wurzel ist hart, braun und faserig.

Anbau und Ernte

Rosmarin liebt die warmen Länder, daher quillt es auch so üppig, wild wachsend, in den sonnenbeschienenen Ödflächen der Provence.

Das ganze Jahr über kann man seine Blätter pflücken. Die Blüten erscheinen gegen Mai/Juni.

Man kann Rosmarin aber auch in Gärten ziehen, indem man die Samenkörner, je nach Gegend, zwischen Februar und April in Saatbeeten aussät.

Zahnpulver

Man nehme eine halbe Handvoll Rosmarinblätter und lasse sie trocknen, bis sie zu Pulver werden. Dann nehme man zwei Gros verbranntes und zu Pulver zerriebenes Weißbrot, ein Gros rotes Korallenpulver, vermische dies alles, wodurch man ein Pulver erhält, das die Zähne strahlend weiß macht und das Zahnfleisch festigt.

Rosmarinwein

Der stark anregende Rosmarinwein nützt gegen allerlei Krankheiten, vor allem aber empfiehlt er sich Herzkranken. Die Leckermäuler werden schlemmen!

Lassen Sie also drei Tage lang 50 g Rosmarin in Ihrem besten Bordeauxwein mazerieren. Genehmigen Sie sich dann zu jeder Mahlzeit ein Gläschen.

DAS PFEFFERKRAUT

In einem der früheren Kapitel erzählte ich bereits von den Liebesabenteuern eines lebenslustigen Fürsten, der seine blendende Form dem Pfefferkrauttee verdankt.

Auch den mythologischen Ursprung dieser Pflanze habe ich schon erwähnt: sie ist eine Freundin der „Ziegenbockfüßigen", jener göttlichen Tiere, der bockshorntragenden Satyrn. In der Antike stand das Pfefferkraut also hoch in Ehren, denn Zeugungsfähigkeit galt als Gabe der Götter, während Impotenz den Spott der Olympischen, „die sich über die Sterblichen lustig machen wollen", bewies.

So gelangte das Pfefferkraut in jene Pharmakopöe, die es sich zum Ziel setzte, gegen die Mangelerscheinungen des „Erosbogens" anzukämpfen. Keine berüchtigte alte Kupplerin vergaß, Pfefferkraut in ihre Minnetränke zu mischen!

Der Ruhm dieses „Eselspfeffers", wie man in der Gascogne sagt, lief also durch die Jahrhunderte.

Mein Vater erinnert sich noch an die Worte des Pfarrers von Gavarret, der zu meinem Großvater Camille gesagt hatte, daß man früher in Klostergärten das Anpflanzen von Pfefferkraut und Senfkohl untersagt habe. Die Obrigkeit wußte sehr wohl: *imaginatio lasciva, vita proba* (keusches Leben, ausschweifende Phantasie); daher hätte auch das Pfefferkraut die Qualen der Mönche nur noch vergrößert.

Gegen sexuelle Störungen benützt mein Vater Pfefferkraut, Bärenklau und Schöllkraut, seine „Glückskräuter". Müden Ehemännern und lethargischen Gattinnen empfiehlt er daher, ein wenig Pfefferkraut durch die Mühle zu drehen und gegrillte Fleischgerichte damit zu überstäuben.

„Natürlich verspreche ich Ihnen keine ewige Orgie, weil Sie einmal im Leben ein Stengelchen Pfefferkraut gegessen haben. Ich behaupte aber, daß ein Paar, das ein Leben lang eine anregende Nahrung mit Knoblauch, Zwiebel, Sellerie, Fenchel, Salbei und Pfefferkraut zu sich genommen hat, mehr Chancen hat als ein anderes, eheliches Glück zu erleben.

Auf jeden Fall ist es ratsamer, zu diesen Glückskräutern zu greifen, als den pulverisierten Blasenkäfer zu verspeisen, der die Borgia in Ekstase versetzte und den Madame de Montespan in ihren Minnetrank mischte, um die Liebesglut Ludwigs XV. zu erwecken. Man sagt auch, der Marquis de Sade habe eines Tages seinen Gästen Blasenkäfer-Schokolade serviert, woraufhin sich eine rauschende Orgie entfesselt habe, was die Wirkung dieser Käferart ja wiederum bestätigen würde."

Mein Großvater Camille, der fest an die Osmose glaubte, bereitete einen anregenden Absud aus Pfefferkraut, den auch mein Vater seinen Patienten verordnet. Er ließ eine Handvoll Pfefferkraut und Bockshornklee zehn Minuten in einem Liter Wasser kochen. Mit diesem wundertätigen Absud reibt man sich anschließend die Wirbelsäule ein.

Man kann das Pfeffer- oder Bohnenkraut aber auch wie Thymian, Salbei und Rosmarin verwenden und eine Prise davon ins Badewasser geben, da alle diese Pflanzen derselben Familie angehören. Die Wirkung wird vom Ehepartner bestimmt wahrgenommen und geschätzt werden!

Die alte „Armenheilkunst“ schrieb ihm „appetitanregende, dämpfende und diskursive Eigenschaften“ zu. Sie empfahl das Pfefferkraut bei Magen- und Brustbeschwerden.

Angeblich schärfte es die Sehkraft, besänftigte Ohrenschmerzen, vertrieb die Lethargie und „andere Betäubungszustände“; dazu verwendete man einen Pflanzenabsud in Wein, den man auf die betreffende Hinterkopfstelle auftrug. Laut Suzanne Foinard genügten schon ein paar Tropfen ins Ohr, um den Kranken springlebendig zu machen.

Seine pektorale Wirkung erklärt sich aus dem aromatischen Salzgehalt, der „die Abfälle in der Lunge auflöst“ und daher Husten, Asthma und andere Krankheiten des Brustraumes zu heilen vermag.

Man gurgelte mit Pfefferkraut bei „Zäpfchenbeschwerden“, bei wundem Hals und vor allem bei Mandelerkrankungen.

Der Dampf dieses Absuds eignete sich ganz besonders bei Ohrenbeschwerden.

Und schließlich bleibt noch eine Eigenschaft zu erwähnen, die mein Vater gern unterschlägt, obwohl sie ihm wohlbekannt ist: das Pfeffer- oder Bohnenkraut vertreibt Motten aus Pelz- und Wollwaren!

Beschreibung

Das Pfeffer- oder Bohnenkraut ist eine holzige Pflanze, die etwa 20 bis 30 cm Höhe erreicht. Seine langen, schmalen und zähen Blätter stehen, zu zwei und zwei angeordnet, einander gegenüber. Die kleinen Blüten sind gelb oder malvenfarben. Sein Duft ähnelt dem des Thymian.

Anbau und Ernte

Das Pfefferkraut braucht Wärme und Sonne. Es ist eine Bergpflanze, die kalkhaltige und felsige Hügel liebt.

Die Stengel erntet man im Juli, wenn die Pflanze in voller Blüte steht. Dann destilliert man sie oder läßt sie auf Weidensieben trocknen.

Im Garten kann man die einjährige Pflanze anbauen: man sät sie im Norden Ende April und im Süden bereits Ende Februar.

DER SALBEI

Auch er gehört zu den geheiligten Kräutern, wenn er nicht überhaupt das geheiligtste ist, denn vom Heilungsstandpunkt aus ist er das vollkommenste.

Die römischen Priester feierten die Salbeiernte als großes Fest, wobei keinerlei Eisengerät verwendet werden durfte (heute weiß man, daß die Eisen enthaltenden Salze sich mit dem Salbei nicht vertragen). Mit Leinentunika angetan und bloßen Füßen zog man aus zur Salbeiernte, denn es ging ja um das „heilende Kraut“, um *salvia medicatrix.*

In Ägypten flößte man jungverheirateten und schwangeren Frauen Salbeisaft ein, „um das Leben zu halten“.

Im Mittelalter war Salbeiduft ein untrügliches Zeichen für alle Lebenselixire, Wundermixturen und Jungbrunnenwässerchen.

Die Lehrbücher der Schule von Salerno erwähnten unter Kapitel *LXXXIII, Vom Salbei:*

> Der Salbei geh dir niemals aus,
> drum zieh ihn dir in deinem Haus,
> sein Nam' ist ein lateinischer,
> vom Worte „retten“ stammt er her.

Und etwas weiter lesen wir:

> Wieso stirbt ein Mensch, in dessen Garten Salbei wächst?

Mein Vater erinnert gern daran, daß auch Salbei einer der Bestandteile des berühmten „Essigs der vier Diebe“ war und daß dieser historische Essig aus Salbei, Thymian, Lavendel, Rosmarin und vielen anderen aromatischen Kräutern bis zum Ende des 19. Jahrhunderts im Kodex der Apotheker erwähnt war, bis er später zu einem Erzeugnis der Lebensmittelindustrie wurde.

In dieser Zeit war es auch, daß Monsieur Maille, ein hervorragender Essigdestillateur, das alte Rezept wieder aufgriff und verbesserte. Er empfahl dem Arzt, „sich die Schläfen damit einzureiben und vor jedem Krankenbesuch auf nüchternen Magen einen Löffel voll Essig in etwas Wasser zu trinken“.

Die antiseptische Eigenschaft des Salbei ist auf das Salviol (oder Salbeikampfer) zurückzuführen, den besonders wichtigen Inhaltsstoff, mit Leichengift inaktivierender Wirkung.

Mein Vater berichtet, was Camille Mességué zum Salbei zu sagen hatte: „Ich benütze ihn zur Behandlung aller, die über Magenbeschwerden klagen. Mir sind drei Salbeiarten bekannt: der ‚Ruinensalbei', der auch in unseren Gärten wächst, sich gut aufbewahren läßt und lange seine guten Eigenschaften bewahrt. Es heißt, man müsse ihn frühmorgens am Johannesfest pflükken, denn zu diesem Zeitpunkt habe er seine ganze Kraft entfaltet. Er tut allen gut, die ein Aufbaumittel brauchen, aber um ihn ständig zu benützen, ist er zu stark.

Dazu nimmt man besser ‚den Allesheiler', den man am Rande der Felder auf den Wegen findet. Er ist so sanft, daß man ihn regelmäßig verwenden kann, ohne daß er je zu Überreizungen führt. Den Wiesensalbei schätze ich nicht sehr; er ähnelt gewissen Frauen, deren Schönheit größer ist als ihre Güte; er verliert sehr schnell seinen Duft und damit gleichzeitig all seine guten Eigenschaften."

Mit Salbeiblüten, Klette (dem Grindkraut), Brennessel und Schöllkraut hatte mein Vater seinen ersten „Patienten", den Clochard Schoum von seinem hartnäckigen Ausschlag geheilt.

Salbei wirkt auch gegen nächtliche Schweißausbrüche. Man kann ihn auch Rekonvaleszenten, Mädchen in der Pubertät, Wöchnerinnen und Frauen in den Wechseljahren empfehlen, da er den Hormonhaushalt beeinflußt.

Da der Salbei sehr stärkend und anregend wirkt, untersagt ihn mein Vater Sanguinikern und empfiehlt ihn eher Neurasthenikern. Mit seiner harntreibenden Wirkung reinigt er Leber und Nieren, bringt aber auch Durchfall zum Stillstand. Aus all diesen Gründen gehört er unbedingt in die Küche, denn er schmeckt wunderbar in Saucen und zu gegrilltem Fleisch. Er ist das duftendste aller aromatischen Kräuter und bestens geeignet, faden Fleischsorten Geschmack zu verleihen, wobei er außerdem noch gute Verdauung garantiert.

In der Provence kommt Salbei in jede Basilikumsuppe, denn man weiß, daß er schwer verdauliche Speisen „leichter rutschen macht" (Sardinen etwa). Daher kaut man auch ab und zu ein Salbeistengelchen, bevor man sich zu Tisch setzt, denn dann läßt sich auch der schwerste Braten leicht verdauen!

Salbeiabsud benützt man zur Reinigung von Wunden, zum Gurgeln (gegen Bläschen im Mund, Zahnabszesse, Zahnfleischentzündungen) und Vaginalspülungen.

Ein Salbeibad (ein Büschelchen kommt in die Badewanne) hat die gleichen anregenden und stärkenden Eigenschaften wie ein Rosmarinbad; deshalb sollten müde Personen sich morgens dazu entschließen. „Vorsicht sollten nur die Sanguiniker walten lassen!" empfiehlt mein Vater.

Als Kompresse, Öl, getrocknet oder gebrannt, ist Salbei gut gegen Haarausfall, Asthma und Dermatosen.

Beschreibung

Die Salbeipflanze kann ein Meter Höhe erreichen. Der holzige und behaarte Stengel ist viereckig. Die Blätter sind oval, faltig, auf der Oberseite weißlich und unten leicht pelzig. Die ährenförmig an der Spitze der Ästchen austretenden Blüten sind malvenfarben. Die Wurzel ist hart, holzig und faserig. Von Blüten und Blättern geht ein starker und angenehmer Duft aus.

Anbau und Ernte

Wild wachsenden Salbei findet man in Südfrankreich. In der Hochprovence und der Lozère wächst er frei auf steinigem Boden; aber auch in Gemüsegärten ist er leicht zu ziehen.

Weit entfernt von seinem Ursprungsland, verliert er allerdings einen Großteil seiner guten Eigenschaften. An feuchten, windgepeitschten Plätzen und auf kaltem Boden verkümmert er.

Kaufen Sie ihn im Topf bei Ihrem Gärtner und setzen Sie ihn in einen mit Naturdünger aufbereiteten Boden. Harken Sie die Erde häufig auf. Im ersten Winter müssen Sie ihn mit Stroh abdecken, denn wenn er noch jung ist, fürchtet er den Frost.

Blüten und Blätter pflückt man im Hochsommer, wenn möglich am Johannestag. Wenn man ihn an einem luftigen Platz auslegen kann, ist das Trocknen des Salbeis höchst einfach.

DER THYMIAN

Mein Vater nennt ihn „Das Antibiotikum der Armen".

Früher, als die schrecklichen Epidemien noch in Europa wüteten, das Land entvölkerten und die Städte in Beinhäuser verwandelten, verfügten die Menschen über keine anderen Schutzmittel als ihre Aromakräuter. Daher aßen sie sie so oft wie möglich, rieben sich damit den Körper ein und entfachten Kräuterfeuer, um Ansteckungen zu verhindern.

Heute wissen wir, daß wieder einmal die empirische Erkenntnis die beste war, denn diese Aromapflanzen sind wirksame Bakterizide. Und speziell der Thymian, der bei unseren Vorfahren hoch in Ansehen stand, sobald eine Epidemie drohte, enthält ein Antiseptikum, das Thymol, welches noch stärker ist als das Phenol, das lange für das stärkste Bakterizid gehalten worden war. „Thymian ist der Feind der Toxine", erklärte daher auch der berühmte Trousseau*.

Das Thymol ist eine kampferige Essenz, die zur Bereitung vieler pharmazeutischer Präparate verwendet wird.

Der Thymian ist ein Stimulantium, welches das körperliche und seelische Wohlbefinden steigert. Er ist aber auch ein höchst kostbares Antiseptikum bei Erkrankungen der Atmungsorgane.

„Natürlich begegnet uns die Pest heute nicht mehr auf Schritt und Tritt", sagt mein Vater. „Wenn wir vom Thymian zwar nicht mehr erwarten, daß er uns das Leben rettet, warum sollen wir aber dann gleich auf alle seine wohltuenden Eigenschaften verzichten? In Grippezeiten stellen wir immer wieder fest, daß manche Leute von ihr befallen werden, andere aber nicht.

Warum? Es heißt, einige seien prädisponiert, andere nicht. In Wirklichkeit aber kann man sich diese Resistenz aneignen, wobei es nicht allein darum geht, sich gesund zu fühlen, sondern vielmehr darum, in sich einen Boden zu schaffen, auf dem es dem Virus nicht gefällt."

Mein Vater erklärt weiter: „Hierbei sind Ernährung und äußerlich angewendete Arzneien eine große Hilfe. Da der

* Armand Trousseau, 1801–1867, französischer Arzt, dessen „Traité de thérapeutique" lange als Standardwerk galt. (Anm. d. Üb.)

Knoblauch z. B. die gleichen bakterientötenden Eigenschaften hat wie so manche Aromate, übersteht ein mit Knoblauch innerlich imprägnierter Körper oft die schlimmsten Virusangriffe ohne jegliche Folgeerscheinung.

... Wenn Sie oft und in jeder Form Thymian verwenden, schützen Sie sich gegen Grippe und verschiedene andere Übel und erhalten so Ihre Gesundheit*."

Der Thymian darf also in Ihrer Küche nicht fehlen. Vergessen Sie nie das Thymianstengelchen in Ihrem Grünzeugbüschel für Suppen und Ragouts. Zerbröseln Sie Thymian auch in Marinaden, Füllungen und über Grilladen.

Vor der Erfindung des Kühlschrankes besaß die Marinade diese Konservierungsrolle. Durch Aromate wie Thymian und Lorbeer geschütztes Fleisch konnte relativ lange lagern, da die Mikroben einen großen Umweg um diese Duftstoffe machen.

Trinken Sie auch den ausgezeichneten und erfrischenden Thymiantee. Am besten abends, oder auch morgens gleich nach dem Aufwachen. Mein Vater empfiehlt sogar vier Portionen pro Tag – anstelle von anderem Tee! Süßen sollten Sie ihn mit Honig. Auch einen Quendel-Aufguß – den „Hirtentee" – sollten Sie versuchen!

Mein Vater versichert, durch Thymian- und Quendel-Aufguß, bzw. -Tee, so manche hartnäckige Darminfektion, Grippe, Schnupfen und Angina geheilt zu haben ...

Frühere Phytotherapeuten, deren Arbeiten Maurice Mességué natürlich vertraut sind, kennzeichneten den Thymian als „warm, austrocknend, beruhigend, beißend und ableitend"; seine hauptsächliche Anwendung finde er „bei hartnäckigen Lungenerkrankungen, Asthma und Husten; er heile Darmblähungen, rege den Appetit an, fördere die Verdauung, da er die Speisen reinige und Fermentierung verhindere". Er wirkt in höchstem Maße keim- und fäulnistilgend. So riet man früher – und übrigens völlig zu Recht – bei Asthma, Bronchitis und Angina zu einer Thymianinhalation, der man noch Eukalyptus, Salbei und Rosmarin beigeben kann.

Bei äußerlicher Anwendung ist Thymian ein hervorragendes Desinfektionsmittel, sowie bestens geeignet gegen Insekten-

* Die Natur hat immer recht, S. 123 f.

stiche, Wunden und Hautreizungen. Bei Dermatosen und Hautreizungen kann man auch ein dickes Thymianbüschel ins Badewasser geben.

Thymianabsud (20 g auf einen Liter Wasser) benützt man als Lotion gegen Krätze und Parasiten und als Kompresse zur Behandlung von Wunden.

Rheumatiker sollten 500 g Thymian in einem Gazebeutelchen eine Viertelstunde lang mit Wasser bedeckt kochen lassen. Dieses Beutelchen gebe man dann mit dem Wasser in ein sehr heißes Bad (35 bis 40 Grad C). Der Kranke muß etwa 20 Minuten darin baden und dann sofort zu Bett gehen und sich fest zudecken, damit er schnell zu schwitzen beginnt. Diese Thymianbäder werden auch trägen Temperamenten und schwächlichen Kindern empfohlen.

Mein Vater rät Rheumatikern zu Kompressen aus gehacktem und erwärmtem Thymian, der auf die schmerzenden Stellen aufgelegt wird.

Durch eine Mazeration von 100 g Thymian in hochprozentigem Alkohol erhält man übrigens ein hervorragendes, Mund und Rachen desinfizierendes Zahnputzmittel.

Beschreibung

Es gibt mehrere Arten von Thymian: den *Thymian vulgaris* und den Quendel, auch wilder Thymian genannt.

Die Thymianstengel erreichen eine Höhe von 20 cm. Sie sind hart, holzig, verzweigt und mit kleinen runden, unregelmäßigen, manchmal weißlichen und stark duftenden Blättchen besetzt. Die Blüten wachsen büschelförmig und sind rosarot. Auch die harte, schwärzliche und mit Fasern besetzte Wurzel verbreitet einen angenehmen Duft.

Anbau und Ernte

Der Thymianpflanze gefällt es in weiten, öden Flächen. Von seiner Heimat, den Mittelmeerländern, weit entfernt, wo er den trockenen, leichten, kalkhaltigen und steinigen Boden entbehren muß, büßt er viele seiner Qualitäten ein. In Feuchtigkeit verkümmert er total.

Kaufen Sie ihn in Töpfen bei Ihrem Gärtner und setzen Sie ihn mit etwas organischem Dünger zwischen April und Mai ein. Im März setze man dann seine Büschel ein wenig auseinander.

Am Johannistag kann er gepflückt und anschließend getrocknet werden.

DER QUENDEL

Der Quendel oder wilde Thymian unterscheidet sich durch Geschmack und einige seiner Eigenschaften von ersterem.

Aber wie sein gezüchteter Bruder, so ist auch er ein starkes und zuverlässiges Antiseptikum gegen Grippe und Darmerkrankungen. Da er leistungssteigernd wirkt, verwendet man ihn als Bekämpfungsmittel gegen Müdigkeit. Außerdem regt er das Gedächtnis an.

In Form von Hydrolat und Essenz preist man seine Wirkung gegen Verdauungsstörungen bei Menschen, die an Neuro-Arthritis leiden.

Zieht man ihn in Pulverform durch die Nase ein, so stillt er garantiert Nasenbluten.

Aufgrund seiner guten wurmtreibenden Wirkung und seiner Unschädlichkeit sowie auch wegen seines angenehmen Geschmacks, gilt er als ausgezeichnetes Heilmittel für Kleinkinder.

Quendelaufguß – auch „Hirtentee" genannt – hat eine blutreinigende, leicht abführende und tonische Wirkung.

Früher schrieb man dem in Wein gekochten oder als Fleischwürze verwendeten Quendel auch die Eigenschaft zu, jene gefährlichen Tiere fernzuhalten, denen sein Duft nicht gefiel: Schlangen, Tausendfüßler, Skorpione etc.

Beschreibung

Der Quendel ist eine niedrige Pflanze mit kurzem Stengel. Die Blätter ähneln weitgehend denen des Thymian. Die büschelförmig wachsenden Blüten sind malvenfarben. Die Wurzel ist braun und mit Fasern besetzt. Sein Duft ist sehr angenehm.

Anbau und Ernte

Der Quendel wächst in bergigen, trockenen, rauhen, sandigen, steinigen und sonnenbeschienenen Gegenden. Er blüht den ganzen Sommer über.

Durch Sämlinge, Stecklinge oder Trennung von ganzen Büschelchen kann man ihn im März auf breiterem Raum ansiedeln. Wichtig ist nur, daß die Erde genug Sonne bekommt, denn im Schatten oder auf feuchtem Boden geht er ein.

Am besten pflückt man den Quendel am frühen Morgen, wenn er noch feucht ist vom Tau. Dann legt man ihn in einem luftigen Raum auf dem Boden zum Trocknen aus.

ALTES THYMIANARZNEIREZEPT

Gegen Ischias und Rippenfellentzündung

Man lasse je eine halbe Handvoll Thymian, Rosmarin und Lorbeer in einer Mischung aus halb Wasser, halb Wein kochen, gebe Saubohnen- und Kleiemehl hinzu (je 20 g) sowie 12 g Honig.

Dieses Kataplasma wird mit Rheuma und Ischias spielend fertig und erzielt auch bei Rippenfellentzündung gute Ergebnisse.

Altes Quendelarzneirezept

Zur Linderung von Kopfschmerzen lasse man Quendelblätter in Essig oder Rosenöl kochen, reibe sich die Schläfen damit ein und lege einen damit getränkten Umschlag auf die Stirn.

In Ölform wirkt er garantiert gegen Ischias und neuralgische Schmerzen, wozu man ihn als Abreibung verwenden sollte (Hände vor dem Einreiben gut anwärmen!).

DIE RÖMISCHE KAMILLE

Im Arsenal der älteren Phytotherapeuten hat die römische Kamille stets einen Ehrenplatz eingenommen. Ihnen galt sie als „warm, austrocknend, verdauungsfördernd, abführend, aufweichend, harntreibend und mitreißend". Bei Koliken und Lähmungen war sie daher gleichermaßen unentbehrlich.

Sie stillte Gähnanfälle, Hysterie, Magenkrämpfe und wirkte in Form von Waschungen gegen Erkältung und bei Nierenbeschwerden. Einreibungen mit kampferigem Kamillenöl beruhigten Rheumaanfälle.

In Form von Absud (zwei große Handvoll Kamille auf ein Liter Wasser; zwei Minuten aufgekocht) verordnete man sie gegen schmerzhafte Kopf- und Gesichtsneuralgien. Zusätzlich mußte man aber den warmen Absud den ganzen Tag über trinken, d. h. alle fünf Minuten einen Schluck!

Auch destillierte Wässerchen, Sirup, Essenzen, Extrakte, Öl (durch Blütenaufguß) und eine Art Kamillensalz (durch Kalzination) wurden hergestellt.

Die Kamille kann also jederzeit bei Verdauungsstörungen und Leberschwellungen angewandt werden. Auch bei Nervenkrisen, Schwächezuständen und Ohnmacht wird sie mildernd wirken. Außerdem wirkt sie wurmtreibend. In schwacher Dosis und mit Kornblume oder Rose vermischt kann sie als beruhigendes Augenbad verwendet werden.

Beschreibung

Die Stengel der Kamille werden etwa 60 cm hoch. Sie sind mit schmalen, stark ausgezackten Blättchen besetzt. Die Blüten sind weiß oder gelb, und ihre dreizehn Blütenblätter stehen krönchenförmig beieinander. Die Wurzel ist weiß, faserig und dicklich – wie ein Kinderfinger. Von der Kamille geht ein sehr angenehmer aromatischer Duft aus.

Anbau und Ernte

Die wilde Kamille wächst entlang der Felder auf sandigem Boden. Lehmigen Untergrund mag sie gar nicht. In Westfrankreich ist sie am häufigsten anzutreffen.

Sie muß reichlich gedüngt und auch ab und zu aufgeharkt werden. Zu Beginn des Herbstes nehmen Sie von wilden Wurzelstöcken ein paar Nebentriebe ab und pflanzen Sie diese wieder ein.

Ende Juli ernten Sie die Blüte (das ganze Köpfchen), aber bevor sie zu sehr aufgeblüht ist. Man kann allerdings nur bei schönem und trockenem Wetter pflücken.

Die *römische Kamille* ist eine Gartenzüchtung. Die wilde oder perennierende Kamille kann auch gezüchtet werden. Nach der Ernte legen Sie die Blüten auf einem gespannten Leintuch oder einem luftigen Speicher zum Trocknen aus.

DIE LINDE

Das Lindenbad, das man in unserer Heimat nervösen Kindern verordnet, damit sie besser und schneller einschlafen, ist eine der frühesten Kindheitserinnerungen meines Vaters. Nachdem man die Lindenblüten gepflückt hatte, wurden sie auf großen Leintüchern an einem schattigen Platz zum Trocknen ausgelegt. Sobald sie trocken, aber noch nicht brüchig waren, ließ man sie in riesigen Waschzubern in Brunnenwasser mazerieren und bewahrte diese kostbare Flüssigkeit gut auf, denn in ihr konnte man fünf- oder sechsmal das zappelige Kind baden.

Die Volksmedizin hat schon immer Nervenerkrankungen, ja sogar Epilepsie mit Lindenblüten behandelt. Dabei brachte sie Lindenblüten, Gänsefingerkraut, Pfingstrosen und Berghopfen in Zusammenklang.

Die Linde enthält Mangansalze; daher ist es ratsam, sie mindestens sechs Minuten zu kochen, um diese äußerst stärkenden Salze herauszulösen.

Das Lindenblütenwasser wirkt also beruhigend und stärkend. Mit Honig gesüßt, wirkt es lösend bei Verschleimungen im Lungenbereich.

Auch bei Arteriosklerose kann zur Linde geraten werden, da sie das Blut flüssiger macht.

Eine Spülung mit Lindenabsud (zwei Hände voll Lindenblüten kocht man fünf Minuten und läßt sie dann den ganzen Tag über ziehen) beruhigt den gereizten Darm.

Amüsante alte Rezepte empfehlen „ein Auftragen des Lindensaftes, sobald er aus den Ästen austritt, um das Nachwachsen der Haare zu stimulieren". So definierten sie auch „den Schatten der Linde als beruhigend und angenehm". Auf Geschwüre an den Füßen gab man Lindenblätter, um sie aufzulösen und die Vernarbung zu beschleunigen.

Lindenabsud heilt also Wunden, Pickel, Flechten und andere Hautunreinheiten. Der gleiche Absud beseitigt auch Falten und Flecken im Gesicht.

Sticht man im Frühling die Rinde an, so tritt ein blutreinigender Saft aus, von dem man täglich bis zu drei Löffel voll trinken kann. Abgebrannt und zerbröselt ergibt die Linde ein ausgezeichnetes Zahnputzmittel: am besten mische man Salbeipulver mit pulverisierter Lindenholzkohle. Bei nächtlichen Schweißausbrüchen nehmen Sie am besten eine Tasse Salbeitee zu sich, in die Sie einen Kaffeelöffel voll Lindenholzpulver mischen. Die Mischung: Linde, wildwachsendes Stiefmütterchen und Melisse fördert den Schlaf, sofern man stündlich eine kleine Tasse voll trinkt.

Und schließlich läßt sich noch Mundgeruch mit Lindenabsud beseitigen, sofern man einen Kaffeelöffel voll Lindenholzkohle in den Absud hineingibt.

Beschreibung

Die Linde ist ein oft großartiger Baum mit zartem, weißlichem Holz und einer leicht rissigen harten Rinde. Die herzförmigen Blätter sind an der Oberfläche glänzend, an der Unterseite weißlich und an den Rändern ausgezackt.

Die Lindenblüten sind unverkennbar. Sie bilden miteinander ein Krönchen, dessen Stiel teilweise mit einem langen gelbgrünen Blumendeckblatt verschmolzen ist.

Die Wurzeln des Lindenbaumes sind tief im Erdboden verzweigt.

Anbau und Ernte

In Wäldern und Gärten trifft man auf Lindenbäume, die zwischen Juni und Juli in Blüte stehen. Das ist der Augenblick, um die Blüten zu pflücken, die man dann, auf Leintüchern ausgebreitet, zum Trocknen auslegt.

DAS EISENKRAUT

In der Antike galt das Eisenkraut als geheiligte Pflanze, die in mehrerlei religiösen Kulthandlungen eine Rolle spielte. Da sie über die Macht verfügte, den Geist anzuregen, konnte sie auch eine Verbindung zu den Geistern herstellen. Die Druden benützten das Eisenkraut zur Zukunftsdeutung.

Die Römer stellten ein Reinigungswasser her, mit dem sie vor der Opferhandlung die Altäre abrieben. Daher dufteten die römischen Tempel stets nach Eisenkraut.

Den Waffenhelden band man Eisenkraut um den Hals, bevor sie gegen den Feind zu Felde zogen, denn diese Pflanze symbolisierte Offenheit und Ehrenhaftigkeit.

Gleichzeitig sprach man ihr die Eigenschaft zu, Verzauberungen abzuwenden, böse Geister sowie die Dämonen der Finsternis, die Lemuren und die Geister der Verstorbenen zu verjagen. Aus diesem Grunde hängte man Eisenkraut über den Hauseingang, wodurch außerdem auch noch Krankheiten ferngehalten wurden.

Reisende, die nachts abgelegene Wälder und öde Landstriche zu durchqueren hatten, sich also im Reich der unirdischen Mächte und bösen Geister bewegten, trugen stets eine Eisenkrautwurzel bei sich, die sie im März oder April, im Zeichen des Widders, gebrochen hatten.

Seit Urväterzeiten genießt das Eisenkraut also einen guten Ruf. Wenn auch der nächtliche Reisende keine dämonenabwendende Eisenkrautwurzel mehr mit sich führt, so hat sich doch in vielen Familien der Brauch bewahrt, abends nach dem Essen einen Eisenkrautaufgußtee zu trinken.

Auch mein Vater räumt ihm unter den Gesundheitspflanzen einen besonderen Platz ein; so empfiehlt er auch jeder Hausfrau, wie seine Großmütter einen Eisenkrautvorrat im Schrank zu haben.

Nach üppigem Essen, bei den ersten Anzeichen von Magendrücken, sollten Sie schnell einen Eisenkrauttee bereiten, und wie durch ein Wunder werden die Beschwerden im Nu verflogen sein. Dieses Wohlbehagen wird noch gesteigert durch ein Gefühl der Leichtigkeit und neugewonnener Unternehmungslust.

In der alten Arzneikunde fand das Eisenkraut vielerlei Anwendung. Man nahm es zu Kompressen, Kataplasmen, zerrieben und abgekocht zu Spülungen, als Aufgußtee, Pulver oder Wässerchen. Man benützte es zur Behandlung von Skrofeln, Anämie, Leberschwellungen, Gelbsucht, Durchfall, Kopfschmerzen, Harngrieß, Geschwüren, Flechte, Warzen, Seitenstechen, schlechtem Atem, Wassersucht, Blutsturz und Beschwerden der Wechseljahre. Also ein Allheilmittel!

Schenkt man allerdings der berühmten Suzanne Foinard Glauben, so ist folgendes zu beachten: „Damit die Pflanzen ihre geheimnisvollen Eigenschaften auch bewahren, müssen sie zwischen dem dreiundzwanzigsten und dem dreißigsten Tag des Mondes gepflückt werden, wobei man bei Merkur beginnen muß und beim Pflücken stets ihre Eigenschaften hersagen soll."

Im richtigen Augenblick gepflückt, besitzt das Eisenkraut also die obengenannten Eigenschaften und wird außerdem noch „verliebt machen, da sein Saft viel Sperma enthält. Und der Mann, der es bei sich trägt, wird kaum erahnte Leistungen vollbringen, vorausgesetzt, daß er außer dieser Pflanze nichts mit sich führt".

Ferner ist seine „Wurzel gut für alle, die Weinreben und Bäume setzen wollen, und die Kinder, die Eisenkraut um den Hals tragen, werden artig, wissensdurstig, aufgeweckt und stets gutgelaunt sein".

Wer würde nach dieser Lobeshymne nicht unverzüglich Eisenkraut in seinem Garten pflanzen?

Beschreibung

Seine Stengel werden etwa 60 cm hoch; sie sind kantig, rötlich und stellenweise leicht behaart. Die dunkelgrünen Blätter sind oval, ausgezackt, faltig und stehen in Zweiergruppen entlang des Stengels. Die blauen, malvenfarbenen oder weißen Blüten bilden an der Stengelspitze lange Büschel. Die weiße, mit Fasern besetzte Wurzel erreicht die Dicke eines Kinderfingers.

Anbau und Ernte

Das Eisenkraut findet sich entlang der Hecken und Mauern. Es blüht im Juni/Juli. Blüten und Blätter müssen gleich zu Beginn der Blütezeit gepflückt werden.

ALTE ARZNEIREZEPTE

Gegen Milzbeschwerden und Rippenfellentzündung

Man nehme zerriebene Eisenkrautblätter, mische sie mit Roggenmehl und Eigelb, streiche das Ganze auf Watte und lege es auf die schmerzende Stelle. So wird es seine Heilkraft bei Milzbeschwerden sofort beweisen und außerdem, wie man früher schon behauptete, auch gegen Rippenfellentzündung wirken.

Wasser gegen Augendrüsenverschleimung und Augengeschwüre

Man nehme je drei Unzen Eisenkraut- und Schöllkrautwasser, vorbereitetes Zinkoxyd und weißes Vitriol, je ein halbes Gros; man mische alles und bereite eine Tinktur gegen Augendrüsenverschleimung und Geschwüre, die ausgetrocknet werden.

11

Unsere wildwachsenden Freundinnen

Wenn ein hundertprozentig vertrauenswürdiger Minister, der für einen so gewichtigen Sektor wie Finanz- und Wirtschaftswesen in Frankreich zuständig ist, lang und breit das Schicksal des Verbrauchers sowie das Schicksal jener dem *Institut national de la consommation* zur Verfügung gestellten sechshundert Millionen alter Francs zur Sprache bringt . . .

Wenn alle Parteien und alle Bewegungen sich zugunsten der „Charta der Natur“ aussprechen, die von einer Vereinigung vorgeschlagen wurde, die es sich zum Ziel gesetzt hatte, der Natur wieder zu ihrem Recht zu verhelfen, da dies die Grundlage jeder Kultur sowie die wichtigste Bedingung für Überleben und Fortschritt sei . . .

Wenn eine so bedeutende, in aller Welt gelesene Zeitschrift wie die *Times* auf ihrem Titelblatt eine Photomontage bringt, wo Obst, Gemüse und verschiedene andere Nahrungsmittel sich in einem suggestiven Bild zusammenfügen, um die Maske eines vollgefressenen Menschen zu karikieren, wodurch die Schädlichkeit einer zu reichlichen Ernährungsweise vor Augen geführt werden soll . . .

Wenn all dies ungefähr zum gleichen Zeitpunkt geschieht, dann kann man doch hoffen, daß der Weg bereitet ist für jene, die der Idee Maurice Mességués folgend alles daransetzen werden, um Mensch und Natur wieder zu versöhnen und ihren Mitmenschen die Freude und das Bedürfnis nach allem, was „natürlich“ ist wiederzugeben, ob es sich um Ernährung oder Umweltschutz handelt.

In der Kontroverse um die Verseuchung der Meere durch Quecksilber, wo Verbraucher und Mittelsmänner verschiedenster Provenienz einander gegenüberstehen, erklärte der französische Landwirtschaftsminister Chirac: „1971 hat Frankreich 1490 Tonnen tiefgefrorenen Thunfisch an seinen Grenzen zurückgewiesen; 1972 waren es mehr als 100.000 Tonnen, da unsere Nahrungsmittelprüfstellen diese Konserven für gesundheitsschädlich hielten. Wir haben dann für unser Land eine provisorische Norm von 0,7 mg (pro Kilo) Quecksilber festgesetzt, wodurch nach dem augenblicklichen Stand der Erkenntnisse jegliche Gefahr ausgeschaltet zu sein scheint."

Und trotzdem ist man noch weit entfernt von der geforderten Toleranzgrenze von 0,2; zur Zeit bemüht man sich, ein Verbot für das Ablagern von Industrieabfällen im Meer zu erreichen.

Die Anklage der *Times* richtete sich aber auch gegen die zu reichliche Ernährung. „Für Nahrungsmittel gibt der Amerikaner mehr Geld aus als irgendein anderes Land", heißt es in dem Artikel. „Was aber am meisten gefürchtet wird, ist ein Kalorienübermaß und eine zu große Menge an Zucker- und Fettstoffen. 1965 registrierte man 500 Reformhäuser. Heute sind es schon 3000, und der Gesamtumsatz an Diätprodukten und naturreinen sowie kalorienarmen Nahrungsmitteln stellt bereits 5 Prozent des Umsatzes der Supermärkte dar." Das ist doch immerhin ein recht beachtlicher Prozentsatz!

Überall macht man sich also Gedanken über die Ernährung. Der Hunger ist der Alptraum der armen Länder, während der Überfluß zum Problem der reichen geworden ist.

Die Umweltverseuchung aber betrifft alle!

Die Kontroverse um die durch Quecksilber vergifteten Meeresprodukte und die Untersuchung über die Ernährungssorgen der Amerikaner sind nur scheinbar zwei disparate Dinge, in Wirklichkeit sind sie eng miteinander verknüpft, da in beiden die uns alle betreffende Sorge um unsere Gesundheit zum Ausdruck kommt.

Dieses „Zurück zur Natur" soll uns ein besseres Leben garantieren!

Maurice Mességué hat oft die Hoffnung ausgedrückt, sein Gers und andere französische Departements wie die Lozère vor einer „Modernisierung" verschont zu sehen, damit sie „ein Boden der Freiheit" bleiben. Damit meint er Zonen, in denen die Flora wild wachsen darf wie etwa die aromatischen Kräuter, denen seine ganze Liebe gilt; dabei denkt er aber auch an so alltägliche Gewächse wie Weißdorn, Borretsch, Butterblumen, Schöllkraut, Quecke, dieses Pflänzchen, das man nicht erst zum Wildwuchs ermuntern muß, oder den prachtvollen Ginster, den duftenden Lavendel, den saftigen Löwenzahn oder die in den feuchten Niederungen heimische Kresse.

Hier sollten sie alle frei und ohne chemische Düngemittel wachsen dürfen, abhängig nur vom Boden, den Jahreszeiten und den Launen des Wettergottes. Nur dadurch könnte das geheimnisvolle Gleichgewicht wiedergefunden werden, das jahrtausendelang die Welt behütete und das wir nun plötzlich so leichtfertig zerstören.

Sobald mein Vater vor seinen Gascogner Freunden diese Theorien (die manche von ihnen als Phantastereien bezeichnen) zur Sprache bringt, erregt er sofort den Unmut der Bauern, denn für sie sind diese Unkräuter Todfeinde, gegen die sie seit Jahrhunderten verbissen ankämpfen. Und trotzdem beginnt man überall in der Welt, sich ernsthaft mit diesen Problemen zu befassen.

Plötzlich gilt vielen Maurice Mességué nicht mehr als der utopische Seher der Nachkriegszeit, sondern als der bedächtige Futurologe, dessen Voraussagen auf einem unerschütterlichen Glauben an die Natur basieren.

Kürzlich ging meinem Vater aus dem fernen Rußland eine völlig unerwartete Bestätigung seiner Theorien zu. Ein gleichgesinnter Freund schickte ihm ein höchst offizielles sowjetisches Dokument, das sich mit dem Wiederaufleben der Heilpflanzen in der UdSSR befaßte. Ähnliches wird aus China berichtet.

„Getrieben von ihrem Forscherdrang und unter Ausnutzung ihrer beträchtlichen Mittel sowie ihrer strengen Disziplin allem gegenüber, was ‚von oben' kommt, d. h. von tonangebenden Spitzenfunktionären, kümmern die Russen sich plötzlich auf bemerkenswerte Weise um die Heilwirkung der Pflanzen, als wollten sie ein Gegengewicht zu den spektakulären wissenschaftlichen Erfolgen in der Raumfahrt herstellen.

Was ich persönlich besonders nett finde", kommentiert unser Freund, „ist die Tatsache, daß sie fast zu den gleichen Ergebnissen kommen wie Du."

Global gesehen, stimmen ihre Gelehrten, ihre Praktiken und

ihre wissenschaftlichen Ergebnisse mit den Feststellungen und Voraussagen des Mannes aus Fleurance (und dessen Vater) überein.

Als Boden für ihre Forschungen haben die Russen Sibirien ausgewählt. In der unermeßlichen Weite Sibiriens konnten schon mehr als eintausend Heilpflanzensorten, die dort völlig wild wachsen, registriert werden. Die Botaniker können so gut wie sicher sein, zahlreiche Entdeckungen im Saian- und im Touva-Gebirge, in Nordsibirien und in anderen Zonen zu machen. Vor kurzem erst registrierten sie fünfundvierzig neue Pflanzen im Touva-Gebirge, die den Wissenschaftlern größtenteils unbekannt waren, und nach Auskunft der Fachleute ist es nicht unwahrscheinlich, daß diese Kräuter aktive biologische Substanzen enthalten.

Die Forscher von Tomsk, wo sich eines der wichtigsten Studienzentren zur Erprobung von Heilpflanzen befindet, erarbeiten augenblicklich gemeinsam mit ihren Kollegen des botanischen Instituts der Sowjetischen Akademie der Wissenschaften in Leningrad sowie des staatlichen Instituts zur Erforschung der Heilpflanzen in Moskau einen vierbändigen Atlas, dessen Karten das gesamte Spektrum der Pflanzen Sibiriens darstellen.

In Nowosibirsk, im zentralen Botanischen Garten Sibiriens, untersucht man die chemische Zusammensetzung der Pflanzen und stellt auf Anfragen der Ärzte wirksame Heilkräuter zusammen, die zur Bereitung neuer Präparate dienen sollen.

So entstand im biochemischen Laboratorium ein Antihypertonie-Präparat, das *Buplerin*, welches aus dem einheimischen *Bupleurum* gewonnen werden konnte.

In den Mitteilungen unseres Freundes ist ein Aspekt besonders interessant:

> „Eine Abteilung des ‚Staatlichen Instituts zur Erforschung der Heilpflanzen‘ arbeitet in der Gegend von Nowosibirsk. Sie verfügt über eine der dreiundzwanzig Sowchosen, die ausschließlich Heilkräuter ziehen; diese Sowchose, die als Forschungsterrain dient, umfaßt 1500 Hektar. Ich konnte in Erfahrung bringen, daß unter den dort angebauten Pflanzen auch jene zu finden sind, die von den Bauern allgemein als Unkraut bezeichnet und unbarmherzig aus den Kornfeldern

vertrieben werden. Du siehst, Maurice, nichts ist wirklich neu. Wie oft habe ich schon Deine Verteidigungsrede zur Rettung des Unkrauts gehört! Und deswegen freut es mich, Dir mitteilen zu können, daß die Russen durchaus Deiner Meinung sind.

Trotzdem handelt es sich hier nicht, wie Du es Dir für das Gers vorstellst, um ein echtes ‚Freiterrain', um eine wild wachsende Pflanzenkultur. Die sowjetischen Forscher stellen faszinierende Experimente an. So infizieren sie etwa die Roggenähren mit *calvicepo purpurea*, einem giftigen parasitären Pilz. Dieses dunkelviolette Mutterkorn ist einhundertsechzigmal teurer als normales Roggenkorn und enthält mehr als 40 Alkaloide und andere für die Medizin verwendbare Substanzen.

Die Sowchose ist außerdem ein großer Lieferant von *leonurus cardiaca* (Herzgespann), dessen Aufguß die Herztätigkeit anregt und den Blutdruck senkt. In manchen Jahren stellt die hiesige Ernte von Baldrianwurzeln fast die Hälfte des Gesamtertrages dar. Daran könnten sich die französischen Bauern ein Beispiel nehmen!

Jedes Jahr züchtet diese Sowchose zehn Pflanzensorten, und ihre Produktion ergibt mehr als 5000 Doppelzentner Grundstoffe für Heilpräparate: Wurzeln, Stengel, Blätter, Samen, getrocknete und speziell behandelte Blüten, die an pharmazeutische Fabriken oder direkt an die Apotheken versandt werden."

Diese Feststellungen gelten sicher nicht nur für die Sowjetunion, sondern auch für die Länder des COMECON und vielleicht auch für einige westliche Länder.

Es gab auch einmal eine Zeit, wo Frankreich seine Heilkräuter exportierte. Aber nach dem Ersten Weltkrieg geriet die Pflanzenkunde in Vergessenheit und erhielt durch ein unverzeihliches Vichy-Dekret ihren Todesstoß.

Heute müssen wir sogar importieren, und das nicht nur, weil es uns an Pflanzen fehlt, sondern auch, weil die Pflanzenernte langwierig ist, Zeit und Geduld erfordert und jede Pflanze sorgfältig mit der Hand gepflückt werden muß, wenn man ihre Qualitäten bewahren will. Dadurch erklärt sich der hohe Herstellungspreis und der große Vorteil der Länder, wo die

Löhne noch niedrig sind. Für meinen Vater gibt es jedoch keinerlei Konkurrenz der ausländischen Pflanzen, so gut sie auch sein mögen. Die Gesundheit hat nun einmal ihren Preis!

Das interessante phytotherapeutische Panorama unseres Freundes geht aber noch weiter: so erwähnt er das Interesse der Russen an einem Hochgebirgskraut, das offensichtlich keinerlei besondere Kennzeichen aufweist und volkstümlich „Maralwurzel", wissenschaftlich aber Leuzea genannt wird. Der volkstümliche Name erklärt sich daher, daß der sibirische Hirsch, der Maral, mit seinen Hufen diese Wurzeln ausgräbt und sie genüßlich verspeist und somit eine unglaubliche Widerstandskraft erhält. Die Volksmedizin versichert, diese Wurzel heile Männer wie Frauen von vierzehn verschiedenen Krankheiten und erhalte ihnen ihre Jugend. Sowjetische Forscher haben nun diese Pflanze unter die Lupe genommen und festgestellt, daß sie in der Tat ein ausgezeichnetes Stimulantium ist. Heute werden die Leuzea-Präparate bereits von den Ärzten angewendet. Zur Bereitung eines Stärkungstrankes wird ein Extrakt benützt.

Diese wundertätige Wurzel findet auch in der Viehzucht Verwendung, wo ungeheure Mengen verbraucht werden. Obwohl auf den Altai-, Saian- und Touva-Höhen Unmengen von Leuzea zu finden sind, haben Botaniker versucht, sie in Kulturen anzubauen. Daher stehen in der Gegend von Nowosibirsk und Leningrad große Leuzea-Plantagen in Blüte.

Dies ist wieder eine Bestätigung für das, was Maurice Mességué seinen Vettern Descamps oder anderen Jugendfreunden, die in der Landwirtschaft tätig sind, so oft gesagt hat: „Mit Quecken- und Nesselfeldern würdet ihr genausoviel verdienen wie mit Getreidefeldern, wenn nicht sogar mehr." Aber das wollten sie alle nicht hören; sie meinten, damit würden sie ihre Felder und ihren Beruf entehren.

Es wäre der sehnlichste Wunsch meines Vaters, wenn weite Flächen Land den wild wachsenden Heilpflanzen zurückgegeben würden, jenen braven Kräutern, die ihm zu Vermögen und Ansehen und Tausenden seiner Patienten zu Gesundheit und Glück verholfen haben. Jenen Pflanzen, seinen treuen Freundinnen, von denen er mit liebevollsten Worten spricht, die er mich lieben und kennen lehrte und von denen er auch Ihnen in seinen beiden Büchern so ausführlich erzählt hat. Trotzdem sehe ich mich berechtigt, sie noch einmal hier aufzugreifen, um einige genauere Details anzuführen, wenn es ihm auch unwichtig zu sein erscheint, denn „das weiß doch jeder"!

Was aber leider absolut nicht der Fall ist, weder in Frankreich, noch in der UdSSR.

Daher erscheinen sie hier noch einmal, die „Freundinnen Ihrer Gesundheit", die sogenannten „wilden" Pflanzen. Zwei von ihnen – und zwar die „zivilisiertesten", wie man zugeben muß – fanden schon Eingang in die berühmte „Hippokrates-Suppe", die in der Antike als das Heilmittel der meisten Krankheiten galt und in Wirklichkeit nichts anderes war als eine Gemüsesuppe aus Zwiebeln, Petersilie, Sellerie, Porree und Kerbel.

DER WEISSDORN

oder die von Ronsard besungene „aubespin"
oder *alba espina* der Römer

Beschreibung

Der Weißdorn ist ein kräftiger Strauch aus der Familie der Rosazeen. Er wächst entweder an isolierter Stelle oder in Zierhecken; häufig dient er aber auch als „lebender Zaun", denn er besitzt sehr spitze Dornen.

Der Weißdorn erreicht Mannshöhe. Die Blätter sind grün, glänzend, ausgezackt und meist fünfrippig. Die aus fünf oder sechs Blütenblättchen bestehenden Blüten sind weiß und verbreiten einen süßen Duft. Die Früchte sind rot und rund. Die Wurzeln greifen weit aus.

Oh, wie recht hatte Ronsard, als er diesen herrlichen Maidorn oder Weißdorn besang, der so wunderschön anzusehen und so dekorativ ist und im Frühling so bezaubernd lebhafte Hecken bildet!

„Diese Hecken müssen jedes Jahr mehr und mehr der Flurbereinigung weichen", klagt mein Vater. „Und wenn es eines Tages keine Hecken mehr gibt, wo soll ich dann noch meinen geliebten Weißdorn finden? Er liegt mir nicht umsonst am Herzen, denn er ist ein Freund der Herzkranken."

Bei Nerven- und Herzerkrankungen wirkt der Weißdorn tatsächlich Wunder: bei Schlaflosigkeit, Angstzuständen, Herzflattern, Überdruck ... Die Depressionen und vielgestaltigen Beschwerden der Wechseljahre vermag er zu lindern. Nervöse Menschen finden ruhigen Schlaf nach einem Weißdornaufguß. (Diese Wirkung hat ihm schon den Spottnamen „Venusfeind" eingebracht!) Er schläfert nicht nur die Angst, sondern auch das Liebesverlangen ein; „diese Nebenwirkung haben alle Beruhigungskräuter", sagt mein Vater.

Zahlreiche französische Forschungen haben ergeben, daß Weißdorn ein ausgezeichnetes Herzsedativum ist.

In Deutschland wird in Apotheken gegen Angina pectoris ein Weißdornbeerenextrakt verkauft.

Ich weiß auch, daß Camille Mességué, der alte „Meister der Pflanzen", bei Herzflattern eine in Weißdornmazeration getauchte Kompresse direkt aufs Herz verordnete.

Die alte Heilkunde sprach dem Weißdornkern auch die Eigenschaft zu, „den Stein zu vertreiben". Direkt auf das Fleisch aufgetragen, „vertreiben diese Kerne alles, was verschwinden soll, wie etwa eingerissene Dornen, Pfeile etc.".

Man benützte ihn ferner gegen Blutungen, Hämorrhoiden und „die ungebändigten Monatsfeuer" der Frauen.

Anbau und Ernte

Wenn er auch überall und auf fast jeder Art von Erde wächst, so gilt seine Vorliebe doch der Normandie. Dort ist er die Blume des Mai.

Man pflanzt ihn wie alle Sträucher und braucht sich dann nicht weiter um seine Entwicklung zu kümmern.

Wenn Sie genügend Geduld haben, können Sie bei Herbstende die ganzen Früchte in die Erde setzen. Sie wachsen allerdings sehr langsam und bedächtig und brauchen mindestens ein Jahr.

Als Medizin verwenden Sie lieber den Weiß- und nicht den Rotdorn.

Haben Sie ihn zu Hause stehen oder finden Sie ihn auf dem Land, so sollten Sie seine Knospen pflücken und trocknen, oder aber mit Geduld den Herbst abwarten, um die reifen Beeren zu ernten.

DER BORRETSCH

Diese herzensgute Blume, die Melancholie vertreibt

Beschreibung

Der Borretsch hat breite, lange, harte, mit stacheligen und kräftigen Haaren besetzte Blätter. Sein dicker, hohler und pelziger Stengel ist voll Saft. Die fünf sternförmig angeordneten Blütenblättchen ergeben himmelblaue, manchmal auch weiße Blüten, aus denen eine schwarze Spitze herausschaut oder in denen sich ein schwarzer Same verbirgt. Die Wurzel ist weiß, schleimig, süß und ungewöhnlich saftig.

Das Wort „Melancholie" gehört zu den schwer zu definierenden Begriffen, da es eine psychische Erkrankung, eine Geisteshaltung und eine der vier „Grundtemperamente des menschlichen Körpers" bezeichnet. So zumindest besagt die alte hippokratische Medizin.

Schon die Etymologie ist vielsagend: das griechische Wort *melankolia*, abgeleitet von *melas anos* „schwarz" und *chole* „Galle", führt also zu der Deutung „schwarze Galle", einer herrlichen Definition, die mit der hippokratischen Deutung einer „melancholischen Laune" durchaus übereinstimmt, deren Ursprung in der Milz zu suchen ist und zu düsterer Traurigkeit führt. Lange Zeit galt der Borretsch auch als Spezifikum für „melancholische Launen".

Die alte Phytotherapie zählte ihn zu den „drei Herzblumen". „Er spendete Freude, stärkte das Herz und vertrieb die Melancholie. Seine Wirkung beruhte auf seinem Wassergehalt, der die sauren Salze irdischer und melancholischer Herkunft, die die Bewegung des Geistes bremsen, auflöst."

Nach Meinung meines Vaters ist es hauptsächlich auf seine „beruhigende Wirkung auf böses Fieber zurückzuführen, wenn er die Gesundheit und damit das Lachen zurückgibt".

Dieses vertraute Kraut unserer Gemüsegärten läßt sich leicht anbauen; seine Blätter können wie Spinat gegessen werden, und seine Blüten gehören in den Salat; auch die kleingehackten Blätter kann man als Aromastoff dazu verwenden. Sein Pflanzenschleim wirkt gegen Verstopfung, Leberinsuffizienz und Darmentzündung.

Der frische Borretschsaft, den man durch Zerquetschen und Auspressen der Pflanze erhält, ist ein ausgezeichnetes Blutreinigungsmittel, das man bei Hautkrankheiten, Herpes oder Beschwerden der Atmungsorgane oder des Harnleiters anwenden kann. Wünscht man eine kräftigere Wirkung, so sollte man sich einen Salat bereiten, in den zu gleichen Teilen Kresse, Löwenzahn und Borretsch gehören.

In dringenden Fällen wie etwa hohem Fieber, bei Röteln, Scharlach, Bronchitis, Grippe und auch Rheumaanfällen empfiehlt mein Vater einen Aufgußtee aus Borretschblüten und -blättern. Dieser wirkt beruhigend und fiebersenkend.

Glaubt man Suzanne Foinard, so ließen die Engländer früher Borretschblätter mazerieren, um bei großer Hitze einen Erfrischungstrank zu haben.

Und der berühmte Arzt Arnault de Villeneuve sagt: „Gibt man einem Krätzekranken Ochsenzungen- und Borretschtee zu trinken, so verschwindet nicht nur die Krätze, sondern gleichzeitig die Melancholie, und man reinigt sein Blut und stärkt sein Herz."

Anbau und Ernte

Auf reichem und sonnenbeschienenem Boden findet man den Borretsch in ganz Frankreich, seltener jedoch im Norden des Landes. Er ist gutmütig und akklimatisiert sich überall. Säen Sie ihn im April in leichte oder gründlich aufgelockerte Erde. Etwa zwei Wochen nach seinem ersten Erscheinen sollten Sie seine Reihen etwas lichten, indem Sie zwischen die Wurzelstöcke etwa 30 cm Abstand legen. Man kann allerdings auch im Herbst noch aussäen.

Blüten und Blätter werden im Mai/Juni geerntet. Die noch nicht blühenden Stengel kann man im Frühling abnehmen.

Um Blätter und Blüten zu konservieren, läßt man sie trocknen.

ALTES ARZNEIREZEPT

Borretschextrakt gegen Melancholie

Man destilliere das Pflanzen- und Blütenwasser und bereite folgenden Sirup: 250 g ausgepreßten Blättersaft, 30 g Blüten und 150 g Zucker.

DIE BUTTERBLUME

Beschreibung

Die Butterblume hat einen dünnen, mehr oder weniger langen (durchschnittlich 15–30 cm) Stengel, sich überlappende ausgezackte tiefgrüne Blätter und fünffächrige glänzende, hellgelbe Blüten. Es gibt drei Pflanzensorten, die unter dem Namen Butterblume zusammengefaßt werden: *Ranunculus acer* (der scharfe Hahnenfuß), der kriechende Hahnenfuß und der knollige Hahnenfuß.

Diese drei Arten unterscheiden sich voneinander durch ihre Wurzel: der scharfe Hahnenfuß hat gerade, faserige Wurzeln; der knollige Hahnenfuß hat runde und knollenförmige Wurzeln, aus deren unterem Teil eine Vielzahl von Fasern herausquellen; die Wurzeln des kriechenden Hahnenfußes zeigen kriechende Ausläufer.

Der knollige Hahnenfuß kann eine Höhe von 50 cm erreichen. Er ist in jedem Falle der giftigste von allen, um den man einen Bogen machen sollte.

Allgemein bekannt ist *Ranunculus acer*, der scharfe Hahnenfuß. Diese, auch Butter- oder Dotterblume genannte Pflanze wächst frei auf Feldern, Wiesen sowie entlang der Hecken und Wege.

Unter all den berühmten Männern, die mein Vater getroffen oder geheilt hat, gibt es einen, der seinem Herzen sehr nahesteht und den er den „Verzauberer" nennt: Jean Cocteau, der neben seinen Namenszug ein Sternchen zu setzen pflegte. Ich erwähnte schon ihre Begegnung in Milly-la-Forêt, eine vom blinden Gott Zufall mit unfehlbarer Sicherheit organisierte Begegnung. Und dort war es, wo mein Vater zu Cocteau sagte: „Sie malen soeben die Blume, mit der ich Sie behandeln werde."

Denn Jean Cocteau war herzleidend. Aber dieser Zauberer war durch das plötzliche Eingreifen prophetischer Zeichen absolut nicht überrascht; daran war er gewohnt. Sein ganzes Leben lang empfing Cocteau Botschaften und Zeichen, die ihm von anderswo zugingen. Er war so eine Art Medium, das heißt, er stand in permanenter Verbindung mit dem Unbekannten. Er selbst hat viele Beispiele erzählt.

So erwähnt er in *Opium* folgenden Vorfall: Als er eines Tages Picasso in der rue de la Boétie besuchen wollte und im Aufzug vor sich hinträumte, rief ihm plötzlich eine innere Stimme zu: „Dort steht mein Name!" Mit einem Ruck war er wach und las tatsächlich auf dem Schild im Aufzug: „Aufzugfabrik Heurtebise". Heurtebise aber war der Engel in seinem *Orphée*, an dem er gerade schrieb . . .

Ein anderes Mal saß er mit amerikanischen Freunden in einem sehr abgelegenen Haus auf den Hügeln bei Villefranche-sur-Mer beim Mittagessen. Seine Freunde übersetzten gerade *Orphée* und fanden das Wort *vitrier*, „Glaser", für amerikanische Leser absolut unverständlich. Sie baten ihn daher um eine Beschreibung, denn Glaser sind seltene Wesen (auch in Paris). „Als sie mich zum Tor begleiteten", erzählt Cocteau, „hörten und sahen wir doch wahrhaftig einen Glaser, der völlig unerwartet und unmotiviert auf der menschenleeren Straße auftauchte und wieder verschwand."

Und er fügt noch hinzu: „Da das Wunderbare aus einem leicht zerstörbaren Ordnungsgefüge heraustritt, ist es verständlich, daß es uns immer in unbedeutenden Momenten begegnet. Daher verwechselt man es auch leicht mit anderen kleinen Koinzidenzen."

Er aber wußte, wann es sich nicht um harmlose Zusammentreffen handelte. Ihm war klar, daß es sich um einen anderen Bereich und eine andere Ordnung handelte: die Domäne des Geheimnisses.

„Nie soll man dem Geheimnisvollen nachjagen, damit es sich uns von selbst eröffnet und nicht gestört oder abgelenkt wird von unserer Ungeduld, mit ihm in Kontakt zu treten."

In einem seiner Briefe an Picasso hat er diesen einzigartigen Zustand sehr gut erklärt:

„Unser andauerndes Einverständnis beruht wahrscheinlich auf jener Besonderheit, die uns beiden eigen ist: wir stehen beide im Dienste einer Macht, die einzig und allein unsere Teilnahme fordert."

Dies nannte er den „Poesiezustand". Er schrieb einmal diesen wunderbaren und tiefgründigen Satz: „Der Tod gleicht der Poesie. Ich kenne sein blaues Auge."

Daher konnten ihn die großen Mysterien der Religion auch nie erschüttern, und daher kam bei ihm der Tod auch so oft als sprechende und handelnde Figur vor. Das war einfach das andere Gesicht, das hinter den Spiegeln zu suchen ist, wie in *Orphée*.

Das kranke Herz dieses „Verzauberers" behandelte mein Vater also mit Butterblumenkompressen und -blättern, womit er ihm Erleichterung verschaffte, was Cocteau ihm selbst bestätigte: „Dank diesem Wässerchen vermag ich Hindernisse zu überwinden, die viele junge Leute nicht bewältigen würden."

Diese Wunderpflanze ist jedoch höchst gefährlich. In einigen Ländern Zentraleuropas benützt man sie als Rattengift.

Früher rieben sich die Bettler damit die Beine ein, um Hautreizungen und Entzündungen hervorzuzaubern, mit denen sie das Mitleid der Öffentlichkeit zu erregen erhofften; der Saft der Butterblume ist in starker Dosis nämlich sehr ätzend.

Die alte Volksmedizin benützte sie daher auch als Ätzmittel, das „ungesunde Launen aus dem Körper austreiben sollte". Man bereitete einen Entwässerungstee gegen Rheumatismus auf der Basis von Butterblume, Schachtelhalm, Birke, Holunder.

In Fußbädern angewandt, sollte die Butterblume durch die Fußsohlen auch noch alle Blutkrankheiten heraussaugen „wie der Magnet Eisen anzieht".

Anbau und Ernte

In den Gärten kann die Butterblume als Zierpflanze gezüchtet werden. Man pflückt sie im Frühling, denn um diese Zeit enthält die Wurzel die meisten Wirkstoffe. Man verwendet Blüten, Blätter und Wurzel.

DER SELLERIE

Ingredienz im Liebestrank von Tristan und Isolde

Beschreibung

Die Stengel des Sellerie sind gerade, dick, gerillt und hohl; die glänzenden Blätter sind braungrün, an den Rändern ausgezackt, stark duftend und scharf schmeckend.

Er kann Mannshöhe erreichen. Seine weißen fünfblätterigen Blüten stehen schirmförmig beisammen. Seine Wurzel ist weiß und faserig.

Das einfache Volk, das seit eh und je in enger Gemeinschaft mit Pflanzen und Gemüsen lebt, hat dem Sellerie stets einen Ehrenplatz eingeräumt. Dabei berief es sich auf ein seit Generationen von Mund zu Mund weitergegebenes Sprichwort, wonach der gute Sellerie ein ausgezeichnetes Aphrodisiakum ist.

Ohne seine Eigenschaften vielleicht genau zu kennen, knabbern die Amerikaner bei ihren Cocktailpartys ständig Stangensellerie. Mein Vater, der gerne alten Rezepten nachforscht, vor allem, wenn es sich um so delikate Dinge wie aphrodisische Minnetränke handelt, hat auch im wohl wirksamsten Zaubertrank der Geschichte, dem Minnetrank von Isolde und Tristan, Sellerie entdeckt. „Natürlich fanden noch viele andere Ingredienzien Eingang in diese Mixtur", fügt er hinzu: „Die Hoden eines zweijährigen weißen Hahnes, frische Mandragorablüten und, in schwächerer Dosis, Trüffel, Flußkrebse, roter Piment, Pfeffer, Kümmel, Thymian, Lorbeer, so daß der Sellerie, das bescheidene Gartengemüse, sich in wirklich guter Gesellschaft befand."

Außerdem stärkt der Sellerie auch den Magen, spült die Nieren, die Lungen und die Leber, regt die Nerven an und stimuliert die inneren (vor allem die Nebennieren-)Drüsen. Er liefert ungeheuer viel Mineralstoffe dank seines hohen Gehalts an Salzen (Natron, Kalk, Kaliumoxyd) und blutreinigendem Salpeter. Ferner spendet er dem Organismus einen großartigen Cocktail an Vitamin A, B und C.

Bei Diabetes, Rheumatismus und Gicht wirkt er Wunder.

Auch sein Einfluß auf das Nervensystem war bereits von Hippokrates erwähnt worden: „Bei zerrütteten Nerven sei Sellerie Ihre Nahrung und Ihr Heilmittel."

Im Schatten des illustren Hippokrates hält auch mein Vater Sellerie für ein ausgezeichnetes Nerventonikum, weswegen er ihn allen Übernervösen empfiehlt.

Den in der Antike wegen seiner diuretischen Eigenschaften geschätzten Sumpfsellerie findet man an feuchten Plätzen.

Seine Wurzel wird zur Herstellung des berühmten Fünf-Wurzel-Sirups verwendet, der als Diuretikum und insbesondere gegen chronische Albuminurie sowie Nierensteine, d. h. Nierenkoliken verordnet wird.

Bei Gelbsucht, Skrofulosen und Fieberanfällen kann man Selleriesaft verabreichen.

Bei Geschwüren im Mund und Rachenraum sollte man mit Selleriesaft gurgeln. Und „auf Wunden böser Natur" – wie die Volksmedizin sagte – gebe man ihn in Form von Lotionen oder Kompressen.

Anbau und Ernte

Der wilde (oder Sumpf-)Sellerie blüht im Juni/Juli. Er wächst an feuchten, sumpfigen Stellen. Die Blätter müssen vor der Blütezeit geerntet werden und der Samen erst im August, wenn er ausgereift ist.

Der gezüchtete Sellerie wird zwischen April und Mai gesät

und erfordert viel Pflege (häufiges Pikieren, Auflockern der Erde, Harken, Gießen).

Den Knollensellerie erhält man, indem man die Wurzelstöcke, die nicht geblüht haben und deren Blätter man nicht abgenommen hat, in der Erde beläßt und erst im November/Dezember des folgenden Jahres ausgräbt.

Blätter und Selleriestrünke kann man konservieren, indem man sie im Schatten oder sogar im Backofen trocknet. Auch die Wurzel können Sie, in Streifchen geschnitten, trocknen.

ALTE VOLKSREZEPTE

Asthmatee

Man nehme je zwei Unzen Selleriewurzel und Hundszahn; ferner je eine Handvoll Frauenhaar und Pimpernell; je eine Prise Berghopfen- und Ysopblüten; eine halbe Unze Fenchelsamen; das Ganze lasse man in drei Bechern Brunnenwasser kochen und verabreiche es bei Asthmaanfällen als Heiltee.

Fußbad gegen Frostbeulen

Man koche Stengel- oder Knollensellerie oder sogar noch Sellerieschalen eine gute Stunde lang in einer Dosis von 250 g pro Liter. Dann nehme man den Topf vom Feuer und warte, bis die Flüssigkeit eine erträgliche Temperatur erlangt hat. Dann tauche man die Frostbeulen zehn Minuten in dieses Bad, trockne sie ab und schütze sie vor kühler Luft. In dem gleichen Absud bade man zwei- bis dreimal täglich seine Frostbeulen, und zwar so heiß wie möglich.

Blutreinigender und appetitanregender Fünf-Wurzel-Sirup

Man lasse zu gleichen Teilen folgende fünf Wurzeln als Aufgußtee ziehen: Spargel, Stechapfel, Sellerie, Fenchel und Petersilie. Geben Sie je 125 g in 2½ l kochendes Wasser. Diesen „Likör" hebe man gut auf und bereite einen weiteren Aufguß mit vier Litern Wasser und 3750 g Zuckersirup.

DAS SCHÖLLKRAUT

Ein magischer Talisman

Beschreibung

Das Schöllkraut ist ein bescheidenes Pflänzchen mit leuchtendgelben Blüten, zarten Blättern, die ausgezackt sind und an Eichenblätter erinnern; sein Blütenkelch zeigt zwei Kelch- und vier Kronblätter. Sein orangenfarbener Saft ist scharf und bitter, der Stengel behaart.

Das Schöllkraut ist eine Art Zauberpflanze.

Sie galt immer schon als Talisman: „Trägt man Schöllkraut und ein Maulwurfherz bei sich, so wird man über seine Feinde triumphieren und aus jedem Prozeß erfolgreich hervorgehen." Die Alchimisten glaubten in ihm das Kraut zur Herstellung des Steins der Weisen gefunden zu haben.

Der Volksmund hat dem Schöllkraut die verschiedensten Namen verliehen: „Schwalbenkraut" (da sich sein Name von gr. *chelidon* „Schwalbe" herleitet), „Bockskraut", „Warzenkraut", „die große Erleuchtung", und jeder dieser Namen benennt eine seiner Eigenschaften.

Wegen seiner heilenden und stärkenden Wirkung auf die Augen wird es gern von den Schwalben gepickt. Mein Großvater Camille hat das selbst häufig beobachten können.

Das Schöllkraut stand auch im Ruf, die Pest zu bekämpfen; so pflegte man in der Antike eine Handvoll Schöllkrautwurzeln in einem Schoppen Rosenessig zu kochen.

Ferner sollte es den Blinden das Augenlicht wiedergeben, eine Eigenschaft, die auch die Schwalben zu kennen scheinen, da sie in die Augen ihrer Neugeborenen ein paar Tropfen Schöllkrautsaft träufeln. Sein in Wasser verdünnter Saft wird tatsächlich für Augentropfen gegen Bindehautentzündung verwendet (daher wohl auch sein Name „die große Erleuchtung").

Wie Löwenzahnsaft, so kann auch Schöllkrautsaft zum Einreiben von Warzen verwendet werden, wenn man einen Stengel frisch anschneidet und den austretenden Saft direkt auf die Warze tropfen läßt. Nach zwei oder drei Anwendungen ist die Warze verschwunden, daher sein Name „Warzenkraut“. Mein Vater empfiehlt es auch gegen Hühneraugen und Hautverhärtungen.

Bei Großvater Camille stand das Schöllkraut hoch in Ehren: „Alles ist gut an ihm, Blüten, Blätter, Stengel und Wurzel. Es ist mein Lieblingskraut. Die schönste Pflanze ist die Rose, aber die beste ist das Schöllkraut.“

Sie war seine „Zauberpflanze“, seine gute Fee. „Niemand“, sagt mein Vater, „hat es je so viel verwendet wie er und jetzt auch ich. Bei äußerlicher Anwendung benützt man hauptsächlich seinen Saft, sowohl auf Warzen, als auch für Augentropfen oder als Tinktur auf skrofulöse Tumore, skorbutartige häßliche Geschwüre . . . Bei mir kommt es in fast alle Präparate.“

Für meinen Vater ist das Schöllkraut zum Talisman geworden. Man erinnere sich an den Tag, wo er als armer Waisenknabe im düsteren Schulhof des Internats stand und die drei staubigen Bäume betrachtete, die dort wuchsen, „drei Gefangene, Prügelknaben der Buben; voll von Rissen, mit Füßen getreten, wie Kettenhunde aussehend. Gefängnisbäume, Jammergestalten“. Da kam das ganze Elend der Welt über ihn, das Elend der Gefangenen. Doch plötzlich war alles wie verwandelt, als er in einer Mauerritze ein Schöllkrautpflänzchen entdeckte, die Pflanze seines Vaters, Camilles „gute Fee“. Das war ein Zeichen!

Und dennoch kann diese gute Fee, diese Wunderpflanze, sehr gefährlich werden. Vor allem darf man sie auf keinen Fall essen! In starker Dosis stellt sie ein tödliches Gift dar, denn die Papaverazee (wie ihr wissenschaftlicher Name lautet) enthält ein gefährliches Alkaloid.

Daher muß Schöllkraut in sehr schwacher Dosis und vor allem mit äußerster Vorsicht benützt werden!

Es gibt Pflanzenkundler, die es in homöopathischer Dosis verordnen, aber mein Vater empfiehlt es nur zu äußerlicher Anwendung und rät seinen Patienten, vor allem die Gebrauchsanweisung aufmerksam zu lesen. Nach Ansicht meines Vaters streicht das Schöllkraut die guten Eigenschaften anderer Pflanzen noch heraus und verstärkt ihre Wirkung.

Anbau und Ernte

Es liebt felsigen Boden und wächst mit Vorliebe auf Schutthalden und an Mauern. Sobald sie aufgeblüht sind, pflückt man seine Blüten und legt sie auf Weidensieben zum Trocknen aus.

Wurzel und Stengel können auch im Backofen getrocknet werden.

ALTE ARZNEIREZEPTE

Schöllkrautabsud reinigt und eliminiert Giftstoffe.

Der Wurzelsaft, mit Weißwein und etwas Rosenessig vermischt, bewirkt Schweißausbrüche und vertreibt Gifte aus dem Körper.

Schöllkraut unter der nackten Fußsohle heilt Gelbsucht.

25 bis 50 g Schöllkrautwurzel, in Weißwein mazeriert und morgens nüchtern getrunken (etwa 30 bis 50 g), wirkt gegen Wassersucht und Gelbsucht.

Schöllkrautsaft, vermischt mit Honigwasser, oder auch ein einfacher Absud schärft das Sehvermögen.

Es ist ein ausgezeichneter Wundenbalsam: man nehme ein Blatt, wasche es in mit Wasser vermischter Borsäure und gebe es auf die Wunden.

DIE QUECKE

Geißel der Plantagen,
Rettungsengel für den Menschen

Beschreibung

Die zu den Gräsern gehörige Quecke hat etwa 70 cm lange Stiele. Ihre Blätter sind lang, glatt und spitz. Ihre Blüten an der Stengelspitze haben die gleiche Struktur wie die der Hirse. Sie sind nur kleiner und haben einen länglichen Blütenkelch, der mehrere weiße Staubgefäße enthält.

Ihre knotigen, weißlichen Wurzeln schmecken recht angenehm süß. Sie schlängeln sich über den Boden, da sie an jedem Knötchen harte, ja fast holzige Ausläufer tragen. Durch diese Ausläufer vermehrt sich die Pflanze.

Die wildwachsende Quecke überwuchert die Felder mit ihren endlosen Wurzelfangarmen. Daher wird sie zur Geißel Gottes auf allen Kulturen. Aber gerade diese ausgreifenden Wurzelstöcke sind Freunde des Menschen wie auch der Tiere. Man braucht nur Hunden und Katzen zuzusehen, wie sie auf den Feldern Quecke als Verdauungsmittel fressen, und sofort begreift man, daß sie in dieser Pflanze eine Verbündete sehen. Sorgfältig knabbern sie Queckenschößlinge und Stengelchen ab, denn sie wissen, daß diese gute Pflanze Nieren und Darmtrakt reinigt.

Die Quecke ist also eines der besten natürlichen Mittel zur Blutreinigung und Darm- und Harnleiterspülung. Gerade die Wurzelstöcke enthalten in konzentrierter Form die besten Wirkstoffe. Daher muß man sie aus ihnen zu gewinnen suchen.

Als bestes Verfahren erweist sich der Absud, das Dekokt, der wirksamer ist als der Aufguß. Mein Vater empfiehlt, die frische oder getrocknete, in jedem Fall gut zerriebene Wurzel zehn Minuten lang zu kochen. (Diese Methode eignet sich übrigens für alle harten und zähen Pflanzen.) Dem Trank kann man dann etwas Zitrone oder Süßholz beigeben.

Allen Leber- und Blasenkranken verordnet mein Vater dieses Gebräu, denn es wirkt bei Nierenkoliken, Gallensteinen, Gelbsucht, Blasengeschwüren sowie gegen Gicht, Zellulitis und Harnverhaltung.

Die Volksmedizin verordnete folgende Mischung: Quecke, Süßholz, Gerste zur Auflösung von Gallensteinen, zur Besänftigung und Vernarbung der Harnröhre, zur Heilung von Harngrieß und Steinen. Auch eine Mischung aus Quecke und Edelkastanienrinde war ratsam.

Gegen Rheumatismus mischte man Quecke mit schwarzer Johannisbeere, Schachtelhalm, Wacholder und Heidekraut.

Auf Wunden und Narben gab man Kataplasmen aus zerriebener Quecke.

Und schließlich pries man einen „sehr heilsamen und erfrischenden Trank an, der aus Quecke, Perlgraupen, Süßholz, einer Zitronenscheibe und einem kleingeschnittenen Apfel auf einen Liter Zuckerwasser gebraut wurde".

Ernte

Die Quecke breitet sich auf allen Feldern, mit Vorliebe aber auf sandigem Boden aus. Nur ihre Wurzeln interessieren uns hier. Mein Vater empfiehlt, sie möglichst im Frühjahr auszureißen, zu waschen, kleinzuschneiden und zu trocknen. Besser wäre es allerdings, man äße sie gleich roh.

ALTES ARZNEIREZEPT

Julep gegen Harnverhaltung und Nierengeschwüre

Man nehme drei Gros Venezianisches Harz und löse es in einem Eigelb und einer Unze Rosenhonig auf. Dann verrühre man damit fünf Unzen Queckenwasser und erhält somit einen Julep gegen Harnverhaltung und Nierengeschwüre.

DIE KRESSE

Nikotinbekämpfer

Beschreibung

Die Stengel der Kresse werden 30 bis 50 cm lang, kriechen aber am Boden entlang. Sie sind dünn, hohl und stellenweise rötlich. Die kleinen abgerundeten Blätter stehen zwei und zwei beieinander und sind immergrün. Die Kresseblüten sind klein, weiß und haben vier Blütenblättchen. Die Wurzel besteht aus einer Vielzahl silbrig glänzender Fasern.

In längst vergangenen und glücklichen Zeiten, als die fahrenden Gemüsehändler das einzige lärmende Element der Straßen darstellten, zog durch die Stadt Toulouse ein kräftiger Kerl, der ein Wägelchen voll sorgfältig und liebevoll gebündelter Kresse vor sich herschob und dazu mit herrlicher Stentorstimme rief: „Brunnenkresse bedeutet Gesundheit!“

Mit den anderen Marktschreiern ist leider auch unser Kressenhändler aus dem Straßenbild verschwunden, und uns bleibt nichts anderes mehr übrig, als uns mit dem Motorengetöse und der dichten Folge lärmender Fahrzeuge abzufinden, zwischen denen aufgeschreckte, gehetzte und vergiftete Fußgänger, wie Hasen bei der Treibjagd, von Zebrastreifen zu Zebrastreifen hasten.

Und dabei tat der Kressehändler gut daran, lauthals die Tugenden der Kresse anzupreisen.

Sie enthält nämlich in außergewöhnlicher Menge Vitamin C, A, B 1, B 2, E und andere Vitamine. Ferner birgt sie das kostbare Karotin (Provitamin A, Gewebeverjüngerer), das den ganzen Wert der Möhre ausmacht. An Eisen enthält sie noch mehr als der Spinat, und dieses Eisen ist auch leichter verdaulich. Aber das kostbarste an der Kresse ist in ihren stark schwefelhaltigen Ölen verborgen, die auf alle Bläschenbildungen im Atmungsapparat einen hervorragenden Einfluß haben. Trinkt man täglich 150 g Kressensaft in kalter oder lauwarmer Brühe, so wird man mit Bronchialkatarrhen, schleimiger Bronchitis, bösem Husten und Keuchhusten leicht fertig. Diesen Kressensaft erhält man, indem man die Kresse in einen Entsafter gibt.

„Ein Glas Kressensaft morgens beim Aufwachen, und schon setzt sich der Organismus in Bewegung“, sagt mein Vater. Daher empfiehlt er ihn für den Kreislauf, die Leber, bei Hautkrankheiten und Anämie. Da sie ein Gegengewicht zum Nikotin herstellt, sollten alle Raucher Kresse essen. Und da sie den im Urin enthaltenen Zucker ausscheidet, ist sie auch für Diabetiker bestens geeignet.

Professor Léon Binet hat Mäusen Kressenextrakt injiziert und dabei eine eindeutige Verzögerung in der Entwicklung experimenteller Krebsgeschwüre festgestellt. Ferner konstatierte er, daß ein Gramm Kresse täglich einem Versuchstier ausreichenden Schutz gewährt, welches vorher mit skorbutfördernder Diät gefüttert worden war.

Man weiß aber auch, daß die wilde Kresse Krankheitsträger

sein kann: an ihr setzt sich der Leberwurm fest, was eindeutig im Kot der Tiere zu erkennen ist. Die Zuchtkresse aber birgt keinerlei Gefahr, daher sollte man sie ruhig roh essen, weil sie beim Kochen viele ihrer Qualitäten einbüßt.

Einmal geschnitten, hält sie sich nicht lange; sie wird rasch gelb und sogar toxisch wie nach abgeschlossener Blütezeit.

Bei den verschiedensten Beschwerden verordnet mein Vater gehackte Kresse zur äußerlichen Anwendung. Auch Rheumakranken mischt er Kresse in die Kataplasmen. Zerquetscht man ihre Blätter und gibt ein paar Tropfen Öl hinzu, kann man sie auch äußerlich bei Nagelgeschwüren, Karbunkeln, Furunkeln und Phlegmonen anwenden.

Man hat der Kresse außerdem einen hemmenden Einfluß auf Haarausfall zugeschrieben; ja sie soll angeblich sogar das Haar wieder zum Wachsen bringen. Aber diese Information ist ohne Gewähr!

Anbau und Ernte

Es ist recht schwierig, sie im Gemüsegarten zu ziehen, es sei denn, Sie verfügen über einen Brunnen oder Bach, denn die Kresse gedeiht nur auf sandigem Boden in der Nähe von Quellen oder Brunnen.

Im Winter oder Frühling, jedenfalls wenn sie noch zart ist, pflückt man die Kresse und ißt sie gleich frisch.

Während des Sommers erblüht sie. Um destilliertes Kressewasser herzustellen, pflückt man im August.

ALTE VOLKSREZEPTE

Kresseumschläge

Man hacke ein Bündel Kresse sehr fein, mische sie mit zwei Eiklar (geschlagen) und stelle ein festes Kataplasma her, das man bei Kopfschmerzen, Zahn- oder Drüsenschmerzen um den Hals legt oder bei Gichtanfällen unter den Fußsohlen befestigt, sofern man die Kresse vorher mit anderen, auf Gicht wirkenden Pflanzen vermischt hat. Man decke das Kataplasma mit vielen

Tüchern ab, um die ungesunden Ausdünstungen einzufangen, denn gerade durch dieses Ausschwitzen werden Neuralgien besänftigt, Drüsenschwellungen resorbiert und Gichtknoten aufgelöst.

Antiskorbutsaft

Man nehme eine Handvoll Gartenkresseblätter und eine halbe Handvoll Anisblüten und lasse beides in zwei Pfund Buttermilch kochen, die man vorher entrahmt hat. Bei Skorbut trinke man dann täglich ein großes Glas voll morgens und abends, zwei Stunden vor und zwei Stunden nach den Mahlzeiten.

DER GINSTER

Die Zauberpflanze des Präsidenten Herriot

Beschreibung

Der Besenginsterstrauch kann Mannshöhe erreichen. Seine Zweige sind biegsam und ähneln Binsenrohr. Die kleinen länglichen Blätter sind leicht behaart. Die hellgelben Blüten sitzen büschelförmig an der Spitze der Zweige. Sie sind vierblättrig. Der Same ähnelt in Schoten verstreuten Linsen. Seine Wurzel ist hart und holzig.

Der Besenginster ist eine Zauberpflanze, eine gute Fee und Freundin von Herz, Nieren und Leber. Außerdem hat man ausgezeichnete Erfolge bei der Behandlung von Vipern- und Kobrabissen erzielt.

Mit Besenginster und einigen anderen Heilkräutern hat mein Vater Edouard Herriot, „seinen Präsidenten“ behandelt; dieser physische und intellektuelle Koloß besaß einen Appetit, der seinem körperlichen und geistigen Volumen entsprach. Herriot aß unmäßig, „erwies hübschen Frauen übermäßig viel Ehre“, hatte zwanzig Kilo Übergewicht und haßte jede Form von Enthaltsamkeit.

So hatte er zuviel Harnsäure und Rheuma, unter dem er Höllenqualen litt.

Mein Vater verordnete ihm eine Diät und eine Behandlung mit allen harntreibenden Heilpflanzen: Schachtelhalm, Kirschstiele, Klette, Geißbart, Queckenwurzel, Maisbart und Besenginster. Ferner enthält der Besenginster ein Element, das Spartein, welches auf äußerliche Reizungen wirkt, die das Herz beeinträchtigen. Er wirkt also moderierend und regulierend, ist Baldrian fürs Herz, weswegen er bei Herzbeschwerden verschiedener Art zur Anwendung gelangt.

Früher fand er Verwendung bei Wassersucht, Leber-, Milz- und Eingeweideschwellungen, bei Katarrhen und Gicht.

Besenginsterblüten, „vermischt mit frischer Butter, in der Sonne oder über einem Ofen getrocknet, lieferte eine hervorragende Salbe zur Einreibung gelähmter Gliedmaßen“.

Zur Herzregulierung war früher Besenginster wichtiger als Digitalis.

Maurice Mességué berichtet, daß Borel, ein Arzt aus dem 17. Jahrhundert, erklärt habe, „wenn man einen Baumstamm mit grünen Besenginsterzweigen umwickelt, so ergreifen alle Raupen die Flucht. Auch Hirten und Schafherden, die Besenginster verspeist hatten, konnten sich ungefährdet dorthin begeben, wo Giftschlangen waren“.

Anbau und Ernte

In sandigen, unbebauten und waldigen Gegenden findet man Besenginster. Seine unzähligen, langen Gerten haben lange Zeit zum Binden der Weinreben gedient.

Er blüht im Juni, Juli und August. Während des Sommers pflückt man die Blüten und in den letzten Sommertagen erst den Samen. Die Blüten müssen abgenommen sein, bevor sich die Schoten bilden, denn sonst können sie zu Magenbeschwerden führen. Blüten und Samenkörner trocknet man auf Weidensieben.

Gegen Wassersucht

Man löse 40 g Besenginster in einem Liter Weißwein auf und trinke täglich 50 g dieses harntreibenden Weines.

DER LAVENDEL

Beschreibung

Es gibt mehrere Sorten Lavendel: *lavendula spica* mit seinen langen dünnen Blättern; den breitblättrigen, *lavendula latifolia*,und schließlich den blattarmen, *lavendula offizinalis.*

Die blauen Blüten stehen büschelförmig beieinander und verbreiten den unverkennbaren angenehmen Duft.

An vielen Orten wird allerdings auch der Lavendel schon durch Insektizide vergiftet. Provenzalischer Lavendel eignet sich für Heilbehandlungen nicht, da er manchmal schon geradezu gefährlich ist. Heutzutage muß man ihn weitab im Hinterland suchen, dort wo noch die letzten unberührten Landstriche sich in der Sonne Gottes ausbreiten können, oder ihn eben dort, wo er noch frei wächst, im Südwesten Frankreichs, sammeln gehen, wenn ihm dieser Boden auch nicht so übermäßig gefällt.

Gute Hausfrauen stecken Lavendelzweiglein zwischen ihre Wäschestapel, eine Sitte, die auch die Japanerinnen befolgen, wenn sie zerriebenen Lavendel in kleine bestickte Beutelchen einnähen.

Lavendel ist krampflösend, antiseptisch, diuretisch, schweißtreibend, tonisierend, vernarbend, wirkt auf die Lungen und gegen Migränen; mein Vater hat fast alle vielfältigen Verwendungsmöglichkeiten des Lavendel zitiert, die in seine Präparate Eingang finden.

Ebensogut kann er gegen Schlangenbiß (besonders bei Hunden) und bei entzündeten Wunden, Hauterkrankungen, Verbrennungen, venerischen Krankheiten, Beschwerden der Atemwege, Husten, Grippe, Nervosität, Asthma und Migränen angewendet werden.

Früher benützte man ihn auch gegen Läuse, die seinen Duft nicht mögen. Gegen Wanzen rieb man den Bettrahmen mit Lavendelöl ein.

Anbau und Ernte

Den wild wachsenden Lavendel findet man hauptsächlich in Mittelmeerländern, denn er sucht sich trockenen und kalkigen Boden. Falsch ist jedoch, daß er nur in Südfrankreich wachse, denn er akklimatisiert sich überall, wenn er auch vielleicht nicht ganz so gut wird, aber nützlich bleibt er in jedem Falle.

Um ihn daheim zu pflanzen, müssen Sie sich bei Ihrem Gärtner einen Wurzelstock besorgen, denn er muß in Ihrer Gegend bereits heimisch sein. Einmal eingesetzt, benötigt er keine besondere Pflege mehr. Sobald er abgeblüht ist, schneiden Sie ihn kuppelförmig zu.

Die Blüten erntet man, sobald sie richtig aufgeblüht sind, meist im Juni. Sie sind sehr leicht zu trocknen, brauchen aber einen luftigen Ort.

ALTES ARZNEIREZEPT

Lavendelöl

Um Lavendelöl zu gewinnen, lasse man eine Handvoll Blüten in einem Liter Olivenöl mazerieren und drei Tage ziehen; dann wird es abgeseiht und mit neuen Blüten aufgefüllt, bis das Öl starken Duft entfaltet. Dieses Lavendelöl vertreibt Wanzen aus Ihren Bettrahmen und beseitigt Kopfläuse. Ein Alkoholat erhalten Sie, indem Sie 100 g Blüten einige Wochen lang in einem halben Liter 90prozentigem Alkohol mazerieren lassen.

DER EFEU

Beschreibung

Der Efeu ist eine immergrüne Pflanze. Die Ranken des kletternden Efeu sind von einer aschgrauen Rinde umgeben. Seine Blätter sind hart, dunkelgrün, recht dick und riechen scharf.

Die grasfarbenen Blüten bestehen aus sechs kreisförmig angeordneten Blütenblättern und werden von Beeren abgelöst, die zunächst grün sind, dann aber schwarz werden. Seine holzigen Wurzeln wuchern.

Der kriechende Efeu schlängelt sich über den Boden und produziert seilstarke Zweige. Die Stengel sind viereckig und schwärzlich, die Blätter rund, kraus und an den Rändern ausgezackt. Die Blüten sind meist violett, manchmal auch rot und erscheinen im April an der Unterseite der Blätter. Die braune, winzige Wurzel ist mit Fasern besetzt.

Über den Efeu und seine Tugenden hatte ich eigentlich schon alles gesagt, mit Ausnahme vielleicht von einigen Einzelheiten, die für die Stadtbewohner interessant sein können. Auch will ich noch zwei uralte Rezepte anführen, weil sie die vielfältigen Verdienste dieser anhänglichen Pflanze illustrieren, die von sich sagen könnte: „Wo ich mich anklammere, sterbe ich auch."

Ernte

Den kletternden Efeu findet man an Bäumen und altem Gemäuer. Er blüht im Herbst. Seine Beeren reifen erst im Winter und bleiben bis zum nächsten Sommer hängen.

Der kriechende Efeu wächst üppig auf feuchtem und nach Möglichkeit schattigem Boden. Er blüht im Frühling, und dann ist der Augenblick gekommen, die Blütenkronen abzunehmen und sie zum Trocknen auszulegen, damit man sie im Winter zum Brauen des Arzneitees gegen Lungenerkrankungen zur Hand hat.

Bei Schwindsucht und Lungenemphysem

Man nehme je zwei Unzen Sirup von Huflattich und kriechendem Efeu, dazu 15 Tropfen Judasbalsam und bereite einen Sirup, der bei Schwindsucht und Lungenemphysem löffelweise zu trinken ist.

Gegen die Pest

Man mahle 30 im Schatten getrocknete Efeubeeren, fülle das Pulver in ein Glas Weißwein und lasse es vier bis fünf Stunden stehen, gebe es dann einem Pestkranken zu trinken, decke ihn gut zu, damit er zum Schwitzen kommt. Das ist ein erprobtes Rezept, um die Pest auszutreiben und den Kranken zu retten.

DIE MALVE

Ihr Name bedeutet „ich erleichtere"

Beschreibung

Die Malvenstengel sind rund, elastisch und nur schwach behaart. Sie erreichen eine Höhe von 60 cm. Die Blätter sind recht breit und an den Rändern ausgezackt. Die fünfblättrigen Blüten sind natürlich malvenfarben. Die lange weiße Wurzel erreicht ungefähr Fingerdicke und hat einen recht süßen Geschmack.

Die Malve gehört zu meines Vaters „weisen Blumen". Da er ein großer „Phythosoziologe" ist, hat er seine eigene Meinung über Psychologie und Charakterologie der Pflanzen. Da gibt es sanfte und grausame, Tyrannen und Untertanen, Choleriker und Lethargiker.

Er hat eine Schwäche für bescheidene Pflanzen mit harmonischen und sanften Farben, diese Blumen, die so unauffällig ihren Duft verbreiten, so bescheiden als Zierpflanzen auftreten und tiefe, besänftigende und dauerhafte Werte in sich bergen.

So steht es auch mit der Malve und ihrem Verwandten, dem Eibisch, der ebenso ist wie sie. Zusammen mit Veilchen, Klatschmohn, Königskerze, Huflattich und Katzenpfötchen bilden sie jene friedfertige Pflanzenfamilie, die in den „Vier-Blüten-Tee“ Eingang findet und ihre aufweichende und anfeuchtende Wirkung bei Lungenerkrankungen zeigt.

Ihre beste Tugend besteht darin, Schmerzen zu stillen und harte Schwellungen wieder weich zu machen. Ob bei Hals- oder Zahnfleischerkrankungen, Darmbeschwerden oder Frauenleiden – die Malve bringt Erleichterung durch ihre besänftigende und entzündungshemmende Wirkung.

Der lateinische Name des Eibisch *althala* enthält ja auch ein ganzes Programm, denn er bedeutet „ich erleichtere“.

Früher gab man zahnenden Kindern Eibischwurzel zu kauen, um die Zahnfleischentzündung zu verhindern.

Man kochte auch Malvensuppen, die sehr sanft und daher für Kinder und alte Leute zu empfehlen sind. Auch gekochte Salate stellte man aus Malven her.

Auf ihre sanfte und ausdauernde Weise bekämpft sie auch hartnäckige Verstopfung. Und ein Sitzbad in Malvenblüten wirkt Wunder bei Entzündungen der weiblichen Organe.

Malventee ist vorzüglich bei Kupferausschlag und kleinen Hautunreinheiten, die den Teint verunstalten. Die Schönen früherer Zeiten, für die ein makelloser Teint und eine strahlende Haut Inbegriff von Schönheit waren, benützten regelmäßig Malven- und Rosenkompressen.

Zum Gurgeln verwendet, wirkt die Malve schließlich wie kein anderes Kraut gegen Bläschenbildung sowie gegen „zu große Glut und Trockenheit der Kehle“, wie in alten Abhandlungen zu lesen steht. Denn durch ihre Feuchtigkeit schafft sie Erleichterung.

Auch gegen Husten bei Kleinkindern kann man Malven in das Fläschchen geben.

Früher aß man die jungen Malvenschößlinge – gekocht – als Salat. Schon Cicero erwähnt dies lobend in seinen Briefen, und Horaz besingt in seinen Oden Oliven, Zichorie und die leichte Malve.

Mein Vater hält sie für die Pflanze schlechthin, denn sie kann das ganze Jahr über benützt werden. Sind ihre Blüten verblüht, nimmt man die Blätter, und wenn diese abgefallen sind, bedient man sich der Wurzel.

Anbau und Ernte

Die Malve wächst am Rande von Hecken, mit Vorliebe in fettem Boden. Natürlich akklimatisiert sie sich auf jedem Boden, aber am liebsten ist ihr ein nitratreicher.

Man sät sie in kleinen Vertiefungen im Frühling. Blüten wird sie allerdings erst im nächsten Jahr tragen. Wenn Sie es eilig haben, verpflanzen Sie doch einfach wild wachsende Wurzelstöcke im Frühling oder Herbst und lassen Sie sie gemütlich weiterwachsen.

Die Blätter erntet man kurz vor der Blütezeit. Zwischen Juni und August können Sie die Blüten abnehmen, um sie sehr schnell zu trocknen, damit sie sich nicht verfärben. Legen Sie sie also an einem schattigen und trockenen Platz zum Trocknen aus. Im Winter nehmen Sie die Wurzeln und trocknen sie ebenfalls.

DIE BRENNESSEL

Ein ausgezeichnetes Gemüse – laut Victor Hugo

Beschreibung

Die Brennessel ist ein einjähriges Kraut, dessen Härchen organische Säure enthalten und dessen zwei und zwei einander gegenüberstehende Blätter gesägt-gezähnt sind. Die vierblättrigen Blüten sind klein und hängen traubenförmig herab. Die Wurzel ist winzig, faserig, äußerlich gelblich und innen weiß und außerdem sehr hart.

Die Brennessel blüht Juni/Juli und wächst, wie ich schon sagte, an unbebauten, sandigen Plätzen, in Hecken oder an altem Gemäuer. Sie liebt Schatten, Feuchtigkeit und einsame Fleckchen, wo außer ihr nichts anderes wächst.

In dem Kapitel „Eros und die Pflanzen“ habe ich von Atcho, dem märchenhaften Zauberer der Elfenbeinküste berichtet, dessen Einfluß den der Minister noch übertraf und der Linienmaschinen am Abflug zu hindern vermochte. Ich erzählte auch schon vom Besuch meines Vaters in Atchos Dorf, wo nur Bucklige, Lahme und Einäugige wohnten. Ich sprach davon, daß Atcho, der Superpotente, sich selbst mit Rosen zu dämpfen versuchte, seinen Patienten aber Brennesselkuren verordnete. Daher ist das Wesentliche über diese stechende und so anregende, die wildeste aller Pflanzen eigentlich gesagt. Mein Vater verordnet sie als Aufgußtee gegen Nasenbluten, übermäßige Monatsblutungen und Hämorrhagien aller Art sowie zur Schönheitspflege. Zum Gurgeln verordnet Maurice Mességué den gleichen Aufguß bei Angina und eine Mazeration oder Tee oder rohen Brennesselsaft zur Verlängerung des Lebens seiner alten, müden Hunde.

Um die Verwendungsmöglichkeiten der Brennesseln abzurunden, möchte ich noch erwähnen, daß Victor Hugo, der ein ausgezeichneter Koch war, von dieser blutreinigenden und diuretischen Pflanze gesagt hat: „Wenn die Brennessel jung ist, ergeben ihre Blätter ein hervorragendes Gemüse.“

DER LÖWENZAHN

Schon Plinius der Ältere rühmte seine außerordentlichen Verdienste

Beschreibung

Der Löwenzahn ist eine niedrige, stengellose Pflanze mit langen ausgezackten Blättern und gelben Blüten, die an einem langen Blütenschaft sitzen. Die Pfahlwurzel ist braun und dick.

Die Magie früherer Zeiten, die ja viel gemeinsam hat mit der empirischen Medizin, sprach dem Löwenzahn erstaunliche

Qualitäten zu. Plinius schrieb, daß die, „die sich den Körper mit Löwenzahn einreiben, die Erfüllung ihrer Wünsche erleben". Es heißt auch, daß die als Amulett getragene Wurzel „Flecken beseitige und Augenerkrankungen heile. Die Kranken empfinden zunächst einen starken Schmerz und ein Druckgefühl, dem Augenschmerzen folgen, woraufhin aber plötzlich die Heilung sich einstellt".

Und will man Suzanne Foinard glauben, so kann selbst „hartnäckigstes Fieber einem Löwenzahntee oder Löwenzahndekokt in Wein nicht widerstehen".

Ein hervorragender Arzt, Dr. Leclerc, hat sogar einen Begriff kreiert, in dem er die Heiltugenden des Löwenzahn zusammengefaßt hat: *Taraxacumdens Leonis* oder *taraxocatherapie*, d. h. Löwenzahntherapie!

Der Volksmund nennt ihn „Bettnässer", denn seine diuretischen Eigenschaften sind so stark, daß sie sich tatsächlich „im Bett äußern", daß Menschen den Harndrang nicht verhalten können.

Der Saft seiner Wurzel verursacht Kontraktionen der Gallenblase und fördert daher das Funktionieren der Galle, ohne jedoch die Gallensekretion zu beeinflussen. Der Löwenzahnsaft muß im Herbst gewonnen werden, weil da die Wirkstoffe am stärksten entfaltet sind.

Daher sollte man Dermatosen, die ja sehr oft auf Fehlfunktionen des Leber-Gallen-Traktes beruhen, ruhig mit Löwenzahn kurieren.

Mein Großvater Camille heilte mit Löwenzahn rheumatische Schmerzen und Gicht, behandelte Warzen (mit dem im Stengel enthaltenen weißen Saft) und insbesondere Augenerkrankungen, wozu er Löwenzahnsaft mit Fenchelwasser verlängerte, ein Rezept, das bis auf den heutigen Tag noch sehr wenig bekannt geworden ist.

Mein Vater verordnet auch gegen Zellulitis Löwenzahnkuren mit innerlicher und äußerlicher Anwendung. Schließlich erinnere ich noch daran, daß er sich auch sehr gut als Salat verspeisen läßt, was keine anderen Kosten und Mühen erfordert als einen Spaziergang im Frühling über die Felder. Hier noch ein altes Rezept aus dem Limousin: Man bereite einen Löwenzahnsalat mit Speckwürfeln, gekochten und mit Löwenzahn vermischten und zerquetschten Kartoffeln oder mische gekochten Löwenzahn mit Zwiebeln und Champignons.

Auch die Tiere suchen sich Löwenzahn, denn sie kennen seine guten Eigenschaften. Anämische Kühe etwa fressen ihn zur Stärkung und Anregung der Leberfunktion. Aber auch die Hasen bevorzugen diese Pflanze.

Anbau und Ernte

Der Löwenzahn ist eine perennierende Pflanze, die während des Sommers kühlen Boden benötigt. Da sie sehr kräftig und derb ist, akklimatisiert sie sich überall.

Säen Sie ihn in zwei oder drei Reihen, die Sie häufig aufharken. Dann lassen Sie ihn zwei oder drei Jahre im Boden, damit Sie anschließend kräftige Wurzeln ernten können.

Im August oder September können Sie diese Wurzeln ausreißen. Behandeln Sie sie wie die der Zichorie, die Sie im Herbst nach der Blütezeit ernten, dann in Ringe schneiden, im Ofen rösten und zu heißen Getränken verwenden. Beide haben auch die gleichen stärkenden, abführenden und diuretischen Eigenschaften.

ALTES VOLKSREZEPT

Der aus den Blättern gepreßte Löwenzahnsaft kann in Milch getrunken werden, und zwar täglich 50 bis 100 g. Er empfiehlt sich bei Hautkrankheiten, Flechte, Kopfgrind, Leber- und Milzschwellungen, Gicht, Rheumatismus, Gelbsucht, Magenträgheit und Verstopfung.

DIE PETERSILIE

Beschreibung

Die Petersilie ist eine kleine Gemüsepflanze mit ausgezackten, krausen oder glatten Blättchen, je nach Sorte. Die Stengel sind dünn und eckig. Die fünfblättrigen Blüten sind weiß und bilden Schirmchen. Die etwa 30 cm lange Wurzel schmeckt recht angenehm.

Sie ist eigentlich keine wild wachsende Pflanze. Ich mußte sie aber hier erwähnen, da sie für meinen Vater zu den Spitzenreitern der Heilpflanzen gehört. Die empirischen Erkenntnisse bestätigend, versichert er, daß die chemische Analyse dieser Pflanze ihren schmeichelhaften Ruf nur unterstreicht, der angeblich bereits im alten Rom bekannt war.

Die verdauungsfördernde Petersilie enthält in hohem Maße Kalzium. Aber auch ihr Eisengehalt ist außergewöhnlich hoch: sie enthält mehrere Spurenelemente, insbesondere Mangan. Ihr Reichtum an Vitamin C und Provitamin A ist so groß, daß eine Handvoll Petersilie schon drei- bis viermal soviel Substanzen bietet, wie sie für Erwachsene als Ernährungsnorm angesetzt wird. Ihr Eisengehalt ist phantastisch: 19 mg bei 100 g frischen Blättern; eine Handvoll Petersilie liefert daher 3,8 mg Eisen. Die gleiche Menge ergibt aber auch 48 mg Ameisensäure, was zwei Drittel des Tagesbedarfs eines Erwachsenen an Vitamin C ausmacht.

Die wohltuende Wirkung der Petersilie auf den Kreislauf ist ebenfalls hinreichend bekannt. Sie wirkt stärkend, schützt vor Rachitis, Anämie, Skorbut und Augenerkrankungen, die auf Vitaminmangel zurückzuführen sind. Sie wirkt antiseptisch aufs Blut und enthält in ihrem Samen das höchst aktive Apiol, das die Menstruation reguliert, weswegen mein Vater sie in solchen Fällen besonders warm empfiehlt. Man kann also die Petersilie als das wirksamste aller Nahrungsmittel bezeichnen, das die Natur zum Schutze der Menschheit liefert.

Bei Wechselfieber empfiehlt Léonce Carlier den aus den Blättern gepreßten Saft in einer Dosis von 100 bis 200 g pro Tag. Bei Neuralgien rät er zu einer Mischung zu gleichen Teilen mit 70 oder 90prozentigem Alkohol. Man braucht aber auch nur seinen Finger in diese Flüssigkeit zu tauchen und den kranken Nerv gänzlich damit zu benetzen. Auch bei Zahnschmerzen kann diese Mischung angewendet werden, wenn man Kiefer und Zahnfleisch befeuchtet.

Morgens ein Kaffeelöffel Petersiliensaft auf nüchternen Magen hilft bei Tripper und Harnleiterentzündungen.

Auf dem Lande gab man früher an Verstopfung leidenden Kleinkindern ein Petersilienstengelchen als Zäpfchen. Aus den Wurzeln bereitete man einen Arzneitee gegen Gelbsucht, Wassersucht und Blasensteine.

Als Umschlag wirken die zerquetschten Petersilienblätter sehr schnell gegen Insektenstiche und Hautritzungen, da sie die Wunde säubern und die Vernarbung beschleunigen.

Gegen subkutane Tumore benützte man früher ebenfalls Petersilie, indem man eine Handvoll Petersilie und Kerbel in einem Mörser zerrieb und zwei Prisen Salz sowie einen Eßlöffel Olivenöl zugab. Bis zur Heilung war diese Behandlung zweimal täglich, morgens und abends, durchzuführen.

Anbau und Ernte

Die Petersilie ist eine perennierende Pflanze, die drei bis vier Jahre überdauert, sofern sie nicht zur Blüte kommt. Sie liebt humusreichen Boden. Säen Sie zwischen Februar und August und bedecken Sie sie mit Erde, die Sie durch die Hände sieben und der Sie etwas Sägespäne beigemischt haben. Eingegraben allerdings möchte sie nicht sein. Zweieinhalb Monate später kommt sie aus der Erde.

Achten Sie darauf, daß Sie stets nur die stärksten Blätter abnehmen und daß sie vor allem nicht zur Blüte kommt, dann kann ihr Wurzelstock bis zu vier Jahre alt werden.

Die Blätter kann man bis zum ersten Frost und die Wurzel im Herbst ernten.

Kleines Schönheitsrezept

Zur Aufhellung des Teints wasche man sich eine Woche lang, morgens und abends, das Gesicht mit einem lauen Absud, den man gewinnt, indem man ein dickes Büschel Petersilie eine Viertelstunde lang in einem halben Liter Wasser kochen läßt. (Léonce Carlier.)

12

Im Dienste der Menschheit

Nie wird man genügend Aspekte zusammengetragen haben, um ein Leben wie das Maurice Mességués auszuleuchten; nie wird man dieser eindrucksvollen und in vieler Hinsicht einzigartigen Akte Mességué genügend Beweise geliefert haben über all die Wunder, die sie immer gestützt und ihr ihren Sinn verliehen haben: die Pflanzen, seine Pflanzen. Und die Natur.

Inzwischen weiß man es: Mességué, das bedeutet Natur! Das bedeutet Leben; seine Pflanzen verhelfen zu einem besseren Leben, zu einem besseren Gleichgewicht. Mességué ist daher auch identisch mit mehr Glück!

Am Zenit seines Lebens, in seinem so reichen, macht- und kraftvollen fünften Lebensjahrzehnt, erhält mein Vater von den sich besorgt an ihn wendenden Bürgern täglich Beweise dafür, daß er stolz sein darf auf sein Werk, wenn es auch noch lange nicht vor seiner Vollendung steht.

Auch seine Söhne haben allen Grund, stolz auf ihn zu sein.

Das ungeheure Glücksstreben, das sich auf unserem alten Planeten Raum schafft, die unerwartete Rückkehr zu einer gesünderen Einstellung zu Ernährungs- und Umweltfragen, die tiefgreifenden Bewegungen eines „Zurück zur Natur", die Politiker und Regierungen unter dem Druck der Bevölkerung plötzlich annehmen mußten, dies alles verdanken wir zum Teil diesen Mességués – insbesondere aber Maurice Mességué –, die nicht rasteten, ihren Brüdern immer wieder zuzurufen: „Die Welt wird verrückt! Es ist höchste Zeit, daß wir uns wieder bewußt werden, wie die Bauern des Gers, der Ardennen oder anderer Gebiete leben und daß wir wieder zu Maß und Weisheit zurückfinden!"

Trotz der vielen Details, die ich hier zusammengetragen

habe, ist es mir sicherlich nicht gelungen, allen gerecht zu werden; all jenen Hunderttausenden von Männern und Frauen, die in Telefonanrufen und Briefen Maurice Mességué ihre vertrauende Bewunderung, ihre Dankbarkeit und Hilfe zum Ausdruck gebracht haben.

Kurz vor Abschluß dieses Buches erschien in einer großen Regionalzeitung (*La Dépèche du Midi*, Sonntag, 11. Februar 1973) das Ergebnis einer vom Institut *Publi-Métri* in unserem Raum durchgeführten Meinungsumfrage:

Erste Frage: Kennen Sie Maurice Mességué?

– Ja:	95%
– Nein:	4%

Zweite Frage: Wenn ja, wer ist Mességué?

– Bürgermeister von Fleurance?	87% Ja-Stimmen
– ein Heilpraktiker?	14% Ja-Stimmen
– ein Naturheiler?	3% Ja-Stimmen
– ein Schriftsteller?	1% Ja-Stimmen

Dritte Frage: Wissen Sie, was er konkret geleistet hat und ob er durch seine Aktivitäten hier Arbeitsplätze geschaffen hat?
86% Ja-Stimmen;
– daß die Stadt Fleurance eine Etappe der Tour de France werden wird?
85% Ja-Stimmen;
– daß Fleurance von vielen Touristen besucht wird?
63% Ja-Stimmen;
– daß in Fleurance neue Schlachthöfe gebaut werden?
56% Ja-Stimmen;
– daß die Firma Grundig sich hier niederlassen wird?
89% Ja-Stimmen.

Vierte Frage: Glauben Sie, daß er zum Abgeordneten gewählt worden wäre, wenn er kandidiert hätte?

– ganz sicher:	33%
– bestimmt nicht:	16%
– vielleicht:	29%
– ohne Meinung:	2%

Fünfte Frage: Hätten Sie für ihn gestimmt, wenn er kandidiert hätte?

– ganz bestimmt:	37%
– bestimmt nicht:	13%
– vielleicht:	23%
– ohne Meinung:	27%

Und die Kommentare des Instituts und der Zeitung räumten Maurice Mességué die stärksten Erfolgschancen ein.

Vielleicht sogar schon im ersten Durchgang!

Die Experten von *Publi-Métri* stellten zum Abschluß der sehr genauen und bestens motivierten Analyse fest:

„Mehr als neun von zehn Personen kennen Herrn Maurice Mességué, sogar außerhalb der Stadt Fleurance."

So genießt der Bürgermeister von Fleurance etwa im Bezirk Condom (30 km von Fleurance) sehr hohes Ansehen, was sich in den von uns registrierten Ergebnissen deutlich niederschlug.

Das Bild von Herrn Maurice Mességué ist also sehr schön abgerundet: „der Politiker" steht außer Zweifel; mehr als neun von zehn Personen wußten, daß er Bürgermeister von Fleurance ist. Obwohl fast bei allen Interviews die Rolle des Politkers und Verwaltungsmannes dominierte, kam sein eigentlicher Beruf, vor allem außerhalb von Fleurance, klar zum Ausdruck.

Alle registrierten Ergebnisse bestätigen den großartigen Ruf Maurice Mességués als Politiker und Naturheiler, sowohl in Fleurance, wo seine Eigenschaft als Politiker aufgrund seiner unverkennbaren Leistungen für die Gemeinde besonders hervorgehoben wird, als auch außerhalb dieser Stadt, wo die Persönlichkeit Mességués, die mit seinem Ruhm als Heilpraktiker eng verknüpft ist, von allen anerkannt wurde."

Die Ergebnisse seien eindeutig, erklärten die Kommentatoren von *Publi-Métri:* eine Wahl Maurice Mességués wäre über jeden Zweifel erhaben gewesen: 62 Prozent aller befragten Personen glaubten nämlich an seinen Wahlsieg.

Die potentielle Wählerschaft wäre ebenso stark gewesen, weil 60 Prozent der befragten Personen sicherlich für ihn gestimmt hätten.

Diese Resultate seien ungewöhnlich hoch, schloß der Bericht, dessen Ergebnisse von zahlreichen Zeitungen übernommen wurden.

Mein Vater aber kandidierte nicht, weil er seine ganze Kraft in den Dienst seiner Stadt und der Gascogne und der Verteidigung der Natur stellen wollte. Warum dann diese Meinungsumfrage? Weil er es „wissen wollte", weil er wie alle mit der Scholle verwurzelten Menschen nur glaubt, was er wirklich sieht.

So wollte er zum Beispiel wissen, ob seine Mitbürger seine Anstrengungen zur Entfaltung seiner Stadt und seines Departements auch richtig einschätzten. Für mich war diese eklatante Bestätigung durch die Statistik der schönste Abschluß meines Buches.

Ich möchte sie daher noch in Zusammenhang bringen mit einem Gespräch, das ich erst kürzlich mit meinem Vater führte und wobei er mir sagte:

„Im Januar wurden dem Europarat eine wichtige Studie zum Umweltschutz und ein Wirtschaftsbericht über die Wachstumsbeschränkung vorgelegt; im März traten zum ersten Mal in der Geschichte in Wien die Umweltminister von siebzehn Ländern zusammen, um im Anschluß an die Weltkonferenz der Vereinten Nationen in Stockholm die Aktionen der verschiedenen Nationen aufeinander abzustimmen.

Was für mich das Allerwichtigste dabei ist", fuhr mein Vater fort, „nach einem allgemeinen Gedankenaustausch stand ein Tagesordnungspunkt zur Debatte, der die zu ergreifenden Maßnahmen zur Erhaltung des in freier Natur wachsenden Lebens betraf. Das bedeutet für mich die offizielle Anerkennung von gestern noch heftig umstrittenen Theorien. Und über diese Entwicklung kann ich nur glücklich sein."

Das ist mein Vater, so wie jeder ihn kennen müßte.

Das ist kein alltäglicher Vater, ganz im Gegenteil!

Und es ist auch nicht leicht, Tag für Tag mit einer derart starken Persönlichkeit zusammenzuleben.

Auch bei den Mességués, wie überall sonst, muß das Kind von frühester Jugend an lernen, mit dieser einschüchternden wie beschützenden, gefürchteten wie geliebten Allgegenwart des Vaters fertigzuwerden.

Freud und seine Schüler sahen in diesem „Totemschatten",

der den Sohn umschließt, den Urgrund und die Wurzel seines weiteren Verhaltens. Der berühmte Ödipuskomplex, diese Vater-Sohn-Rivalität um die Mutter, wurde zum Schlüssel des Schicksals. Erst nach langsamer Überwindung eines ursächlichen Hasses kommt es zur Liebe Vater-Sohn.

Dieser seit Anbeginn der Zeiten bestehende Totemschatten, der seinen Ursprung in jenem düsteren Höhlendasein hat, wo der über die Sippe herrschende Vater die seine Oberhoheit bedrohenden Söhne verjagte oder gar tötete, liegt auch heute noch über jedem Familiengefüge.

Die kaum überwundene Agrarzivilisation war patriarchalisch. Der Patriarch, Richter, König, bärtiger Gott der Juden und der Christen ist nichts anderes als die Projektion des institutionalisierten Totemschattens. Und das Autoritätsprinzip wäre demnach sein sichtbarer Ausdruck.

Infolgedessen wäre die große Krise der heutigen Zivilisation, der allgemeine Autoritätswiderstand, im wesentlichen eine Infragestellung des Vaters. Und wir würden ein neues Zivilisationsmodell erhalten, das vom dominierenden Bild des Patriarchen befreit wäre. Die Vater-Sohn-Beziehung würde ihr Konfliktmoment mit seinem Zyklus: Auflehnung – Schuldgefühl – Unterwerfung verlieren. Die herbe, bärtige Richtergestalt würde sich in einer von Schuldgefühlen befreiten, nun erwachsenen Gesellschaft auflösen und nicht mehr aus frustrierten oder gar von Mordgedanken beseelten Söhnen bestehen. So sähe ein idyllisches Bild aus.

Meiner Meinung nach hat auch all dieser „Psychologismus“ viel Schaden angerichtet.

Der Vater, determinierende Figur im Leben des Sohnes, sollte nicht zum unfehlbaren Richter hochgespielt werden – was er ja tatsächlich niemals war –, sondern er sollte Vorbild – oder Abschreckungsfigur – sein wie seit eh und je. Er sollte aber auch noch etwas Geheimnisvolles in sich bewahren, etwas Unbekanntes, dem wir ähneln oder das wir verwerfen wollen.

Mein Vater war für mich stets dieser faszinierende Unbekannte. Weil er überdies noch ein berühmter Mann von äußerst starker Persönlichkeit war, strebte ich seit eh und je danach, ihn kennen- und verstehen zu lernen. Und während ich dieses Buch über ihn und sein Leben schreibe, bemühe ich mich mehr denn je, sein menschliches Schicksal und seine einzigartige Persönlichkeit einzukreisen und auszuleuchten.

Astrologie hat mich schon immer begeistert. Viele zeigen nur ein mitleidiges Lächeln, sobald von den Sternen und ihrem Einfluß auf das menschliche Leben die Rede ist. Manche sind völlig irritiert, wenn sie feststellen, daß vernunftbegabte Wesen diesem alten Aberglauben verfallen. In ihren Augen ist diese älteste Wissenschaft (oder älteste Kunst) nichts anderes als Albernheit und Hirngespinst.

Meiner Meinung nach beruht das Universum auf sehr komplexen Gesetzen, unter denen auch die Beobachtung und die Kenntnis der Gestirne ihren Platz haben. Kosmologie ist ohne Astrologie nicht denkbar, denn sie ist die einzige Methode, die eine Gesamtheit von Beziehungen und Beobachtungen in totalisierender Perspektive aufzeigen kann.

Mein Vater ist am 14. Dezember 1921 geboren.

Er ist also Schütze.

Dieses Zeichen wird symbolisiert durch die mythologische Figur des Kentaur, dieses Fabeltiers in halb Pferd-, halb Mensch-Gestalt, das mit einem Bogen bewaffnet ist.

Die Symbolik des Kentaur ist tiefgründig und eindeutig. Er stellt die Dualität dar, die Doppelnatur, dieses Wesen, in dem irdische und himmlische Natur sich treffen und Geist und Materie sich messen.

Außerdem ist er aber auch das Zeichen für Einheit und Synthese. Seine Aufgabe besteht darin, hoch und niedrig, unten und oben zu einen, geistige und animalische Natur, Geist und Materie, irdisches Verhaftetsein und göttliches Streben, Leib und Seele, Unbewußtes und Bewußtes in Einklang zu bringen.

Typisch für den Schützen ist „das Verbinden von Nah und Fern", etwas zu schaffen und darüber hinauszuwirken. Das Pfeilsymbol ist ein konstruktives Zeichen, weil es durch den Kampf auf eine Synthese der Gegensätze, d. h. auf Weisheit abzielt. Seine von Großmut und Optimismus gespeiste Vitalität, sein körperliches Vergnügen an den Dingen, seine Dynamik, die Starrheit und Vorurteilen entgegentritt, dies alles läßt ihn leicht zum Rebellen werden, zu einem, der sich gegen seine Umwelt auflehnt, der von einem unbezwingbaren Unabhängigkeitsdrang besessen ist, zu einem Nonkonformisten – aber dessen Ziel die vollkommene Heiterkeit ist.

Man mag die astrologischen Deutungen glauben oder ablehnen; die Tatsachen bleiben jedoch bestehen: sie sind konkret und sichtbar. In der völligen Deckungsgleichheit meines Vaters und seines Sternzeichens, dem Schützen, kann man eine einfache Koinzidenz sehen. An solchen Schlauköpfen wird es nie fehlen! Die totale Analogie kann man aber schwerlich leugnen, die ein Wesen wie meinen Vater genau in Deckungsgleichheit bringt mit seinem Sternzeichen, dem Schützen, und daher, zumindest in seinem Fall, zur Anerkennung zahlreicher Zusammentreffen führen muß, die sich auf höchst aufschlußreiche Wesensmerkmale beziehen und meiner Meinung nach auch die skeptischsten Beobachter unsicher machen muß.

Als ich alles, was ich über Maurice Mességué weiß, mit der bewegten Geschichte des Sternbilds „Schütze" verglich, stand ich staunend vor einer Vielzahl von kaum vorstellbaren und für mich signifikanten Ähnlichkeiten.

Das beginnt schon mit der Geburt des Kentaur, dem Symbol dieses Sternzeichens: Nach ihrem Liebesabenteuer mit Kronos, der sich in einen Hengst verwandelte, gebar die sanfte Philyra den Kentaur Cheiron, über dessen ungeheuren Anblick sie so entsetzt war, daß die Götter Mitleid mit ihr hatten und sie in eine Linde (!) verwandelten. Und die Linde war doch eine der Lieblingspflanzen meines Großvaters Camille, so daß mein Vater schon in frühester Jugend mit ihr in Berührung kam! Trotz des traurigen Endes seiner Mutter gelangte Cheiron zu Weisheit und Gelehrsamkeit. Die Legende machte aus ihm sogar einen berühmten Botaniker, der sich auf – Heilpflanzen spezialisiert hatte wie später auch seine vermeintlichen Schüler Jason (was im Griechischen „ich heile" bedeutet) und Äskulap, der „Urvater der Medizin".

Ist es nicht merkwürdig und im höchsten Grade irritierend, in den Wirren der antiken Geschichte diese beruhigende Gestalt des Pflanzenheilkundlers anzutreffen, der unter dem gleichen Zeichen geboren ward wie Maurice Mességué und daher so etwas wie sein Schutzpatron sein muß? Aber es kommt noch besser. Die Kentauren unterstanden dem Gott Dionysos. Und was stellte dieser Gott dar? Was waren seine Symbole?

Wenn Sie wissen, daß man ihn auch unter dem Namen Bacchus kannte, so erinnern Sie sich auch, daß er der Gott des Weines war. Ich muß aber ergänzend hinzufügen, daß Dionysos auch, und zwar in erster Linie, der Schirmherr des Ackerbaus, der Gott der Fruchtbarkeit und Vegetation, der Früchte, Bäume und natürlich der Weinreben war.

In den Bacchanalien, wo Kentauren, Satyrn und Pans sich mit Nymphen und Mänaden verlustierten, soll er laut Legende Blumenblüten und Früchte verstreut, Fluten von Wein verströmt, Milch und Honig hervorgezaubert haben. Eine seiner Liebesgespielinnen war keine andere als Ariadne, die Tochter des Minos, die Schutzpatronin der Fruchtbarkeit der Äcker!

So sah er also aus, dieser Dionysos, der im Zeichen des Schützen vertreten ist. Der in die Natur und die Freuden des Lebens verliebte Dionysos. Hat mein Vater dies nicht auch mit ihm gemeinsam?

Aber mein kleiner Exkurs wäre nicht vollständig, wenn ich zu erwähnen vergäße, daß unter den dionysischen Symbolen an erster Stelle die Pflanzen und besonders der von mir so oft erwähnte Efeu vertreten waren, dieser Efeu, den mein Vater und Großvater soviel verwendeten und in dem die Griechen ihren Gott verehrten. Und unter den Blumen nahm die Rose einen bevorzugten Platz ein. Die Rose, das Symbol der Mességués, mit der Dionysos sich zu schmücken liebte und die in Thrakien auf den Feldern wuchs. Und wie sollte man vergessen, daß der Dionysoskult – der einzige, der neben dem Demeterkult (Symbol der Erde) eine ganze Religion inspiriert hat! – wesentlich dazu beigetragen hat, die Liebe zur Natur und ihren Erzeugnissen in die griechische Poesie einzuführen?

Sind Sie jetzt immer noch skeptisch? Sind Sie nicht mit mir der Meinung, daß diese Vielzahl von Koinzidenzen aufregend ist? Und daß Dionysos und der Schütze, die einen erdgebundenen Realismus und die Freude an allem, was das Leben bietet, verkörpern, schon vor Anbeginn der Zeiten den Weg von Maurice Mességué vorgezeichnet haben?

Für uns Mességués braucht die Angelegenheit gar nicht mehr diskutiert zu werden, sie ist sonnenklar.

Wie sollte man diesen großartigen Erfolg sonst erklären?

Die Kapitel, in denen ich von seinen Kreuzzügen, seinem Duell, seinen Abenteuern und seiner Rückkehr zur Natur erzähle, sind eine getreue Nachbildung dieses Schützen, des Porträts dieses Kentauren, dieses Fabeltieres, dieses Erobertiers, das mit seinen vier Füßen auf der Mutter Erde steht, während sein Kopf zum Himmel gerichtet ist, wo es mit seinem Pfeil die Sterne anvisiert.

Maurice Mességués Leben ist gekennzeichnet durch die Zwitternatur des Schützen, wo Elan und Reflexion, Abenteuer und Tradition, Auflehnung und Kenntnis, heroische Unternehmungen und Sinn fürs Maßhalten, Lebensfreude und Neigung zu Meditation miteinander abwechseln. Ob er die *Qimboiseurs* der Karibischen See aufspürt oder alte Traditionen seiner Heimat erforscht, ob er gegen die Scharlatane zu Felde zieht, um die Statuten der freien Medizin durchzusetzen, oder ob er zurückkehrt, um sich zum Bürgermeister von Fleurance wählen zu lassen, ob er sich wie ein Gascogner Kadett um eine schöne Frau duelliert oder die ihm geheiligten Prinzipien der Familie oder des Vaterlandes verteidigt, immer handelt mein Vater seinem Sternbild „Schütze" getreu.

Von diesem Schützen hat er auch seine Entfaltungskraft, seine Freude am Genuß, seine Liebe, das göttliche Bedürfnis nach gutem Leben.

Als er mit einem anderen „Schützen" zusammentraf, mit dem berühmten Winston Churchill, führten beide ein sehr lebensnahes und bezeichnendes Gespräch:

„Ich dachte, Sie würden mir eine traurige Diät verordnen", meinte der große Engländer.

„Absolut nicht", entgegnete mein Vater. „Ein Gläschen alter Armagnac und ein Stück Entenpastete, mit Vergnügen gegessen, haben noch nie jemanden umgebracht."

Aus dieser – eher gastronomischen – Konsultation entstand eine echte, tiefe Freundschaft.

Auch Winston Churchill, der „Schütze-Löwe"-Zwitter, ist ein exzellentes Beispiel für diese Doppelnatur, gleichzeitig Abenteurer und Konservativer, Nonkonformist und Traditionalist, Genießer und Meditierender, Materialist und Vergeistigter.

H. R. Knickerbocker, der amerikanische Journalist, hat in seiner Beschreibung Churchills diese schillernde Persönlichkeit gut zum Ausdruck gebracht: „Grosso modo und ihrem Bedeutungsgehalt nach aufgeführt, sind die Hauptinteressengebiete Winston Churchills die folgenden: England, die königliche Marine, seine Familie, die Vergangenheit, die Gegenwart, die Zukunft, die Macht, die Politik, die englische Sprache, die Redekunst, die Geschichtsschreibung, das Geschichte-Machen, der Journalismus, das Lesen, die englischsprachigen Länder, das gute Essen, die guten Weine, die guten Zigarren, das französische Volk, die anderen Völker, das Gespräch, das über ihn gesagte Gute, das Schlechte, die Feierlichkeiten, die Malerei, das Bauen, das Schwimmen, das Reiten, seine Hüte, seine Schuhe, seine Kleidung . . ."

In gleicher Weise könnte man Maurice Mességués Interessengebiete nach ihrem Bedeutungsgehalt ordnen: Frankreich, seine Familie, sein Beruf, seine Heimat, die Gegenwart, die Vergangenheit, die Zukunft, die Verteidigung der Natur, die guten Nahrungsmittel, die guten Weine, das Rugby . . .

Der moderne *Homo oeconomicus* ist ein trauriger Mensch. Alle Soziologen sind sich darin einig. Der heutige Mensch kann nicht einmal mehr richtig lachen. Kürzlich wurde in Paris ein Mann festgenommen, weil er für sich allein lachte! Das Lachen ist so selten geworden, daß es suspekt wird! Dabei erzählen unsere Vorfahren: früher verstand man noch zu lachen, man lachte auf den Jahrmärkten und auf den Feldern. Auch ich habe noch ungeheuer fröhliche Greise erlebt. Melancholie und düstere Traurigkeit sind erst das Los der heutigen Männer und Frauen!

Dabei könnten gerade diese Lebensfreude und diese Fähigkeit zu lachen der älteren Generation inmitten ihres unbestreitbar harten Existenzkampfes paradox erscheinen. Es waren doch Bauern ohne Sozialversicherung, Tagelöhner ohne Familienzulage, Arbeiter ohne Gewerkschaften und ohne Rentenberechtigung; aber sie besaßen, wie mein Großvater Camille, eine innere Heiterkeit, die ihren Nachkommen mit dem unvergleichlich höheren Lebensstandard und der größeren Kaufkraft verlorengegangen ist. Das wäre doch einmal ein reizvolles Dissertationsthema für einen jungen Soziologen; vielleicht auch für einen Neurologen, der sich für Massenverhalten interessiert!

Mein Vater war immer schon ein von Natur aus fröhlicher Mensch. Als Sproß einer Rasse, die stets zum Lachen und zur Ironie bereit war, die eine Philosophie pflegte, wo schöpferischer Enthusiasmus durch Skepsis wohldosiert gedämpft wurde, hat er sich die kühne und bewundernswerte Devise Figaros zu eigen gemacht, die darin besteht: „schnell über die Dinge zu lachen, damit man nicht über sie weinen muß". Daher halten die gestrengen Leute des Nordens den Gascogner auch für oberflächlich, obwohl doch die tiefe und alte Weisheit ihn lehrt, schnell über die kleinen Pannen des Alltags zu lachen.

Mein Vater zitierte oft als schönes Beispiel für die gegensätzliche Lebenspsychologie und Lebensmoral der Nord- und Südländer jenes Lied aus dem 13. Jahrhundert, dessen Refrain die Troubadoure nördlich der Loire zu singen pflegten:

> Weine, mein Liebchen,
> die Liebe kommt, die Liebe geht!

Der gleiche Refrain ergab bei unseren Troubadouren des Südens:

> Lache, Liebchen,
> die Liebe kommt, die Liebe geht!

Natürlich schließt Lachen Melancholie nicht aus, denn auch die empfindsame und wortfreudige Rasse des Südens empfindet zutiefst die Kurzlebigkeit der Dinge, das Verfliegen der Zeit und das große Rätsel des Todes. Aber sie hat eine „Haltung" angenommen, eine elegante Antwort gefunden auf die Ängste und Nöte der *Conditio humana*. Sie maskiert sie einfach mit dem Federbusch des Cyrano und verschleiert sie mit dem Lied der Troubadoure.

„Das Große an einem Leben ist das Glück", sagte Vauvenargues, obwohl er persönlich gerade für diese Kunst nicht sehr begabt schien.

Das Glück, dieses geheimnisvolle Zusammenspiel, an dem Körper und Geist, Gesundheit und Wille, Zufall und Vererbung teilhaben, scheint mir die erhabenste Antwort eines

Lebens zu sein. Sobald ein Mensch glücklich gewesen ist, ob als Bahnwärter, Totengräber, Taxifahrer oder Kardinal, hat er seine Eignungsprüfung bestanden und ist sein Leben nicht sinnlos gewesen.

Ich finde, daß mein Vater ein geglücktes Beispiel eines glücklichen Menschen darstellt. Das soll nicht heißen, daß sein Leben frei war von schweren Prüfungen, ganz im Gegenteil. Aber es ist ihm gelungen, er selbst zu bleiben und sich nie zu verleugnen.

Er liebte den Erfolg; er wollte Erfolg und Geld. Und beides hat er bekommen.

Er wollte berühmt werden und hat auch vom Ruhm gekostet. Er hat um eine gute Sache gekämpft, leidenden Menschen Erleichterung und Verzweifelten Gesundheit und Lebensfreude gebracht. Er hat einsam gekämpft, Haß und Neid erfahren, aber auch Liebe und Treue geerntet.

Er hat das Leben ausgekostet.

Mein Vater hat seinem Leben sein Siegel aufgeprägt. Heute, „inmitten seines Lebens", wie es bei Dante heißt, kann er zurückblicken, den zurückgelegten Weg betrachten und auch seinen zukünftigen Weg schon überblicken, weil er ihn selbst vorgezeichnet hat.

Vielleicht tritt er gerade jetzt in den wichtigsten Abschnitt seines Lebens ein. Vielleicht war alles Bisherige nichts anderes als Vorbereitung des nun Folgenden. In seine Provinz zurückgezogen, Bürgermeister seiner kleinen Stadt, Geld und Zeit der „Verteidigung der Natur", dem Anbau und Vertrieb naturreiner Produkte widmend, gelangt Maurice Mességué, Bürgermeister von Fleurance, „Meister der Pflanzen", jetzt erst zu sich selbst, vielleicht hat er erst jetzt seine innere Wahrheit gefunden.

Vielleicht vermag er erst jetzt das Beispiel und Modell eines Lebens zu bieten, die Lebensphilosophie, die so wichtig ist in einer Zeit, wo die industrielle Gesellschaft sich selbst in Frage stellt, wo das klassische Bild vom „Erfolg" nach westlichen Kriterien von der Jugend verworfen zu werden scheint; denn diese Jugend fordert nicht mehr Lebensstandard, sondern Lebensqualität.

Und Lebensqualität war von jeher Mességués Ziel gewesen!

Heute, wo keine Ideologie eine adäquate Antwort auf die große Frage und die große Sorge der Menschheit im Angesicht ihres Geschicks zu bieten vermag (denn eine sozialistische Fabrik verpestet die Umwelt ebenso wie eine kapitalistische, und Fließbandarbeit ist im Osten ebenso unmenschlich wie im Westen), da läßt sich vielleicht in dieser Liebe zum Leben, in dieser Achtung des Lebens, dieser Dankbarkeit der Erde gegenüber, die mein Vater vorlebt, eine Antwort finden.

Wir müssen wieder lernen, die Bäume, die Gewässer und die Tiere zu lieben und zu achten; wir müssen zum wahren menschlichen Maß zurückfinden, dem Maß der Provinzen und mittelgroßen Städte; wir müssen uns unserer Zugehörigkeit zu einem Land und seinen Traditionen wieder bewußt werden; wir müssen die „Kräfte der Freuden" wiederentdecken; wir müssen wieder Menschen werden des Vergangenen und des Morgen, die, ohne die Leistungen der Wissenschaft und Technik töricht verwerfen zu wollen, leben gelernt haben in ständiger Berührung mit der lebensspendenden, unversiegbaren Mutter Erde, der Natur, aus der wir hervorgegangen sind und in die wir eines Tages zurückkehren werden, um in ihren Rhythmus einzugehen; wir müssen uns auf den Biorhythmus der Jahreszeiten wieder einstellen, der selbst an die kosmische Zeit gebunden ist; wir müssen die Rose lieben, die Schönheit in all ihren Erscheinungsformen verehren, lachen und leben wollen – dies alles hat mich mein Vater gelehrt!

Und ich kann nur wünschen, daß auch andere, viele andere, es nach mir lernen werden!